JN057196

運動学習の脳・神経科学

—その基礎から臨床まで—

大築 立志・鈴木 三央・柳原　大　編著

CHI
市村出版

［ヒトの動きの神経科学シリーズ］

刊行に当って

　人間は身体を動かすことによって行動し，自己を表現し，文化を創造しつつ生存している動物である．人間の日常生活は，歩く，走る，座る，立つ，持つ，投げる，道具を操作するなど，さまざまな動きによって初めて成立するものである．これらの身体運動は，脳を頂点とする神経系から発令される運動指令によって骨格筋が収縮し，骨格が動くことによって発現する．病気や怪我によって身体の一部分でも使えなくなれば，たちどころに日常生活に支障をきたすが，特に神経系の運動機能疾患は重篤な影響を及ぼす．一方，スポーツなどにおいて，運動の質を向上させるためには，筋力や持久力を向上させるトレーニングとともに，神経系の機能を向上させるトレーニングが必要である．本シリーズは，人間の生活を構成する種々の行為について，人間と人間以外の動物との共通性と特異性を考慮しつつ，その基礎的メカニズムと臨床応用の方法を，主として脳科学，神経科学の観点からコンパクトに解説することを目的として刊行するものである．

シリーズ編集
大築　立志・鈴木　三央・柳原　大

[ヒトの動きの神経科学シリーズ・Ⅳ]

運動学習の脳・神経科学 —その基礎から臨床まで—

序　文

　私たちの生活を構成する様々な体の動きは,脳内で情報処理され,創り出された種々のニューロンの活動が,最終的に,主として脊髄の運動ニューロンの活動,そして,骨格筋の収縮による運動や行動となって外界に表出されたものである．心の動きである情動や精神活動もまた,しばしば,副交感神経支配の瞳孔括約筋と交感神経支配の瞳孔散大筋の収縮とのバランスによる瞳孔の大きさ変化や,固視微動などの眼球運動,さらには,姿勢変化や表情変化,手足の動きなどの体の動きによって外界に表出される．

　我々が日常生活においてもっとも普通に行っている運動である随意運動は,自分の意志によりその運動の発現と停止を行うことができること,その運動の目的と結果を意識することができることを特徴としているが,これらは長い間の経験や練習によって意識的にあるいは無意識的に変化し,よりよく内部及び外部環境に適応した結果として生成された運動であり,新しい動作を獲得し保持すること,すなわち,動作の学習・記憶に関わるmacrocircuits及びシナプスレベルのmicrocircuitsをその基盤としている．

　また,脳や様々な運動器に不具合や機能的障害が生じた際に,適切なリハビリテーションを根気よく繰り返すことによって運動機能を回復・再建できることも明らかになってきているが,ここにも学習・記憶に関わるmacrocircuits及びシナプスレベルのmicrocircuitsがその基盤となっていると考えられる．

　本書では,上肢による目標到達運動,下肢や体幹による姿勢や歩行運動のみならず,眼球運動についても取り上げている．その理由としては,多数の関節によって連結され,ある意味では冗長な筋・骨格系の力学系とは全く異なる眼球という臓器を適切に動かして視覚情報を得るための眼球運動制御系においても,少なくともシナプスレベルのmicrocircuitsにおいては,上肢及び下肢の運動学習とほぼ共通の原理がその神経基盤となっているからである．

　本書は,Ⅰ：姿勢,Ⅱ：歩行と走行,Ⅲ：筋力に続き,Ⅳ：運動学習に関わる脳・神経科学について,microcircuits,すなわちシナプスレベルから,macrocircuits,すなわち神経回路レベル,さらに,実際の運動,数理モデルによる計算論的神経科学,そして,リハビリテーションにおける実践例まで幅広くかつ最新のトピックスを含めてまとめてある．しかしながら,実験的研究及びその結果としての証明は未だ十分ではないことも事実であり,読者の方には,論証のレベルを相関関係のみならず因果関係として立証していくために個々の研究のさらなる進展が必要なことを御理解頂ければ幸いである．末筆ながら,本書に執筆頂きました方々に厚く感謝を申し上げるとともに,今後の研究の進展を編者一同心より祈念する次第である．

2020. 2. 10.

編者代表　柳原　大

編著者一覧

［編著者］

大築　立志　　東京大学 名誉教授

鈴木　三央　　六地蔵総合病院　リハビリテーション科　教育顧問

柳原　　大　　東京大学大学院総合文化研究科　教授

［著　者］

井上　　健　　公立置賜総合病院作業療法士　副技師長

遠藤　昌吾　　東京都健康長寿医療センター研究所　老化脳神経科学研究チーム　研究部長

小川　哲也　　東京大学大学院総合文化研究科　助教　身体運動科学研究室

小野　誠司　　筑波大学体育系　准教授

加藤　　明　　東海大学医学部基礎医学系生体構造機能学　准教授

金子　断行　　㈱目黒総合リハビリサービス　理学療法士

進矢　正宏　　広島大学大学院総合科学研究科　准教授

田中　宏和　　北陸先端科学技術大学院大学情報科学研究科　准教授

野崎　大地　　東京大学大学院教育学研究科　教授

橋谷裕太郎　　上加茂神経リハビリテーション教育研究センター

林　　拓志　　日本学術振興会　特別研究員，ハーバード大学工学・応用科学部

山浦　　洋　　電気通信大学大学院情報理工学研究科　特任研究員

（五十音順）

目　　次

◆◆◆14章 脊髄不全損傷ケースの歩行改善における
　　　　運動学習と記憶 ………………〈鈴木　三央・橋谷裕太郎〉…… *191*

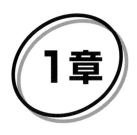

ヒトにおける運動学習による脳の変容
―脳のreorganizationと練習効果のconsolidation―

　ヒトは動物の一種であるから，動くことによって生命を維持するように運命づけられている．そして，食料を獲得し危険を回避して生命を維持するために動物として備わった本能的な動きに加えて，他の動物よりも発達した脳を使ってヒト特有の多くの動きを創作し，それを練習によって洗練することによって他の動物にはない独特の文化を創り上げてきた．

　日常生活動作でも労働作業でも，また，遊びでもスポーツでも，我々が普段体を動かして何気なく行っている行為は随意運動（voluntary movement）と呼ばれる運動である．随意運動の特徴は，自分の意志で行っていること，その運動の目的と結果が意識されていること，その開始と停止が意識されていること，そして練習によって上達することである．たとえ奴隷のように強制的に働かされている場合でも，体を動かすのは自分の意志であるから，随意運動であることには変わりない．また，何度も繰り返して練習することによって動きは次第に上達してゆき，いつしか意識しなくても目的にかなった動きが自然にできてしまうようになるが，その場合でも，動きの実行経過を決める運動プログラムは自動化されているものの，最初にその動きをしようと判断して自動化した運動プログラムのスイッチを入れるのは自分であるから，やはり随意運動であることは間違いない．ただ，スポーツのファインプレーや危機回避などの際の瞬時の動きをあとで振り返っても本人が思いだせないようなこともよくあるから，その動きの開始が開始時には意識されているがすぐに忘れられてしまうのか，そもそも動作開始を促す状況判断の段階から無意識化されているのかなどについては，なお検討の余地があるかもしれない．

　体の動きは脳を中心とする神経系の指令によって筋が収縮することによって発現するものであるから，ある動作を習得するためには，その動きを繰り返して実行することによって，正しい神経回路を形成する必要がある．本章では，ヒトの随意運動の練習による上達の神経メカニズムについてその概略を解説する．

1. 練習による脳の再組織化

　筋力トレーニングによって筋細胞が適応的に変化するのと同様，技術練習を行えば脳を中心とする神経細胞に適応的変化が生じる．練習による脳の変化として知られている現象には，現在のところLTP（長期増強 long-term potentiation），LTD（長期抑圧 long-term depression），functional reorganization（機能的再組織化）がある．LTPはBlissとLømo（1973）[1]によって初めて報告されたウサギの海馬歯状回顆粒細

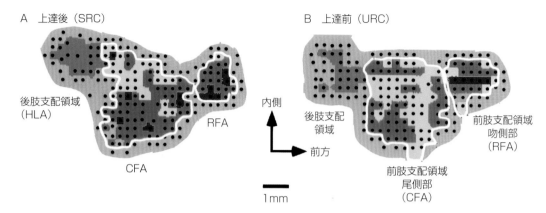

図1-1　ラットにおける餌の掴み取り訓練による一次運動野の皮質―体部位対応マップの変化.
赤，緑，淡青，濃青，黄各色は，それぞれ手指，手首，肘・肩，後肢，頭・頸対応皮質部位，灰色は
運動を誘発しなかった部位を示す．白線は前肢を支配する2領域の外周.
(Kleim JA, Barbay S, Cooper NR, Hogg TM, Reidel CN, Remple MS, Nudo RJ.: Motor learning-dependent synaptogenesis is localized to functionally reorganized motor cortex. Neurobiology of Learning and Memory 77: 63-77, 2002.)

　胞に生じる現象で，1つの神経経路を高頻度で使用することによってシナプスに可塑
性変化が生じて一定強度の入力刺激に対する応答強度が増強し，それが長時間持続す
る現象である．LTDは伊藤正男によって小脳で発見された現象（Ito 1989）[3] で，
LTPとは逆に不適切な運動に関与する運動指令の伝達経路が小脳皮質プルキンエ細
胞とのシナプスで長期的に遮断されることによって適正な運動経路が強化されるとい
うものである．LTPによってよく使うニューロン回路を強化し，LTDによって不適
切な回路を削り落とすことで，メリハリのきいたよい動きを習得できるのである．こ
れらはいずれも単一ニューロンのシナプス伝達効率の可塑的変化を反映しているもの
である．Functional reorganizationは，そのような単一細胞の変化がさらに拡大して
新規のニューロン接続が形成されるまでになる現象で，はじめは感覚系の研究
（Jenkinsら，1990[4]）で，脳損傷後の機能代償のメカニズムに関して用いられていた
用語であるが，次第に運動系でも用いられるようになった（Kleimら，1998[5]）もので
ある．LTPとLTDについては次章で解説されるので，ここではfunctional reorganiza-
tionについていくつかの研究を紹介する.

　Kleimら（2002）[5, 6]は，ラットに前肢によるエサのつかみ取り訓練（10日間，1日
400回）を行わせることによって，一次運動野の体肢―大脳皮質対応構造が変化し，
課題作業によく使う手指対応領域（電気刺激によって手指の運動を誘発することがで
きる領域）が拡大し，必要度の少ない肘肩対応領域が縮小することを報告している（図
1-1）．図1-1の上達後（A）と上達前（B）を比べると，上達後では肘・肩支配領域（淡
青色の領域）の一部が手指（赤色）および手首（緑色）支配領域に変っていることが
わかる．後肢支配領域（濃青色）ではこのような変化は見られない.

　図1-2～4はこの変化を定量した結果の例である．上達後は前肢支配領域尾側部の
手指と手首対応領域の面積が増加して肘・肩領域の面積が減少（図1-2）し，前肢支
配領域尾側部の皮質厚も増大している（図1-3）．また図1-4に示すように，ニュー

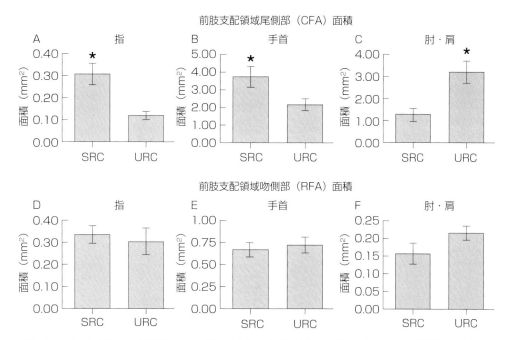

前肢支配領域尾側部（CFA）面積

A　指
B　手首
C　肘・肩

前肢支配領域吻側部（RFA）面積

D　指
E　手首
F　肘・肩

図1-2　ラットにおける餌の掴み取り訓練による一次運動野の皮質—上肢各部対応領域面積の変化.
SRC, 上達後；URC, 上達前. ★, p<0.05
(Kleim JA, Barbay S, Cooper NR, Hogg TM, Reidel CN, Remple MS, Nudo RJ.: Motor learning-dependent synaptogenesis is localized to functionally reorganized motor cortex. Neurobiology of Learning and Memory 77: 63-77, 2002.)

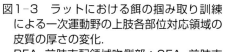

図1-3　ラットにおける餌の掴み取り訓練による一次運動野の上肢各部位対応領域の皮質の厚さの変化.
RFA, 前肢支配領域吻側部；CFA, 前肢支配領域尾側部；HLA, 後肢支配領域；SRC, 上達後；URC, 上達前. ★, p<0.05
(Kleim JA, Barbay S, Cooper NR, Hogg TM, Reidel CN, Remple MS, Nudo RJ.: Motor learning-dependent synaptogenesis is localized to functionally reorganized motor cortex. Neurobiology of Learning and Memory 77: 63-77, 2002.)

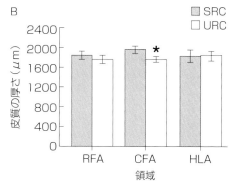

ロン1個あたりのシナプス数も増加している. このことから, 機能の変化に応じた神経回路のつなぎ換え, すなわち機能的再組織化が生じていることが分かる.
　実験動物で見られたこのような課題依存性の脳組織構造変化は, ヒトでも生じている可能性がある. ヒトの脳を直接調べることはできないが, 頭皮表面から脳を間接的に刺激する方法によって, 同様の再組織化が生じている可能性がいくつか報告されている. Pascual-Leoneら（1995）[8] は, 経頭蓋磁気刺激（TMS）を用いて, ヒトにおけるピアノ打鍵動作の練習による大脳皮質の手指支配領域の変化を調べた. 課題動作は片手手指による1秒1打の規則的連続ピアノ打鍵（母指→示指→中指→薬指→小指

図1-4　ラットにおける餌の掴み取り訓練による一次運動
　　　野上肢各部位対応領域の1ニューロン当たりのシナプス
　　　数の変化.
　　　RFA, 前肢支配領域吻側部；CFA, 前肢支配領域尾側部；
　　　HLA, 後肢支配領域. ＊, p＜0.05
（Kleim JA, Barbay S, Cooper NR, Hogg TM, Reidel
CN, Remple MS, Nudo RJ.: Motor learning-dependent
synaptogenesis is localized to functionally reorganized
motor cortex. Neurobiology of Learning and Memory
77: 63-77, 2002.）

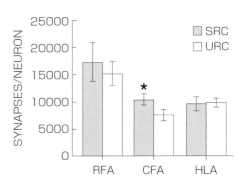

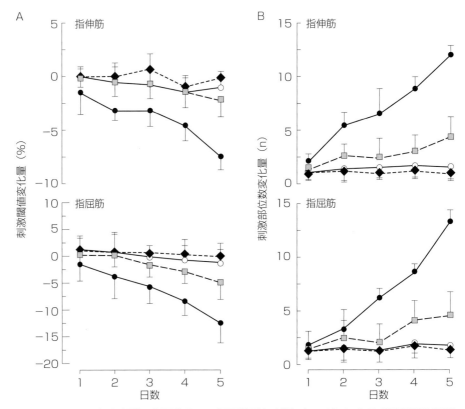

図1-5　ヒトの大脳皮質一次運動野への経頭蓋磁気刺激（TMS）による手指筋群筋活動
　　　誘発効果のピアノ打鍵練習による変化. AはTMSの手指筋活動誘発閾値，Bは筋活動を
　　　誘発することができた刺激箇所の数. 表示測定値は平均値＋SD.
　　　●, 練習手；○, 非練習手；◆, 対照群1（TMSあり，右手不規則自由打鍵なし）；▨, 対
　　　照群2（TMSなし，右手不規則自由打鍵）
（Pascual-Leone A, Dang N, Cohen LG, Brasil-Neto JP, Cammarota A, Hallett M.: Mod-
ulation of muscle responses evoked by transcranial magnetic stimulation during the
acquisition of new fine motor skills. Journal of Neurophysiology 74: 1037-1045, 1995.）

　　→薬指→中指→示指→母指…）で，これを1日2時間，5日間行わせた. 図1-5は，
TMSによる手指筋群筋活動誘発効果のピアノ打鍵練習による変化を示したものであ

る．左の図からは，1日目から5日目までの練習の経過につれて，練習に使用した指を支配する筋に筋電図を誘発するために必要なTMSの強度（刺激閾値）が，伸筋，屈筋ともに顕著に減少してゆくことがわかる．そして右図からは練習指に筋活動を誘発することができたTMS刺激箇所の数が練習によって大きく増加してゆくことがわかる．TMS刺激は多数の電極を格子状に取り付けた帽子を被験者に被せて行うので，手指筋活動を誘発できた刺激箇所の数の増加はすなわち大脳皮質の手指対応領域が拡張，つまり手指筋活動に関与する皮質細胞の数が増加していることを意味する．図1-6はそのような電極の分布領域を図示したものである．日を追って筋活動を誘発できる皮質部位が拡大してゆくことがわかる．

　彼らは引き続いて，実際に指を動かすピアノ打鍵動作練習（実地練習physical practice）の代わりに，実際の打鍵動作を行わずにピアノ打鍵動作と打鍵音のイメージを頭の中に思い描くだけの，いわゆるイメージ練習（mental practice）の効果も調べた．図1-7～8はその結果を示したものである．動作のイメージを脳内に描くだけでも，実地に動作を練習した場合とほとんど変わらない練習効果，すなわち，手指筋活動誘発刺激閾値の低下（図1-7）および，大脳皮質手指対応領域の拡張（図1-8）が得られることがわかる．

　図1-9は，経頭蓋磁気刺激（TMS）によるヒトの大脳皮質一次運動野の上肢筋群筋活動誘発領域のスポーツ動作練習による構造変化をバレーボール選手と陸上競技トラック種目選手について比較した研究結果の一例である（Ty ら，2005）[11]．三角筋内側部と橈側手根伸筋の上肢2筋の筋活動を誘発する大脳皮質一次運動野領域の面積（A）を，バレーボール選手（アタッカー）と陸上競技トラック種目選手との間で比較する（B）と，非利き手支配側ではどの皮質領域でも両種目間に差はないが，利き手支配側では手首を伸展させる橈側手根伸筋固有皮質領域の面積には差がないが，上肢全体を前方挙上させる三角筋内側部支配領域および両筋共通支配皮質領域ではバレーボール選手が陸上競技トラック種目選手より大きい．バレーボールではアタックやブロック，レシーブなど上肢を前方から上方へ挙上させる動作が多く使われるが，アタック動作では特に利き腕の振り上げ動作が重要であるから，アタッカーにおいて特に脳の支配領域が拡大しているのは納得できるであろう．また，三角筋活動にも橈側手根伸筋活動にも関与する皮質領域があって，その領域がバレーボールで発達しているということは，一次運動野の個々のニューロンと骨格筋の間にはいわゆる古典的な一対一対の対応のみがあるのではなく，上肢を挙上しつつ手首を伸展して腕をまっすぐ伸ばすというような複数筋の共同活動による体肢全体の同時複合的な動作がスムーズに出来るように，機能的適応としての大脳皮質-骨格筋神経経路のつなぎ換えが生じたことを意味すると考えるのが妥当であろう．

　Taubertら（2010）[10]は，図1-10に示したようなバランスボードを水平に保つ動的立位姿勢保持練習を行なわせ，パフォーマンス向上に伴う脳の構造変化を調べた．被験者はボードの回転軸を跨いで立ち，ボードが水平位から±3度以上傾かないように姿勢を調節する．30秒を1試行として，2分の休憩を挟んで週1日15試行，6週間練習すると，1試行30秒のうちで許容範囲内にボードを保つことができた時間は徐々に増加し（図1-10-C），姿勢維持に重要なヒラメ筋（soleus）の筋活動強度の左右差が

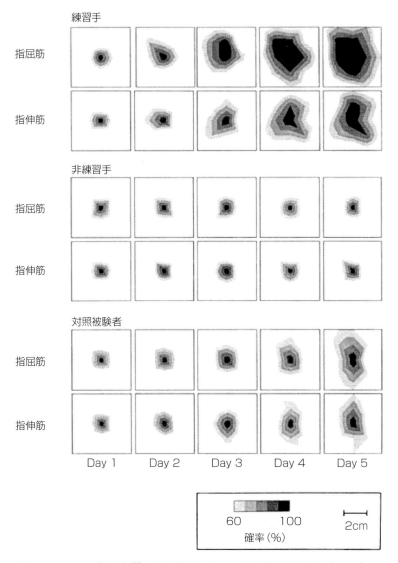

図1-6　ヒトの大脳皮質一次運動野における経頭蓋磁気刺激（TMS）による手指筋群筋活動誘発領域のピアノ打鍵練習による変化.
確率（%）は，25試行のうち筋活動が誘発できた回数の%値を示す.
(Pascual-Leone A, Dang N, Cohen LG, Brasil-Neto JP, Cammarota A, Hallett M.: Modulation of muscle responses evoked by transcranial magnetic stimulation during the acquisition of new fine motor skills. Journal of Neurophysiology 74: 1037-1045, 1995.)

次第に減少してゆく（図1-10-D）. そして，図1-10-Aに示された4つの時点のMRI画像のVBM（voxel-based morphometry）解析によって，練習後に上前頭回や内側前頭回眼窩部の前頭前野皮質や補足運動野などの脳部位の容積が増加し，下前頭回や中前頭回などの容積が縮小するといった前頭葉の形態的変化が観察された. さらに，上前頭回眼窩部皮質の容積がパフォーマンスの向上に並行して増加してゆくことが観

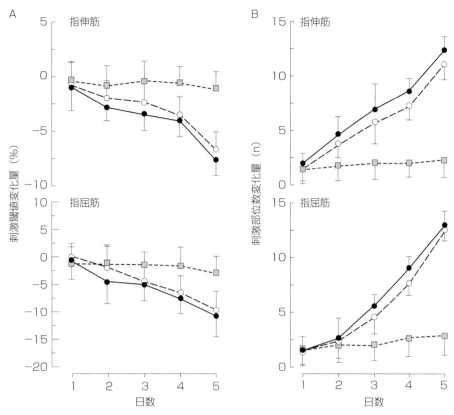

図1-7　ヒトの大脳皮質一次運動野への経頭蓋磁気刺激（TMS）による手指筋群筋活動
誘発効果のピアノ打鍵イメージ練習による変化．AはTMSの手指筋活動誘発閾値．Bは
筋活動を誘発することができた刺激の数．表示測定値は平均値＋SD.
●, 実地練習；○, イメージ練習；■, 対照群（TMSのみ）
（Pascual-Leone A, Dang N, Cohen LG, Brasil-Neto JP, Cammarota A, Hallett M.: Modulation of muscle responses evoked by transcranial magnetic stimulation during the acquisition of new fine motor skills. Journal of Neurophysiology 74: 1037-1045, 1995.）

察された．またこれらの容積増加を示した皮質部位近傍の白質においても，MRI画像のDTI（diffusion tensor imaging）解析によってニューロン側枝の多方向への分枝密度増加，つまり新しい回路の形成の可能性が観察された．

　Taubertらは，皮質容積の増加は，このような新規回路の形成に不可欠な皮質内細胞の樹状突起棘の数と，その細胞に接続する入力細胞の軸索終末とのシナプスの肥大やシナプス数の増加を反映するものであるとし，それが2回目のMRI解析時，すなわち最初の計測から2週間後，練習回数にして30試行で生じたことから，運動学習における神経回路のつなぎ換えが練習のかなり初期から開始されると述べている．

　運動技術の練習によって生じる技能が向上した状態は，習熟，熟練，練達，熟達，神業などいろいろに表現されるが，そのような技能の向上は，以上に述べたように，LTPやLTDというシナプス伝達効率の変化による脳の神経回路の選択的強化や，機能的再組織化という神経回路のつなぎ換え（リワイヤリングrewiring）などの合目的的な可塑性変化によって実現されているのである．

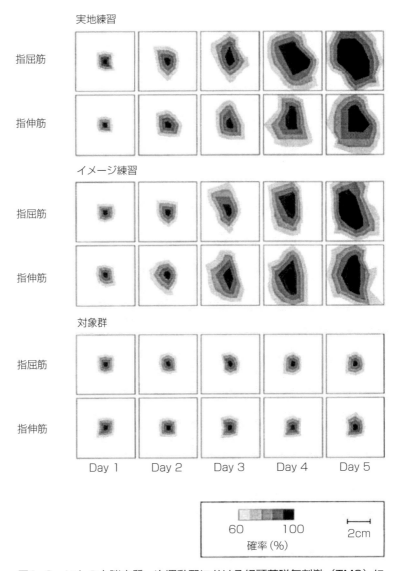

図1-8　ヒトの大脳皮質一次運動野における経頭蓋磁気刺激（TMS）による手指筋群筋活動誘発領域のピアノ打鍵イメージ練習による変化．確率（%）は，25試行のうち筋活動が誘発できた回数の%値を示す．
(Pascual-Leone A, Dang N, Cohen LG, Brasil-Neto JP, Cammarota A, Hallett M.: Modulation of muscle responses evoked by transcranial magnetic stimulation during the acquisition of new fine motor skills. Journal of Neurophysiology 74: 1037–1045, 1995.)

2.　練習効果の consolidation

　　ある動きの習得あるいは改善を目的として練習するという場合の，一般的な練習のやり方は，習得しようとするひとまとまりの動きを繰り返し反復することである．1

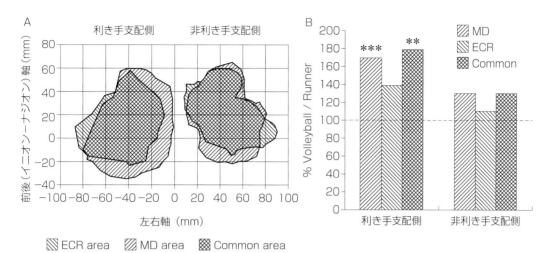

図1-9　ヒトの大脳皮質一次運動野における経頭蓋磁気刺激（TMS）による上肢筋群筋活動誘発領域の
スポーツ動作練習による変化.
A, あるバレーボール選手（アタッカー）における上肢筋群筋活動を誘発する大脳皮質一次運動野領域；
B, A図の上肢筋群筋活動誘発領域面積を陸上競技トラック種目選手群に対するバレーボール選手群の
平均比率として示したもの. 座標原点は頭頂点, 前後軸は上方が前方.
ECR area, 撓側手根伸筋支配領域；MD area, 三角筋内側部支配領域；Common area, 両筋共通支
配領域. **, p<0.05；***, p<0.01.
（Tyč F, Boyadjian A, Devanne H.: Motor cortex plasticity induced by extensive training revealed
by transcranial magnetic stimulation in human. European Journal of Neuroscience 21:. 259-266,
2005.）

　　　　セットあたりの反復の回数, 1日あるいは1週あたりの反復回数, セット間や試行間
の休憩時間の長さや過ごし方など, 練習計画作成に当たって考慮すべき項目は多い.
ある日の1回の練習において, 練習開始前にくらべて練習終了時にパフォーマンスが
改善されていても, 休憩したらもとに戻ってしまったのでは練習効果があったとはい
えないし, 数ヵ月かけて習得した動きを日をおいて実践の場で習得したとおりに実用
できなければ本当に練習効果がみられた, つまり運動学習が成立しているとはいえな
いであろう. ヒトの随意運動の習得の特徴は, 一度覚えた動きの記憶はかなりの耐久
性があるということである. 昔取った杵柄というように, 子どもの頃に覚えた水泳や
自転車の技術は, その後何十年も練習していなくてもいつでも思いだして使うことが
できる. これは練習の効果が完全に身についている良い例である. しかし, このこと
はいったん悪い動きを習得してしまうとそれはなかなか矯正できないということでも
ある. また, 子どもの頃を過ぎてしまった者の運動学習能力は加齢とともに変化する
のか, 反復が必要とはいってもその最も効果的な方法はどのようなものなのか, 練習
のやり過ぎに起因する障害を防ぐにはどうすればよいのかなど, 解決しなければなら
ない問題は多い. 本項では, 練習に際して考慮すべき問題について考える.
　　　なんらかの体を動かす行為を習得する際に学習者が辿る経過を大雑把にまとめる
と, 図1-11のようになる. 「門前の小僧習わぬ経を読む」という諺があることからも
わかるが, 自分ではそれと意識していなくても, 他人が行う行為を日常的にしょっちゅ
う見聞きしていると, 知らず知らずのうちにいつのまにかその行為を覚えてしまうこ

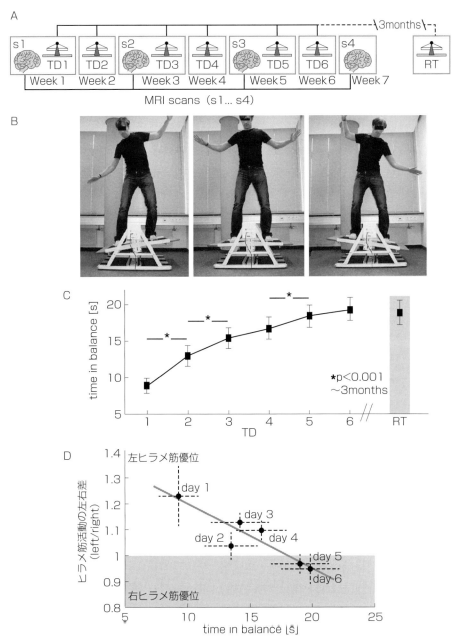

図1-10 動的立位姿勢保持練習による脳の構造変化を調べる実験の方法と結果の一部.
A, 実験計画；B, バランス保持練習装置. 中央の姿勢を保つよう努力する；C, 1試
行30秒のうちバランスボード両端が浮いていた時間（平均値±SEM）.；D, 左右ヒラ
メ筋の筋電図強度比（平均値±SD）.
TD1〜6, 練習1〜6日目；s1〜4, MRI計測1〜4回目；RT, 保持テスト
（Taubert M, Draganski B, Anwander A, Müller K, Horstmann A, Villringer A,
Ragert P.: Dynamic properties of human brain structure: learning-related changes in
cortical areas and associated fiber connections. Journal of Neuroscience 30: 11670–
11677, 2010.）

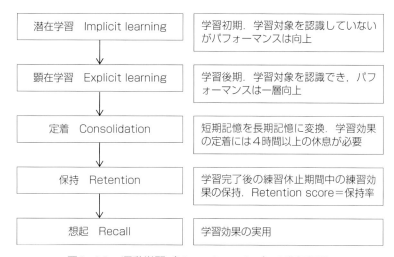

図1-11　運動学習（Motor Learning）の進行経過.

とがあるということは，特に子どもでよく知られていることである．そのような学習を潜在学習（implicit learning）という．それに対して自分が何を習得しようとしているのかを明確に自覚して行う学習を顕在学習（explicit learning）という．幼児は模倣本能によって動作を習得してゆくが，これも潜在学習のひとつである．他者の動作を見ているときに，その動作と同じ動作を自分が行う際に働く脳細胞が実際に働くことがサルを用いた実験で確かめられていて，そのような細胞をミラーニューロン mirror neuron といい，潜在学習の一つの神経モデルと考えられている．言葉の通じない実験動物に課題動作を教え込むような場合には，こちらの要求にかなった動きをした時のみにジュースなどの報酬を与えることによって，最初は試行錯誤的だった行為が次第に報酬関連性を増してゆく．これは，要求されている動作がはじめは分からないが，報酬というフィードバック効果によって次第に明らかになってゆき，ある時点で明確に理解されるとそれからは一気に学習が進む，という意味で，報酬との関連が理解されるまでを潜在学習期，報酬と動作の関係が明確に把握された時点以降を顕在学習期ということもできるであろう．Walker（2005）[13] は，潜在学習期，顕在学習期を合わせて習得期（acquisition stage，獲得期）とし，定着期を初期の時間依存性安定期（time-dependent stabilization stage）と後期の睡眠依存性安定期（sleep-dependent enhancement stage）の2期に分けて，運動スキル学習の3段階モデルを提唱している．我々が普段スポーツ動作の習得のために練習する場合は，最初から免許皆伝などのような上達という報酬を目指して行うのであるから，顕在学習に属するといえよう．

　潜在にせよ顕在にせよ，習得しようとする動作を一定回数反復練習すれば一般に技能は練習前より向上する．しかし，時間を置いて再び同じ動作を行う時に練習の最後に到達したレベルより低いレベルの動きしかできなければ練習の甲斐はない．練習によって得られた学習効果を脳の神経回路の新規形成として固定させることを定着（consolidation）という．しかし，いったん定着はしても，その神経回路を使わなけ

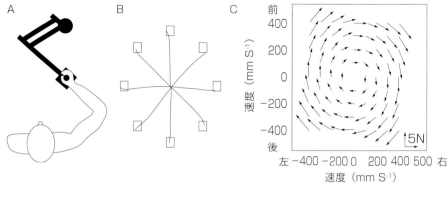

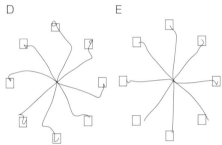

図1-12　妨害力適応リーチング動作課題の実験装置及び記録例.
矢線は速度に応じた力の大きさと方向を表す.
（Brashers-Krug T, Shadmehr R, Bizzi E.: Consolidation in human motor memory. Nature 382 (6588): 252-255, July 18, 1996.）

れば再び忘れてしまうというのでは，練習の意味がないであろう．長い時間経過後まで学習効果を記憶しておくことを学習効果の保持（リテンション retention）といい，その保持率をリテンションスコア（retention score）という．リテンションスコアは通常，練習休止後の成績から練習休止開始時の値を引いた差分の練習休止開始時に対する%で表す．習得した運動技術を実際に使うためには，脳内に保持された運動記憶を思い出す必要があり，その行為を想起（recall）という．習い覚えた1つの技術動作を適切に定着させ，出来るだけ長く保持して，臨機応変に想起して応用することが，巧みな動きを行うために重要なのである．本稿では，特に定着についての最近の知見を紹介する．

　Brashers-Krugら（1996）[2]は，図1-12に示したような方法を用いて，外力に抗して腕を8方向へ伸ばすリーチング動作を練習させ，練習効果の定着を調べた．被験者は図1-12-Aのように，机上の待機位置に置かれたレバーアームのグリップを握り，モニタ画面上に呈示されるグリップ位置を示す光点（カーソル）を，中心から8方向の目標位置（Bの□）のうち指定された1つに向かって一直線に動かす．何度か練習して，Bのように直線的にグリップを移動させることができるようになったところで，Cに示すようにグリップを動かすとその速度に比例して移動方向に直交する方向（この図では時計周り）にグリップを動かすような妨害力を負荷する．するとDのように，最初はグリップを動かすと不意に横から押されてしまうため，軌道が横へずれてしまい，あわてて抵抗力を発揮して何とか目標位置に到達するので，グリップの移動軌跡が歪んでしまうが，何度か練習することによって，妨害力をうまく打ち消す抵抗力を発揮することを学習するため，Eのように，再びきれいな直線が描けるようになる．

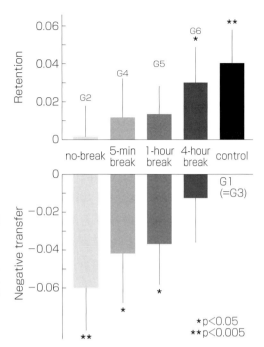

図1-13　妨害力適応リーチング動作課
　題の学習効果に対する休憩の影響.
　説明は本文参照.
（Brashers-Krug T, Shadmehr R,
Bizzi E.: Consolidation in human
motor memory. Nature 382 (6588):
252-255, July 18, 1996.）

すなわち，外乱力への対応の学習が完了したことを示している．本研究では，D，E
の妨害力適応練習を1方向あたり24試行，5分間行い，これを基準課題（task A）と
する．
　被験者を6グループに分け，基準課題終了後24時間経過後に再び同じ課題をテスト
課題として行わせ，基準課題の練習効果のリテンション状況をテストした．課題の成
績は妨害力適応課題遂行時の動作軌跡と無負荷課題（図1-12-B）遂行時の動作軌跡
との一致度である．各グループは次の通りである．
　G1：control群（task A終了後は何もしない）
　G2：task A終了後すぐに逆方向の妨害力で同数練習
　G3：task A終了後すぐに妨害力なしで同数練習
　G4：task A終了後5分後に逆方向の妨害力で同数練習
　G5：task A終了後1時間後に逆方向の妨害力で同数練習
　G6：task A終了後4時間後に逆方向の妨害力で同数練習
　図1-13は各グループのリテンションとネガティヴ・トランスファー（negative
transfer負の転移）を示したものである．リテンションは24時間後のテスト課題成績
と最初の基準課題成績の差分で，プラス値は成績が向上したことを示す．ネガティヴ・
トランスファーは基準課題後に行った別課題の成績と基準課題成績の差分，マイナス
値は別課題の成績が基準課題の成績より悪かったことを示す．図からわかるように，
基準課題終了直後や，5分後，1時間後に基準課題とは逆方向の力を負荷して行わせ
た場合の成績は，前に行った課題の学習効果が後に行う学習を阻害するネガティヴ・
トランスファー効果によって大きく悪化しているのに対して，基準課題終了から4時
間経過してから逆方向力場を与えられた場合にはさほど成績が悪化していない．

　リテンションは基準課題終了後何もしないで翌日同時刻に同じ課題を実施したコントロール群では，前日の成績より成績が向上していることが注目されるが，ネガティヴ・トランスファー同様4時間経過後に逆方向課題を行ってもコントロール群に近い向上効果がみられている．

　この実験結果は，練習と習熟に関して次のような重要な事実を呈示している．第1に，未経験の動作を習得しようとする場合，当初の要求水準を達成して練習を終了した後，1日休養すると，練習終了時よりパフォーマンスが向上するということ，第2に，一つの課題動作の練習終了直後に別の課題動作を練習してしまうと休養によるパフォーマンス向上効果が十分得られなくなってしまい，かつ後から行う課題も十分に習得できないこと，第3に一つの課題の練習と別の課題の練習の間にある程度の時間（本実験では4時間）を置けば，最初の課題の学習効果も，後の課題の学習効果も互いに阻害しあうことはなくなるということである．つまり，ある動作技術の学習効果を十分に定着させるためには，少なくとも4時間以上は別の動作技術を練習しないようにする必要があるということである．

　上記のように，新奇課題の練習による学習効果が練習後に休憩を挟むことで練習終了直後よりもさらに向上するという現象は，古くから学習心理学の分野でレミニッセンス（reminiscence）と呼ばれて注目されてきた現象（Whitley 1970)[14]と似ており，実際楽器演奏やスポーツ動作などの練習過程で前の日までうまくできなかったことが，翌日に突然できるようになっていたという経験を持つ人は確かに存在する．レミニッセンスとは，実験室での運動学習課題練習中の数分間の休憩の後に生じるもので，課題への集中という心理的抑制からの休憩による一過性の解放に過ぎないという見解[13]もあり，本研究のようにただ翌日まで休めば必ずパフォーマンスが向上するというのが本来の自然な姿であるということになれば，これまでそれがあまり見られなかったというのは，従来の練習のやり方に問題があったということを意味するであろう．

　ただ，この実験の課題は実験室内での力のコントロール課題という特殊な課題であって，すべての運動学習に当てはまるのかについては不明であり，図1-13のG2を見ると，練習終了直後に休憩しないで別の課題を練習しても，何もしないで休んでいたコントロール群のようなパフォーマンス向上効果は得られないものの，パフォーマンス自体が悪化するわけではなく，初日の最終到達時と同じレベルに保たれているので，全く習得されていないという訳ではない．また，最初の課題の次に練習する課題の学習効果がどの程度翌日に保たれているのかについてはこの実験では確かめられていない．これらの問題の解明は今後の課題である．

　図1-14は運動課題の練習効果の定着に関する脳の役割を調べた実験結果の例である．Muellbacherら（2002)[7]は，0.5Hz（2秒に1回）の音に合わせて母指と示指の指先を接触させる抓み動作の練習を，15分の休憩を挟んで3セット行わせ，休憩時間中に1Hzの反復経頭蓋磁気刺激(rTMS)を脳の各部位に加えて学習の成立経過を調べた．パフォーマンスの指標は動作加速度である．この図から，休憩中にM1（大脳皮質一次運動野）にrTMSを与え続けると，休憩終了後に練習によって得られた加速度向上効果が消失してしまうことが分かる．後頭葉や前頭前野背外側部の刺激ではそのような学習効果消失は起こらないことから，M1が学習効果の定着に関与していることは

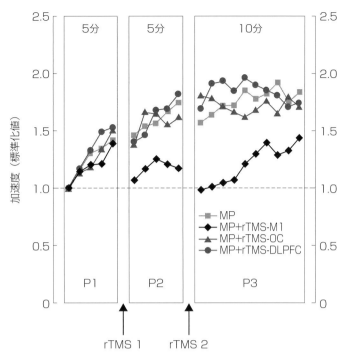

図1-14　rTMSを用いた運動学習効果の定着に関与する脳部位の
検索.
MP, motor practice 運動練習；rTMS, 休憩中1Hzの反復
TMS刺激を持続；M1, 一次運動野；OC, 後頭葉皮質；DLPFC,
前頭前野背外側部；P1, P2, P3, セット1～3；縦軸は練習前の
値を1として標準化した動作加速度. セット間休憩15分.
（Muellbacher W, Ziemann U, Wissel J, Dang N, Kofler M, Fac-
chini S, Boroojerdi B, Poewe W, Hallett M.: Early consolidation
in human primary motor cortex. Nature 415: 640-644, 2002.）

明らかである. さらにまた, 図1-15に示すように1セット目終了後6時間休憩した後
に15分間M1にrTMSを加えても上述のような学習効果の消失は起こらない.
　つまり, 学習効果の定着の初期にはM1が重要な役割を果たしていること, そして
前述の実験と同様, ある課題を練習した後, 十分長い時間をおけば, 別の課題を練習
しても最初の課題の学習効果は損なわれないということである.
　休憩の究極の形は睡眠である. 睡眠は運動学習の定着に重要なかかわりを持ってい
ることが最近の研究で明らかになりつつある. Tamakiら（2007）[9] は, モニター画面
上の図形の輪郭線の幅（3 mm）を外れないよう手に持った細棒でなぞる視覚運動課
題を, まず最初に予備練習として30試行行わせ（適応セッション）, その後1週間前
後の日をおいてから正式練習として予備練習と同じ図形（既習図形）および新奇な図
形を交互に6試行ずつ. 合計12試行行わせた後, 7.5時間睡眠休憩をとるグループと
同じ時間覚醒しているグループに分けて, 7.5時間後に正式練習と同じ課題を再度行
わせて, 練習効果の定着の状況を調べた. 図1-16はその結果を示したものである.
既習図形の輪郭をなぞるのに要した時間は, 練習中は睡眠群と覚醒群の間に差はなく,

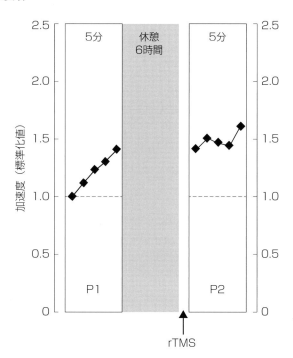

図1-15　図1-14の休憩を延長した場合のM1へのrTMSが休憩後の運動学習定着に及ぼす効果.
（Muellbacher W, Ziemann U, Wissel J, Dang N, Kofler M, Facchini S, Boroojerdi B, Poewe W, Hallett M.: Early Consolidation in human primary motor cortex. Nature 415: 640-644, 2002.）

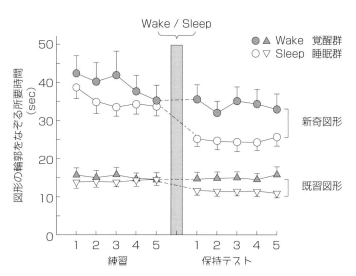

図1-16　視覚運動制御課題の学習効果の定着に関する睡眠休憩の効果.
（Tamaki M, Nittono H, Hori T.: Efficacy of overnight sleep for a newly acquired visuomotor skill. Sleep and Biological Rhythms 5: 111-116, 2007.）

　　休憩後の成績も，覚醒群が休憩直前のレベルを維持しているのに対して睡眠群ではやや向上しているものの，両群に大きな違いはない．しかし，両群の差は，正式練習で初めて実施した新奇図形課題においてより鮮明になる．すなわち休憩前後の成績を比

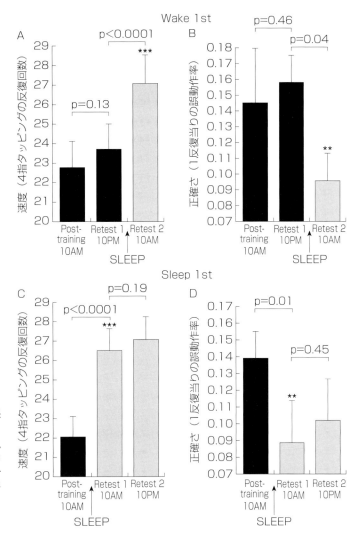

図1-17　手指精密動作課題の学習効果
の定着に関する睡眠休憩の効果.
(Walker MP, Brakefield T, Morgan A,
Hobson JA, Stickgold R.: Practice
with sleep makes perfect: sleep-de-
pendent motor skill learning. Neuron
35: 205-211, 2002.)

較すると，覚醒休憩群では既習図形同様休憩後の成績は休憩前と同じレベルであるの
に対して，睡眠休憩群では既習図形よりも大きい向上，すなわち動作時間の顕著な短
縮を示したのである．この結果は前述のBrashers-Krugらの実験におけるコントロー
ル群と同様である．つまり，睡眠という休憩によって新奇課題の習得がより促進され
るのである．既習課題は予備練習の効果が1週間という期間の休憩によって十分に定
着していたため，新奇課題と交互に混ぜて行ってもBrashers-Krugらの実験のような
前の練習と後の練習の相互干渉が生じなかったものと考えられるのである．
　　Walkerら（2002）¹²⁾は，非利き手4指による連続指タッピング（薬指─親指─中指
─人差指の反復30秒＋30秒休憩）の練習を12分間行わせ，練習後12時間の覚醒休憩
後と12時間の睡眠休憩後のパフォーマンスを比較した．図1-17はその結果を示した
ものである．練習終了時の成績と12時間の休憩後の成績を比較してみると，動作スピー
ド（A, C），正確さ（B, D）とも，覚醒休憩と比べて，睡眠休憩後に格段に大きいパ

フォーマンス向上が見られることがわかる．また，Aのように午前中に練習した場合，覚醒休憩後には成績向上がほとんど見られないが，その晩睡眠をとると翌日には大きな成績向上がみられる．この結果は，Tamakiの報告とも合わせて考えれば，睡眠という休憩をとっている間に，脳内で練習中には未完成だったその課題動作の実行回路がより完全な形に仕上げられるということを示すものであり，運動学習は練習後の適切な睡眠をとることによって効果的に定着するということを意味している．

　以上のような実験結果からは，練習というものはただやみくもに回数を多くやればよいというものではなく，特に新しい技術を習得しようとするときには，複数の異なる技術をたてつづけに練習するのではなく，適度に休憩を入れることによって一つの技術の練習効果の定着を図るようにした方が，最終的にはよい向上効果を得ることにつながるのだということが分かるであろう．スポーツの世界では，早朝から深夜に至るまで，寝る間も惜しんで練習に明け暮れる，というような“練習の虫”的逸話が美談のようにもてはやされる風潮があるが，そのような詰め込み練習は，複数課題を十分の休憩時間をおかずに連続して行うことによって，最後の課題のみが上達し，それまでの先行練習課題の練習効果はさほど上がらないという結果をもたらす．その結果は，練習がまだまだ足りないせいだと誤解してさらに練習量を増やす，その結果傷害やバーンアウトを引き起こすという悪循環を引き起こす恐れもあるということを十分認識すべきであろう．筋力トレーニングによる筋細胞（筋線維）の肥大や機能向上はトレーニングの最中ではなく，トレーニング後に生じるトレーニングによる疲労からの超回復（super compensation）という適応機能によって実現する．基本的にタンパク質合成のような同化作用は休憩や夜間の副交感神経優位の時間帯に生じるものである．スキル練習における練習効果の定着，すなわち神経細胞（ニューロン）の超回復には，筋トレ同様，関連タンパク合成という同化作用のための時間が最低限でも4〜6時間は必要であり，できれば一夜の睡眠が最も効果的だということを認識すべきであろう．

［大築　立志］

［文　献］

 1) Bliss TVP, Lømo T.: Long-lasting potentiation of synaptic transmission in the dentate area of the anaesthetized rabbit following stimulation of the perforant path. Journal of Physiology 232: 331-356, 1973.
 2) Brashers-Krug T, Shadmehr R, Bizzi E.: Consolidation in human motor memory. Nature 382(6588): 252-255, July 18, 1996..
 3) Ito M.: Long-term depression. Annual Review of Neuroscience 12: 85-102, 1989.
 4) Jenkins WM, Merzenich MM, Ochs MT, Allard T, Guíc-Robles E.: Functional reorganization of primary somatosensory cortex in adult owl monkeys after behaviorally controlled tactile stimulation. Journal of Neurophysiology 63: 82-104, 1990.
 5) Kleim JA, Barbay S, Nudo RJ.: Functional reorganization of the rat motor cortex following motor skill learning. Journal of Neurophysiology 80: 3321-3325, 1998.
 6) Kleim JA, Barbay S, Cooper NR, Hogg TM, Reidel CN, Remple MS, Nudo RJ.: Motor learning-dependent synaptogenesis is localized to functionally reorganized motor cor-

tex. Neurobiology of Learning and Memory 77: 63–77, 2002.

7) Muellbacher W, Ziemann U, Wissel J, Dang N, Kofler M, Facchini S, Boroojerdi B, Poewe W, Hallett M.: Early consolidation in human primary motor cortex. Nature 415: 640–644, 2002.

8) Pascual-Leone A, Dang N, Cohen LG, Brasil-Neto JP, Cammarota A, Hallett M.: Modulation of muscle responses evoked by transcranial magnetic stimulation during the acquisition of new fine motor skills. Journal of Neurophysiology 74: 1037–1045, 1995.

9) Tamaki M, Nittono H, Hori T.: Efficacy of overnight sleep for a newly acquired visuo-motor skill. Sleep and Biological Rhythms 5: 111–116, 2007.

10) Taubert M, Draganski B, Anwander A, Müller K, Horstmann A, Villringer A, Ragert P.: Dynamic properties of human brain structure: learning-related changes in cortical areas and associated fiber connections. Journal of Neuroscience 30: 11670–11677, 2010.

11) Tyč F, Boyadjian A, Devanne H.: Motor cortex plasticity induced by extensive training revealed by transcranial magnetic stimulation in human. European Journal of Neuroscience 21: 259–266, 2005.

12) Walker MP, Brakefield T, Morgan A, Hobson JA, Stickgold R.: Practice with sleep makes perfect: sleep-dependent motor skill learning. Neuron 35: 205–211, 2002.

13) Walker MP.: A refined model of sleep and the time course of memory formation. Behavioral and Brain Sciences 28: 51–104, 2005.

14) Whitley JD.: Effects of practice distribution on learning a fine motor task. Research Quarterly 41: 576–583, 1970.

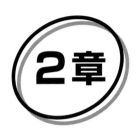

2章 神経細胞レベルのシナプス可塑性 —海馬と小脳におけるシナプス可塑性—

1. はじめに—神経可塑性と記憶—

　記憶は，動物を与えられた環境に適応させて生存させるという重要な役割を担っている（図2-1）．それゆえ，記憶は古くから哲学や心理学の対象として注目されてきた[57, 71]．脳の神経回路が固定されていると，新しい情報を蓄えること，すなわち，記憶は形成できない．Donald Hebb（ドナルド・ヘッブ）は脳の神経回路網に「柔軟性が存在する」という仮説を提唱した[23]．そして，神経回路網の柔軟性，すなわち，神経可塑性が1970-80年代に発見され[6, 29]，これらの神経可塑性が記憶の基盤として研究対象となった．本章では，記憶の細胞基盤とされている神経可塑性について述べる．

2. 神経可塑性—記憶を支える細胞機構—

　神経可塑性（neuronal plasticity）とは，「神経活動依存的に神経伝達効率が増加あるいは減少すること」である（図2-2）．特に，神経細胞間のシナプスにおける伝達

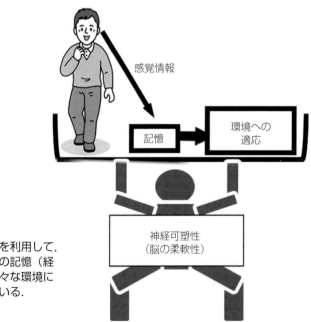

図2-1　神経可塑性と記憶.
　神経回路の柔軟性（可塑性）を利用して，様々な記憶を形成する．その記憶（経験）は，個々が生活する様々な環境に適応することを可能にしている.

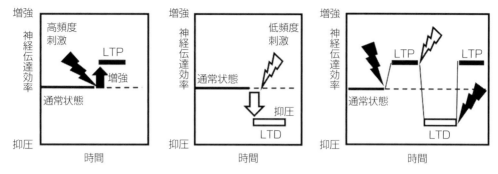

図2-2　LTP（long-term potentiation, 長期増強）とLTD（long-term depression, 長期抑圧）.
高頻度刺激を加えることで神経伝達効率が増強されるLTPが惹起される．一方，低頻度刺激で
は神経伝達効率が抑圧されるLTDが惹起される．高頻度刺激，低頻度刺激を交互に加えることで，
LTPとLTDを交互に引き起こすことができる．

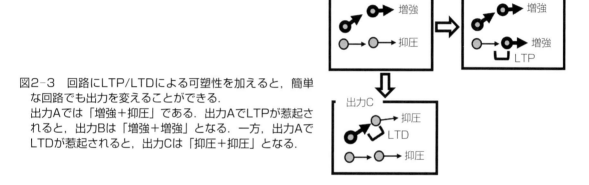

図2-3　回路にLTP/LTDによる可塑性を加えると，簡単
な回路でも出力を変えることができる．
出力Aでは「増強＋抑圧」である．出力AでLTPが惹起さ
れると，出力Bは「増強＋増強」となる．一方，出力Aで
LTDが惹起されると，出力Cは「抑圧＋抑圧」となる．

効率の変化をさす場合にはシナプス可塑性（synaptic plasticity）という言葉が用い
られる．神経可塑性は海馬において[6]，ついで，小脳において[29]発見された．その後，
大脳の視覚野[40]，運動野や感覚野[10, 15]などの脳の各部位でも神経可塑性が観察されて
いるが，脳内すべての神経細胞間で可塑性が観察されるわけではない．

　神経可塑性は脊椎動物のみならず，単純な記憶のモデルを提供する各種の無脊椎動
物においても観察され，脊椎動物と無脊椎動物で共通な分子機構が神経可塑性に関与
していることが明らかにされてきた[35, 72]．このことは，神経可塑性が種を越えて保存
された普遍的な記憶の細胞基盤であることを示している．

　記憶の情報は神経細胞のネットワークにより維持されていると考えられている．そ
のネットワークを支える神経細胞間の情報伝達に可塑性を持たせることで，単純な回
路においても情報（の維持・出力）に多様性を持たせることができる（図2-3）．神
経可塑性が「記憶を支える細胞基盤」であると考えられている理由のひとつである．

　記憶・学習の細胞基盤となるシナプス可塑性は現在までに代表的な3つの型が観察
されている．神経伝達効率が増加するLTP（long-term potentiation，長期増強），神
経伝達効率が減少するLTD（long-term depression，長期抑圧），および，感作

（sensitization）型可塑性である．感作型可塑性は主にアメフラシなどの無脊椎動物で見つかっている．さらに，これら3つの型とは機構的に異なるシナプス可塑性にシナプス発芽（sprouting）がある．

このうち，神経伝達効率が抑圧される小脳LTDは1982年に伊藤正男らにより小脳において発見された[29]．多くの数理研究のモデルでは，特定の経路を増強させるために，他の経路を弱めることで学習を成立させている．その理由から，LTPとLTDは同等な生理的意味合いを持つものとして注目されている[3]．

新しいシナプスの形成が惹起される神経可塑性，シナプス発芽は1975年に塚原仲晃により赤核（中脳）において発見された．シナプス発芽も小脳LTDと同様に日本における研究により発見された神経可塑性である[79]．

3. 陳述記憶の中枢・海馬における神経可塑性—LTPとLTD—

海馬は言葉にできる事実や出来事の記憶や空間記憶など，陳述記憶の中枢である[57,69]．一方，小脳は言葉で説明できない運動や技術などの非陳述記憶において重要である[28]．まず，陳述記憶を支える海馬が有する可塑性とその分子機構について述べる．

感覚受容器から脳へ入力される様々な感覚情報は，大脳皮質の一次知覚野で高度に処理される．そして，高度に処理された情報は嗅内野を介して海馬歯状回（dentate gyrus, DG）に投射される．海馬の中では，歯状回（DG）→CA3→CA1と情報が処理される（図2-4A）．CAはCornu Ammonisに由来し，エジプトの神アモン（アメン）の角（つの）という意味である[26]．海馬で処理・修飾された情報は脳弓を介して視床下部や視床背内側核へと送られて，さらなる情報の処理が行われる（図2-4B）．処理された情報は最終的に大脳皮質に記憶として蓄えられると考えられている．海馬の3カ所（CA1, CA3, 歯状回）においてLTP（long-term potentiation）が観察される（図2-4A）．LTPやLTDの場である海馬の1個の錐体細胞（pyramidal cell：図2-4A　△印の細胞）は1万以上のシナプスを持ち[55]，それぞれのシナプスは独立にLTP/LTDにより修飾されうるので，1つの細胞における情報処理方法の組み合わせは膨大である．海馬における神経可塑性はNMDA型受容体の要否により2種類に分けられる；

・NMDA型受容体依存性のLTP/LTD（CA1，歯状回）
・NMDA型受容体非依存性のLTP（CA3）

(1) NMDA型受容体依存性の海馬CA1領域のLTP

海馬CA1領域のLTPは，シャファー側枝（Schaffer collateral）を高頻度（50-100 Hz）で数秒間電気刺激することにより惹起される．電気刺激後，シャファー側枝から錐体細胞への神経伝達効率が増強される（図2-4）．一方，シャファー側枝への低頻度刺激（1-5 Hz）により，シャファー側枝から錐体細胞への神経伝達効率の抑圧，LTDが惹起される（3-(2)を参照）．

さらに，同じ細胞に高頻度刺激，低頻度刺激を交互に与えることで，LTPとLTDを交互に惹起することができる（図2-2）．すなわち，これらの細胞間では神経伝達

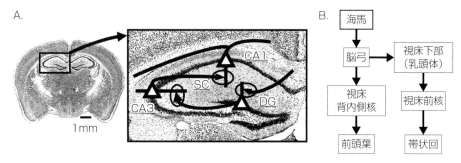

図2-4　海馬の主要な情報伝達経路および神経可塑性が観察される場所.
　A．ニッスル染色（核およびニッスル小体（粗面小胞体）を染色）したマウス脳冠状段
断切片．白抜き三角（△）は錐体細胞（pyramidal cell）．海馬に入力した情報は，
DG-CA3-CA1の順に処理される.
　B．海馬に入力した情報は，DG-CA3-CA1の順に処理される．海馬で処理された情報
は脳弓を経由してさらに処理される.
　CA1, Cornu Ammonis 1；CA3, Cornus Ammonis 3；DG, dentate gyrus（歯
状回）；SC, Schafer collateral（シャファー側枝）（写真は東京都健康長寿医療セン
ター　柳井修一先生提供）

効率について，"通常"状態に加え，"増強"状態（LTP），"抑圧"状態（LTD）の3
状態が存在する（図2-2）.

1）LTPの特性―連合性，共同性，入力特異性，タイミング―

　個体を用いた実験では数時間以上維持されることから[6]，LTPは記憶を支える細胞
機構であると考えられ，また，LTPは記憶が持つ性質と関連する特性を持っている（図
2-5）；

連合性（associativity）―単独ではLTPが起こらない弱い刺激Aを別の刺激Bと同時
に与えることで連合し，刺激Aを与えたシナプスにもLTPを惹起することができる.
2つ以上の感覚情報を連合させる記憶に重要なのかもしれない.

共同性（cooperativity）―LTP惹起には，十分な"数"のシナプスが同時に刺激さ
れてシナプス後細胞を脱分極させることが必要である．これを共同性と呼ぶ．複数の
入力から同時に入力される情報はノイズではなく，記憶形成に使う正しい情報である
ことを保証するためであると考えられる.

入力特異性（input specificity）―通常神経細胞へは多数の入力がある．そのうち，
高頻度刺激を与えた入力とシナプス後細胞との間のみでLTPが惹起され，高頻度刺
激を受けていないシナプスではLTPが惹起されない．必要な回路だけにLTPを引き
起こすことは，記憶をネットワークとして蓄えるための情報選択に必要であると考え
られる.

タイミング―LTPの惹起には，「AMPA型受容体による神経伝達」と「シナプス後
細胞の脱分極によるMg^{2+}の除去」が必要である（以下の3）で詳述する）．神経伝達
と脱分極は，20ミリ秒以内に起こらなければLTPは惹起されない（総説13を参照）.
大量の感覚情報が絶え間なく入力される神経細胞において，2つの情報が同期して入
力することの必要性は，上に述べた入力特異性とともに，記憶として蓄えるための情
報選択が正確に行われるために重要である.

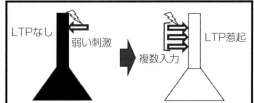

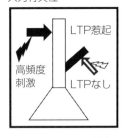

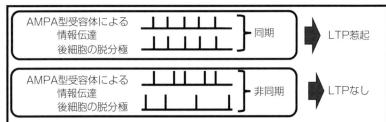

図2-5　LTPの特性—連合性，共同性，入力特異性，タイミング—.
　　連合性（associativity）—単独ではLTPが起こらない弱い刺激．この弱い刺激を強い刺激と同時に
　　与えることで，刺激Aを与えたシナプスにもLTPを惹起することができる.
　　共同性（cooperativity）—LTP惹起には，十分な"数"のシナプスが同時に刺激されてシナプス後
　　細胞を脱分極させることが必要である.
　　入力特異性（input specificity）—神経細胞へは多数の入力がある．そのうち，高頻度刺激を与え
　　た入力とシナプス後細胞との間のみでLTPが惹起され，高頻度刺激を受けていないシナプスでは
　　LTPが惹起されない.
　　タイミング—LTPの惹起には，AMPA型受容体による神経伝達とシナプス後細胞の脱分極による
　　Mg^{2+}の除去が必要であり，神経伝達と脱分極は，20ミリ秒以内に起こらなければLTPは惹起さ
　　れない.

　　2）LTP，LTDの鍵となる分子たち
　　　　—Ca^{2+}と2つのグルタミン酸受容体NMDA型受容体とAMPA型受容体—

　　LTPもLTDもNMDA型受容体から流入するCa^{2+}（カルシウムイオン）とCaM（カ
ルモジュリン，calmodulin）が必要である（図2-6）．しかし，LTPに必要なCaMKII
（Ca^{2+}/CaM-dependent protein kinase II，Ca^{2+}/カルモジュリン依存性プロテインキ
ナーゼII）と，LTDに必要なカルシニューリン（calcineurin, Ca^{2+}/CaM-dependent
protein phosphatase, protein phosphatase 2B, PP2B）ではそれぞれの酵素の活性化
に必要なCa^{2+}濃度が異なる．CaMKIIとCa^{2+}の解離定数（Kd）は45 nM[12]，カルシニュー
リンとCa^{2+}のKdは0.1 nM[74]，約400倍の差が有る．すなわち，高頻度刺激により「高
濃度の細胞内［Ca^{2+}］ではCaMKIIとカルシニューリンが活性化」され，低頻度刺激
により「低濃度の細胞内［Ca^{2+}］ではカルシニューリンのみが活性化」される（図2-
6）.
　　初期LTPにおいては，キナーゼ系はシナプス後膜のAMPA型受容体数を増加させ
る（図2-7左）．そのため，同じ量の伝達物質が放出されても神経伝達効率が増強さ
れる．一方，初期LTDにおいては，ホスファターゼ系がシナプス後膜のAMPA型受
容体数を減少させる（図2-7右）．結果として，神経伝達効率が抑圧される．このよ

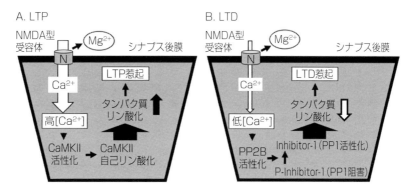

図2-6　NMDA型受容体からシナプス後部へ流入するCa²⁺量がLTP/LTDの
　　　　どちらが惹起されるかを決める.
　　　　シナプス後部の脱分極によりNMDA型受容体（N）を不活性化している
　　　　Mg²⁺が外れて，Ca²⁺が流入できるようになる.
　　　　A. 高頻度刺激によりシナプス後部細胞で高［Ca²⁺］が達成され，CaMKII
　　　　（Ca²⁺/CaM依存性プロテインキナーゼII）の活性化と自己リン酸化により
　　　　キナーゼ活性が長時間維持される. このことにより細胞内のタンパク質リン
　　　　酸化が維持されて，LTPが惹起される.
　　　　B. 一方, 低頻度刺激では, 低［Ca²⁺］によりPP2B（Ca²⁺/CaM依存性プロ
　　　　テインホスファターゼ）が活性化される. PP2Bはリン酸化型Inhibitor-1
　　　　（P-Inhibitor-1）を脱リン酸化する. 脱リン酸化されたInhibitor-1はPP1（プ
　　　　ロテインホスファターゼ−1）阻害活性を失い, PP1が活性化される. PP1の
　　　　活性化により細胞内タンパク質の脱リン酸化が亢進されてLTDが惹起される.

うな受容体の移動は，グルタミン酸受容体・AMPA型受容体のトラフィッキング（受
容体の細胞内での移動）と呼ばれる[49]．NMDA型受容体により開始されるカルシウ
ムイオン依存性の機構が，AMPA型受容体のトラフィッキングを制御・修飾している.
　合成物質NMDA（N-methyl-D-aspartic acid，N-メチル-D-アスパラギン酸）に高
い親和性を持つNMDA型受容体は，内在性のリガンドであるグルタミン酸が結合し
ただけでは不活性型である．グルタミン酸の結合に加えてNMDA型受容体周辺が脱
分極すると受容体からMg²⁺が外れてCa²⁺を透過させるイオンチャネル型受容体であ
る（図2-7）．このとき，脱分極を導くのは次に述べるもう1つのグルタミン酸受容体
AMPA型受容体である（図2-7）.
　合成物質AMPA（α-amino-3-hydroxy-5-methyl-4-isoxazole propionic acid，α-アミ
ノ-3-ヒドロキシ-5-メソオキサゾール-4-プロピオン酸）への親和性が高いAMPA型
受容体も内在性リガンドはグルタミン酸である．AMPA型受容体は陽イオン（主に
Na⁺）を透過させてその周辺を脱分極方向に導くイオンチャネル型受容体である.

3）海馬CA1領域のLTPの分子機構（図2-6, -7）

① 　高頻度（50-100 Hz）の刺激によりシナプス前終末から多量のグルタミン酸が
　　放出される.
② 　①のグルタミン酸がシナプス後部のAMPA型受容体に結合してシナプス後部
　　の神経細胞（錐体細胞）が脱分極する.
③ 　脱分極によりNMDA型受容体に結合しているMg²⁺が外れてチャネルが活性化,

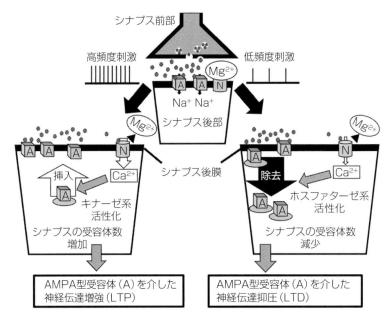

図2-7　LTP, LTDはAMPA型受容体数の増減により引き起こされる.
　　図2-6のように, LTPではキナーゼ系が活性化される. キナーゼ系は,
　　細胞内のAMPA型受容体 (A) をシナプス後膜に「挿入」してAMPA型
　　受容体数を増加させる. このことによりシナプス前部から放出される神
　　経伝達物質の量が変わらなくても神経伝達効率が増強される (図左側).
　　一方, 低頻度刺激ではホスファターゼ系が活性化されて, LTDが惹起さ
　　れる. AMPA型受容体の足場タンパク質からの遊離と細胞内への取り込
　　みを促進することでシナプス後膜からAMPA型受容体 (A) が「除去」さ
　　れる. シナプス後部のAMPA型受容体数が減少することで, 放出される神
　　経伝達物質の量が変わらなくても, 神経伝達効率が抑圧される (図右側).

Ca^{2+} が錐体細胞内に流入する.
④　Ca^{2+} 流入によりCaMKIIが活性化される.
⑤　活性化されたCaMKIIによりAMPA型受容体などがリン酸化される.
⑥　活性化されたCaMKIIは自己リン酸化 (autophosphorylation) を介して, キナー
　　ゼ活性が長時間維持され, AMPA型受容体のリン酸化も維持される.
⑦　シナプス後部のAMPA型受容体数が増加して, 神経伝達効率が上昇する.
　また, DAG (diacylglycerol, ジアシルグリセロール) や Ca^{2+} によって活性化が制
御されるPKC (protein kinase C, プロテインキナーゼC) 系も重要な役割を果たす.
AMPA型受容体のトラフィッキングには, 受容体のシナプス後膜への挿入や後膜か
らの除去に加えて, 受容体を含む小胞が細胞内で分解される経路や小胞に含まれた受
容体がシナプス後膜へ戻っていく経路も含まれる.
　LTPに必須の役割を果たすCaMKIIは[46], 細胞内で12分子のCaMKIIが集合した巨
大複合体として存在している[25]. 近接したCaMKII同士の自己リン酸化がLTPを維持
するのに重要な機構である[18].
　自己リン酸化されたCaMKIIはキナーゼ活性に Ca^{2+}/CaMが不要になり, AMPA型

受容体のリン酸化[22]，そして，AMPA型受容体を含む小胞に長時間働きかけてシナプス後膜へのAMPA型受容体の挿入[5]を促すと考えられる．キナーゼ活性を持たない変異CaMKIIを持つマウスではLTPが消失していることは，CaMKIIによるリン酸化の重要を示す[83]．

　LTPは，増強された神経伝達効率の半減期とそれを支える分子機構により少なくとも3つの様式に分けられ，これら3種類のLTPが独立に惹起され，実際観測されるのは3種類のLTPの総和であると考えられる[47,48]（図2-8）：①初期LTP（early LTP）―転写非依存的かつ翻訳非依存的；②中期LTP―（mid-term LTP）翻訳依存的；③後期LTP（late LTP）―転写依存的かつ翻訳依存的．

　中・後期LTPの維持に関してはシナプスの形態変化・新生が関与することが示唆されている[7,62]．興味深いことに，記憶について多くの研究がなされている無脊椎動物アメフラシでも神経細胞の構造変化が神経可塑性および記憶に重要な役割を果している[4]．

（2）NMDA型受容体依存性の海馬CA1領域のLTD[9,59]（図2-6，-7）

　シャファー側枝を低頻度（1-5 Hz）で数分間電気刺激することにより，ホスファターゼカスケードを介して，シナプス後膜のAMPA型受容体数の減少が引き起こされる．その機序は以下の通りであると考えられている．

① 　低頻度（1-5 Hz）の刺激によりシナプス前終末から低容量のグルタミン酸が放出される．

② 　①のグルタミン酸がシナプス後部のAMPA型受容体に結合してシナプス後部神経細胞が脱分極する．

③ 　脱分極によりNMDA型受容体に結合しているMg^{2+}が外れて，陽イオンチャネルとして機能する様になる．この陽イオンチャネルを通してCa^{2+}が細胞内に流入するが，LTP刺激よりもCa^{2+}の流入量は少ない．

④ 　低濃度のCa^{2+}の流入によりCa^{2+}/CaM依存性のホスファターゼ・カルシニューリン（PP2B）が活性化される．

⑤ 　活性化されたPP2Bはリン酸化型Inhibitor-1（P-Inhibitor-1）を脱リン酸化する（P-Inhibitor-1→Inhibitor-1）．脱リン酸化型Inhibitor-1は，プロテインホスファターゼ1（PP1, protein phosphatase 1）を阻害しないので，PP1の活性が上昇する．

⑥ 　活性が上昇したPP1はAMPA型受容体などを脱リン酸化して，シナプス後膜からのAMPA型受容体の除去を促進する．

⑦ 　シナプス後膜のAMPA型受容体数が減少して，シナプス伝達効率が低下する．

　海馬LTDにはLTPと同様にNMDA型受容体が必要であるが，キナーゼ系（リン酸化）とホスファターゼ系（脱リン酸化）という正反対の生化学反応により制御されている[59,76]（図2-6）．AMPA型受容体はシナプス後膜で足場タンパク質を介して細胞骨格に固定されているため，AMPA型受容体を細胞骨格に固定している足場タンパク質から離れる必要がある[20]．AMPA型受容体の脱リン酸化や足場タンパク質の脱リン酸化が，AMPA型受容体の足場タンパク質からの遊離を引き起こす．そして，

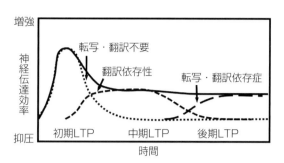

図2-8　LTPの半減期に基づく3つの相.
　LTPには，初期LTP（early LTP）―転写非依存的かつ
翻訳非依存的；中期LTP―（mid-term LTP）翻訳依存
的；後期LTP（late LTP）―転写依存的かつ翻訳依存的
がある．これらの3つのLTP（3本の点線）が独立に惹起
され実際に観測されるのは3つの総和であると考えら
れる（実線）.

シナプスの外側へ移動したAMPA型受容体が細胞内へ取り込まれていると考えられている[49].

　LTPと同様にLTDも持続時間によって，以下の3種類（初期―転写・翻訳に依存しない，中期―翻訳依存的，後期―転写翻訳依存的）に分けられ（図2-8を参照），刺激方法をかえることにより3種類のLTDを引き起こすことができる[66].

（3）NMDA型受容体に依存しない海馬CA3領域のLTP（図2-9）

　NMDA型受容体に依存しない海馬CA3領域のLTPはCA1のLTPとは異なり，シナプス前部からのグルタミン酸放出量が増加する．その機構は以下の通りである；
　① 高頻度（50-100 Hz）の刺激により，シナプス前終末に電位依存性のCa^{2+}チャネルが活性化されて，Ca^{2+}がシナプス前終末に流入する.
　② 流入したCa^{2+}がCa^{2+}依存性アデニル酸シクラーゼ（adenylate cyclase）を活性化し，前終末でのcAMP濃度が上昇する.
　③ cAMPの上昇により，cAMP依存性プロテインキナーゼ
　　（PKA, cAMP-dependent protein kinase）が活性化されることを介して伝達物質の放出量が増加する.

　活性化されたPKAが，どのようなタンパク質のリン酸化を介して神経伝達物質放出量を増加させるのか，そして，どのように放出量増加が維持されるのかは不明である．アメフラシの感作（鋭敏化，sensitization）でも，cAMP-PKA系に依存して伝達物質の放出量が増加する[36]．さらに，長期間に及ぶ感作では，シナプスの構造変化や新たなシナプスの形成が起きる[4, 80]．CA3のLTPにおいても同様の現象が観察されるかは興味あるところである.

（4）後期LTP，LTDを支える分子機構

　LTPやLTDがその維持時間により3つの形に分けられることはそれぞれのセクションで述べた（図2-8）．タンパク質の合成や遺伝子の発現が必要とされる中期・後期のLTP/LTDはどの様な機構が支えているのだろうか？

1）中期LTPとLTD

　神経細胞体の核で転写されたmRNAが選択的にシナプスへ輸送されて，シナプスの機能を支えている[34, 53, 68]．このことは，細胞体から遠く離れたシナプスの機能維持に重要である．シナプス後部に局在する様々なmRNAが同定されている[75]．シナプ

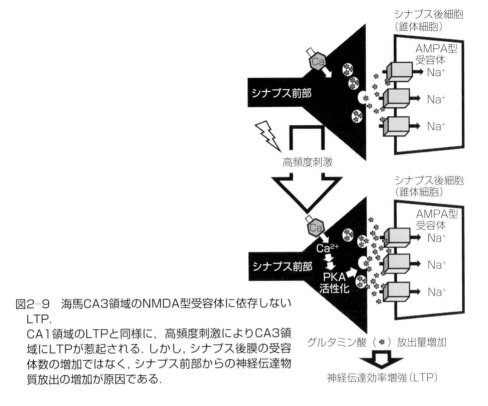

図2-9　海馬CA3領域のNMDA型受容体に依存しない
LTP.
CA1領域のLTPと同様に，高頻度刺激によりCA3領
域にLTPが惹起される．しかし，シナプス後膜の受容
体数の増加ではなく，シナプス前部からの神経伝達物
質放出の増加が原因である．

ス後部にはタンパク質合成に必要なリボソーム系が存在し[73]，さらに，神経活動に伴
いタンパク質の合成が制御される[30, 52]．これらの機構は翻訳依存的な中期LTPを支え
る機構であると考えられる．

2）後期LTPとLTD

　LTP/LTD惹起時には，シナプスからの信号を受けて神経細胞体の"核"の遺伝子
からmRNAが合成され，mRNAからタンパク質が合成される[11, 44]．細胞体で合成さ
れたタンパク質は，どのようにして「LTP/LTDが惹起されたシナプス」を見つける
のであろうか？

　シナプティック・タギング（Synaptic tagging）と呼ばれる機構が，その答えかも
しれない[60, 64, 65]（図2-10）．初期・中期LTP/LTDにより引き起こされたシナプス後部
での各種の変化（リン酸化やその他の修飾）やシナプス直下で合成されたタンパク質
が目印（タグ，tag）となって，細胞体から輸送されてきたタンパク質をシナプスへ
と誘導するという考え方である．このときにシナプスにつけられた目印を"Synaptic
tag"と呼んでいる．CaMKII，ERK1/2，PKA，PKM，Vesl-1Sなど様々な分子が"タ
グ"の候補であると考えられているが，未だに確定はしていない[61, 65, 67]．"タグ"の解
析は，記憶の貯蔵に関与する神経回路やその場所の同定に役立つ可能性がある．また，
"タグ"は長期神経可塑性（LTP/LTD）を支えるシナプスや神経細胞の形態変化を支
える機構であると考えられる．シナプティック・タグのような長期記憶に関わる分子
群は，記憶を維持，改善する治療や薬物の分子ターゲットとなる可能性を秘めている．

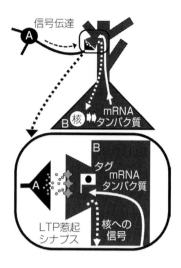

図2-10　シナプティック・タギング（Synaptic tag-ging）仮説の概念図.
後期の神経可塑性（LTP/LTD）では細胞体の核遺伝子の発現が必要である．初期・中期LTP/LTDにより引き起こされたシナプス後部での各種の変化（リン酸化やその他の修飾）やシナプス直下で合成されたタンパク質が目印（タグ，tag）となって，細胞体から輸送されてきたタンパク質やmRNAをシナプスへと誘導する．これらの分子が後期神経可塑性を支えると考えられる．このときにシナプスにつけられた目印を"Synaptic tag"と呼んでいる.

4. 非陳述記憶の中枢・小脳における神経可塑性—LTPとLTD—

　ほぼすべての感覚情報が様々な経路を通じて小脳へもたらされ，小脳が運動，各種の非陳述記憶，さらに，認知機能など様々な機能に関わることが明らかにされている[27, 28]．認知機能は"概念を動かす"行為と考えれば，"身体を動かす"運動と同様の機構が関与しているのかもしれない[28]．各種の非陳述記憶における小脳の重要性は，小脳傷害患者の解析等から明らかにされてきた[14, 24]．

　小脳は3層からなる非常に整った構造をしている（図2-11）．MarrとAlbusは小脳の構造とその回路（図2-12）を観察して，小脳に可塑性を持たせると，メモリー素子として働くと考えた[2, 51]．伊藤正男は，このMarr-Albusの理論を証明すべく，長年小脳の可塑性を探し続け，1982年に電気生理学的に伝達効率が抑圧される神経可塑性の存在を発見した[29]．小脳LTD（長期抑圧：long-term depression）は世界で初めて明らかにされた神経伝達"抑圧"を伴う神経可塑性である.

　運動学習において，小脳は早く，正確に，なめらかに動作を行うのに重要である[27, 28]．この時，LTDは誤った動きを担うシナプスを抑圧（除去）して，正しい動きに必要なシナプスを残すと仮定されている．このモデルにおいては，運動信号の一部は平行線維を介して，また，誤った動きを伝える誤差信号（教師信号）は登上線維により伝えられる（図2-12）．登上線維からの入力は"教師"としての十分な能力を持ち，登上線維が発火すると必ずプルキンエ細胞を脱分極させる.

(1) 平行線維—プルキンエ細胞間のLTD（図2-12）

　プルキンエ細胞への平行線維と登上線維からの2つの低頻度入力が同時に繰り返し起きることによりLTDが惹起される．LTDにおいては平行線維—プルキンエ細胞間の神経伝達効率が抑圧される（図2-12B）．プルキンエ細胞からの出力は小脳からの唯一の出力であり（図2-12A，⇩），LTDにより修飾されたプルキンエ細胞からの出

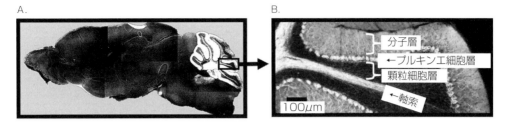

図2-11　小脳神経回路.
　マウス小脳の構造，プルキンエ細胞に局在するG-substrateプロモーターの制御下でGFPを発現させたマウスの脳切片の蛍光写真．A. GFPを含む小脳プルキンエの細胞体，神経突起（分子層），軸索が白く見える．B.　Aの拡大図，小脳の3層構造が見える．プルキンエ細胞から小脳核へ投射する軸索束が見える．

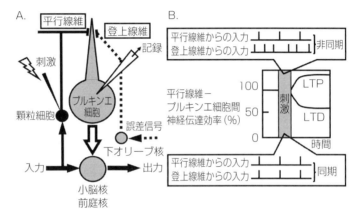

図2-12　小脳の神経回路模式図とLTP/LTDを惹起する刺激.
　　図に示したように，小脳からの唯一の出力はプルキンエ細胞を経由した出力である（⇩）.
　　A．運動信号の一部は入力から顆粒細胞―平行線維経由でプルキンエ細胞へ入力する（実線）．運動の誤差信号は下オリーブ核―登上線維経由でプルキンエ細胞へ入力する（点線）．運動学習で「教師信号」と考えられている登上線維の入力は強烈で，一発の登上線維入力は必ずプルキンエ細胞を脱分極させる．
　　B．平行線維と登上線維からの同期した低頻度刺激により平行線維―プルキンエ細胞間のシナプスにLTDが惹起される．一方，平行線維と登上線維からの入力が同期していない場合は，平行線維―プルキンエ細胞間のシナプスにLTPが惹起される．

　　力は小脳核・前庭核経由の神経伝達に影響を与える（図2-12A）．小脳LTDと海馬LTDの分子機構は，シナプス後膜（プルキンエ細胞側）のグルタミン酸受容体数の減少により神経伝達効率が低下することである[49]．しかし，小脳LTDと海馬LTDではグルタミン酸受容体数減少を司る分子機構が異なっている（（4）参照）[49]．

（2）平行線維―プルキンエ細胞間のLTP（図2-12B）

　　平行線維からの入力と登上線維からの入力が同期せず，平行線維だけが持続的に活

性化される状態が続くときには平行線維—プルキンエ細胞間のシナプス伝達が増強（長期増強：long-term potentiation，LTP）される（図2-12B）[31, 42]．このときには，プルキンエ細胞側のグルタミン酸の"受容体数"が増加することで（受容体のシナプス後膜への挿入），シナプス伝達効率が増加すると考えられる[32]．

（3）平行線維—プルキンエ細胞間のLTP，LTDのどちらが小脳依存性の記憶に必要なのか？

　運動学習のモデリングからは，小脳依存性記憶にはLTDが必要であると予想されてきたが[8]，LTPとLTDのどちらが運動学習に必要なのかは不明であった．小脳依存性の短期記憶に伴いプルキンエ細胞側のAMPA型受容体数が減少すること，そして，長期記憶では平行線維—プルキンエ細胞間のシナプスの数が減少することが，重本らのグループにより明らかにされた[81]．重本らは小脳依存性の視機性眼球応答（optokinetic response, OKR）の短期順応（短期記憶）と長期順応（長期記憶）にともない生じるAMPA型受容体数とシナプス数を電子顕微鏡下で定量した．記憶に連動して受容体数やシナプス数が変化することを示したこの結果は極めて重要である．

　そして，小脳依存性の記憶に，LTDとLTPどちらが必要なのかという議論に答えを出す研究がなされた．柚崎らのグループは光遺伝学の手法を用いてシナプス後膜（プルキンエ細胞側）のAMPA型受容体数の変化を再現できるマウスを用いて明快な答えを与え，AMPA型受容体数の減少を伴うLTDが運動記憶に重要であることを明らかにした[33]．

　重本や柚崎のグループが用いた眼球運動では，水平の眼球運動を制御する1組の筋肉（内直筋と外直筋）の協調した動きを対象としている．この運動では，内直筋と外直筋の協調性（なめらかさ，正確さ，素早さなど）を小脳が制御して記憶に結びつく[28]．この様に，記憶そしてそれにともなう可塑性を解析する対象として小脳は極めてすぐれたモデルを提供している．小脳LTDは，海馬LTP/LTDと同様に，分子機構的に少なくとも3つの形に分けられる（①初期LTD—転写非依存的かつ翻訳非依存的，②中期LTD—翻訳依存的，③後期LTD—転写依存的かつ翻訳依存的）．

（4）小脳平行線維—プルキンエ細胞間のLTDの分子機構（図2-13）

　1982年に伊藤正男らが小脳LTDを発見して以来，シナプスの信号伝達効率が抑圧される可塑性として様々な側面から研究が行なわれてきた．そして，（1）～（3）に述べたように，記憶と直接結びつく神経可塑性が同定されている例は哺乳類においては稀有である[28]．本項においては，運動記憶に重要な役割を果たす小脳平行線維—プルキンエ細胞間のLTDの分子機構について詳述する．

1）初期LTDの分子機構（図2-13）

　小脳プルキンエ細胞にはAMPA型受容体が存在するが，海馬CA1に存在するNMDA型受容体は存在しない．また，海馬CA1のLTDと同様に平行線維—プルキンエ細胞間のLTDにはCa²⁺が必須であり[28]，シナプス後膜（プルキンエ細胞側）のAMPA型受容体数の減少がシナプス伝達効率低下の原因である．しかし，関与する他の分子群は異なっている．

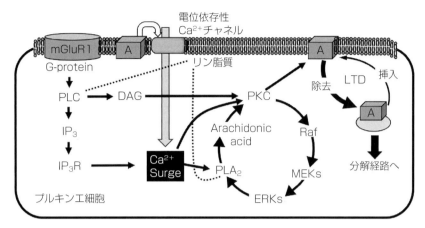

図2-13　小脳LTDの分子機構.
　図中右側に示したプルキンエ細胞のAMPA型受容体（A）の減少が，平行線維―
プルキンエ細胞間の神経伝達効率抑圧を引き起こす．通常はシナプスからの
AMPA型受容体の除去と挿入は平衡状態にあるが，LTD惹起刺激は，細胞内のシ
グナル伝達系を介してAMPA型受容体の除去と分解経路を亢進する．小脳LTD
では，中央に示すPKC-Raf-MEKs-ERKs-PLA₂-アラキドン酸からなる"self-
regenerating cycle"が長期間活性化されてLTDを維持すると考えられている．
このサイクルは海馬LTPのCaMKIIの自己リン酸化と類似の役割を果たすと考
えられている．DAG, ジアシルグリセロール；ERK, 細胞外シグナル調節キナー
ゼ；G-protein, グアニンヌクレオチド結合タンパク質；IP₃, イノシトール三リ
ン酸；IP₃R, イノシトール三リン酸受容体；MEK, 細胞外シグナル調節キナー
ゼキナーゼ；mGluR1, 代謝型グルタミン酸受容体；PKC, プロテインキナー
ゼC；PLA₂, ホスホリパーゼA₂；PLC, ホスホリパーゼC；Raf, Rapidly Ac-
celerated Fibrosarcoma キナーゼ.

①　登上線維からのグルタミン酸放出により，プルキンエ細胞が脱分極して電位依
　　存性Ca²⁺チャネル（P/Qチャネル）を通してCa²⁺が流入する．
②　登上線維からのグルタミン酸は，代謝型グルタミン酸受容体（mGluR1）―ホ
　　スホリパーゼC（PLC）―IP₃系の活性化を介してプルキンエ細胞内の小胞体
　　からCa²⁺が放出される．
③　①②によりプルキンエ細胞内にCa²⁺サージ（surge）と呼ばれる，細胞内Ca²⁺
　　濃度の急激な上昇が引き起こされる．
④　PLCにより産生されたDAG（ジアシルグリセロール）はCa²⁺とともにPKC（プ
　　ロテインキナーゼC）を活性化し，AMPA型受容体をリン酸化する．
⑤　リン酸化されたAMPA型受容体はシナプス後膜のPDZドメイン（PSD-95,
　　Dlg1, ZO-1が有するドメイン）を含む足場タンパク質からはなれ，シナプス
　　から除去される．

　LTDを引き起こす刺激によりシナプス後膜（プルキンエ細胞側）のAMPA型受容
体クラスターが崩壊することが観察されている[17, 54, 82]．そして，図2-13に示した経路
がPKCを長期間持続的に活性化することでAMPA型受容体数の減少が維持されて
LTDが持続すると考えられる[28]．シナプスから除去された受容体は，再びシナプス
後膜へ戻るか，あるいは，エンドソームに取り込まれて分解経路へ進む．ERK1/2（細

胞外シグナル調節キナーゼ1/2）やPKCがAMPA型受容体のトラフィッキングに関わることが示されている[78].

2) 中期，後期LTD

中期・後期の神経可塑性を解析するために翻訳阻害剤，転写阻害剤が用いられる（海馬LTPの項参照）．小脳LTDでも同様手法で解析されている．LTD惹起刺激の5分前に翻訳阻害剤投与するとLTDは惹起されないが，LTD惹起15分後の翻訳阻害剤投与ではLTDは惹起された．この結果はLTDに合成・分解が早いタンパク質が関わることを示唆しており，シナプス後部におけるタンパク質合成が必要であることを示している[38]（脳切片を用いた研究）．

また，翻訳阻害剤や転写阻害剤の存在下では後期LTDが阻害される[45]（初代培養細胞用いた研究）．さらに，小脳LTDにCaMKIV（Ca^{2+}/CaM依存性キナーゼIV）による転写因子CREB（cAMP-responsive element binding protein，cAMP応答配列結合タンパク質）のリン酸化が関与することから，後期LTDには遺伝子の発現が必要であると考えられる[1].しかし，CREBの活性化により発現が制御される遺伝子群の詳細は不明である．

(5) 小脳で観察されるその他の神経可塑性

平行線維―プルキンエ細胞間のLTP，LTD以外にも小脳プルキンエ細胞では様々な可塑性が観察されている．これらの可塑性と小脳機能や記憶との関係は明らかではない；カンナビノイド受容体（CB1）依存性シナプス前性LTD[43,77]；登上線維―プルキンエ細胞間LTD[21]；脱分極依存性増強（rebound potentiation）[37,39].この他，バスケット細胞（basket cell），星状細胞（stellate cell），ゴルジ細胞（Golgi cell）などにも可塑性が観察されている（詳細は文献28を参照）．

(6) 小脳依存性長期記憶と記憶痕跡の移動

永雄らは小脳皮質の平行線維―プルキンエ細胞間のシナプスに長期抑圧で生じた運動学習の記憶痕跡（memory trace）が，小脳核や前庭核に移動することを明らかにし，記憶痕跡の移動（memory transfer）と呼んだ[70].記憶痕跡の移動先である小脳核[63,84]や前庭核[56]にも神経可塑性が観察されているが，どの可塑性が小脳依存性の長期記憶に関わるのかは不明である．

小脳依存性の記憶モデルは，眼球運動を用いたものなど比較的シンプルなものが多く，長期記憶の機構を解析しやすいという利点がある．伊藤らによる小脳LTDの発見に端を発する小脳の研究がさらに発展し，運動記憶の詳細な神経・分子機構そして記憶の座が明らかにされることを望みたい．

5. おわりに―神経可塑性と記憶を支える分子機構の解析

海馬や小脳の神経可塑性に関わる分子の同定は，主に，薬理学的解析により明らかにされた[28,50].近年は各種の遺伝子改変マウスが記憶や学習，さらに神経可塑性の研究に大きく貢献している[13,28].そして，条件的遺伝子操作（conditional gene manipulation）

の技術が発達し，脳の特定部位や特定細胞で目標とするタンパク質を欠損させることが可能となり，タンパク質欠損が脳の発達や目的の細胞以外に及ぼす影響を回避できるようになった[58]．さらに4-(3) でも触れた光遺伝学（optogenetics）の進歩は，特定神経回路の活性化・不活性化を可能とし[19]，さらに，シナプスに存在する特定分子の移動制御を成し遂げた[33]．どのような分子，あるいは，回路が，記憶や神経可塑性の制御そして記憶の保存・再生に関わるのかを明らかにする助けとなるであろう．

　遺伝子欠損により記憶や神経可塑性が障害された多数のマウスが作出された．一方で，遺伝子欠損により記憶や神経可塑性が増強された記憶のスーパーマウスも多数作出された[16, 41]．この事実は，脳には記憶の"ブレーキ"が備えられていることを示している．記憶や神経可塑性を適度に保つブレーキの存在は，疾病とその治療において重要である[16]．記憶のブレーキを解除できれば，小脳依存性の記憶であれば長い時間がかかる身体的リハビリテーションの効率化，海馬依存性の記憶であれば傷害などにより引き起こされた記憶障害の改善や加齢による記憶低下を防ぐ手段につながることが期待される．

［遠藤　昌吾］

［文　献］

1）Ahn S, Ginty DD, Linden DJ.: A late phase of cerebellar long-term depression requires activation of CaMKIV and CREB. Neuron 23: 559–568, 1999.

2）Albus JS.: A theory of cerebellar function. Math Biosci 10: 25–61, 1971.

3）Andersen N, Krauth N, Nabavi S.: Hebbian plasticity in vivo: relevance and induction. Curr Opin Neurobiol 5: 188–192, 2017.

4）Bailey CH, Chen M.: Morphological aspects of synaptic plasticity in *Aplysia*. An anatomical substrate for long-term memory. Ann NY Acad Sci 627: 181–196 1991.

5）Barria A, Muller D, Derkach V, Griffith LC, Soderling TR.: Regulatory phosphorylation of AMPA-type glutamate receptors by CaM-KII during long-term potentiation. Science 276: 2042–2045, 1997.

6）Bliss TV, Lømo T.: Long-lasting potentiation of synaptic transmission in the dentate area of the anaesthetized rabbit following stimulation of the perforant path. J Physiol 232: 331–356, 1973.

7）Bliss TV, Collingridge GL, Morris RG.: Introduction. Long-term potentiation and structure of the issue. Philos Trans R Soc Lond B Biol Sci 358: 607–611, 2003.

8）Boyden ES, Katoh A, Raymond JL.: Cerebellum-dependent learning: the role of multiple plasticity mechanisms. Annu Rev Neurosci 27: 581–609, 2004.

9）Carroll RC, Beattie EC, von Zastrow M, Malenka RC.: Role of AMPA receptor endocytosis in synaptic plasticity. Nat Rev Neurosci 2: 315–324, 2001.

10）Castro-Alamancos MA, Donoghue JP, Connors BW.: Different forms of synaptic plasticity in somatosensory and motor areas of the neocortex. J Neurosci 15: 5324–5333, 1995.

11）Ch'ng TH, Martin KC.: Synapse-to-nucleus signaling. Curr Opin Neurobiol 21: 345–352, 2011.

12）Cohen P, Klee CB.: Calmodulin (Molecular Aspects of cellular Regulation) (Elsevier Science, Amsterdam), 1988.

13）Dan Y, Poo MM.: Spike timing-dependent plasticity: from synapse to perception. Physiol Rev 86: 1033-1048, 2006.

14）Dow R, Moruzzi G.: The physiology and pathology of the cerebellum. (University of Minnesota Press, Minneapolis), 1958.

15）Draganski B, Gaser C, Busch V, Schuierer G, Bogdahn U, May A.: Neuroplasticity: changes in grey matter induced by training. Nature 427: 311-312, 2004.

16）Endo S.: Potential therapeutic targets for memory impairments and dementia: Clues obtained from memory-enhanced mice. Brain Aging, Therapeutic Interventions (Thakur and Rattan eds) pp 219-238, Springer, 2013.

17）Endo S, Launey T.: ERKs regulate PKC-dependent synaptic depression and declustering of glutamate receptors in cerebellar Purkinje cells. Neuropharmacology 45: 863-872, 2003.

18）Giese KP, Fedorov NB, Filipkowski RK, Silva AJ.: Autophosphorylation at Thr286 of the α calcium-calmodulin kinase II in LTP and learning. Science 279: 870-3, 1998.

19）Goshen I.: The optogenetic revolution in memory research. Trend Neurosci 37: 511-522, 2014.

20）Hanley JG.: The Regulation of AMPA Receptor Endocytosis by Dynamic Protein-Protein Interactions. Front Cell Neurosci 12: 362, 2018

21）Hansel C, Linden DJ.: Long-term depression of the cerebellar climbing fiber-Purkinje neuron synapse. Neuron 26: 473-482, 2000.

22）Hayashi Y, Shi SH, Esteban JA, Piccini A, Poncer JC, Malinow R.: Driving AMPA receptors into synapses by LTP and CaMKII: requirement for GluR1 and PDZ domain interaction. Science 287: 2262-2267, 2000.

23）Hebb, DO.: The organization of behavior (Wiley and Sons, New York), 1949.

24）Holmes G.: The cerebellum of man. Brain 62: 1-30, 1939.

25）Hudmon A, Schulman H.: Structure-function of the multifunctional Ca^{2+}/calmodulin-dependent protein kinase II. Biochem J 364: 593-611, 2002.

26）Iniesta I.: On the origin of Ammon's horn. Neurologia 29: 490-496, 2014.

27）Ito M.: The cerebellum and Neural Control. (Raven Press, New York); 1984.

28）Ito M.: The cerebellum Brain for an implicit self. (FT Press, New Jersey), 2011.

29）Ito M, Sakurai M, Tongroach P.: Climbing fibre induced depression of both mossy fibre responsiveness and glutamate sensitivity of cerebellar Purkinje cells. J Physiol (Lond.) 324: 113-134, 1982.

30）Jiang C, Schuman EM.: Regulation and function of local protein synthesis in neuronal dendrites. Trend Biochem Sci 27: 506-513, 2002.

31）Jörntell H, Hansel C.: Synaptic memories upside down: bidirectional plasticity at cerebellar parallel fiber-Purkinje cell synapses. Neuron 52: 227-238, 2006.

32）Kakegawa K, Yuzaki M.: A mechanism underlying AMPA receptor trafficking during cerebellar long-term potentiation. Proc Natl Acad Sci USA 102: 17846-17851, 2005.

33）Kakegawa W, Katoh A, Narumi S, Miura E, Motohashi J, Takahashi A, Kohda K, Fukazawa Y, Yuzaki M, Matsuda S.: Optogenetic control of synaptic AMPA receptor endocytosis reveals roles of LTD in motor learning. Neuron 99: 985-998, 2018.

34）Kanai Y, Dohmae N, Hirokawa N.: Kinesin transports RNA: isolation and characterization of an RNA-transporting granule. Neuron 43: 513–525, 2004.

35) Kandel ER.: The molecular biology of memory storage: a dialogue between genes and synapses. Biosci Rep 21: 565–611, 2001.

36) Kandel ER, Schwartz JH.: Molecular biology of learning: modulation of transmitter release. Science 218: 433–443, 1982.

37) Kano M, Rexhausen U, Dreessen J, Konnerth A.: Synaptic excitation produces a long-lasting rebound potentiation of inhibitory synaptic signals in cerebellar Purkinje cells. Nature 356: 601–604, 1992.

38) Karachot L, Shirai Y, Vigot R, Yamamori T, Ito M.: Induction of long-term depression in cerebellar Purkinje cells requires a rapidly turned over protein. J Neurophysiol 86: 280–289, 2001.

39) Kawaguchi SY, Hirano T.: Signaling cascade regulating long-term potentiation of GABA(A) receptor responsiveness in cerebellar Purkinje neurons. J Neurosci 22: 3969–76, 2002.

40) Kirkwood A, Rioult MC, Bear MF.: Experience-dependent modification of synaptic plasticity in visual cortex. Nature 381: 526–528, 1996.

41) Lee YS, Silva AJ.: The molecular and cellular biology of enhanced cognition. Nat Rev Neurosci 10: 126–140, 2009.

42) Lev-Ram V, Wong ST, Storm DR, Tsien RY.: A new form of cerebellar long-term potentiation is postsynaptic and depends on nitric oxide but not cAMP. Proc Natl Acad Sci USA 99: 8389–8393, 2002.

43) Lévénés C, Daniel H, Soubrié P, Crépel F.: Cannabinoids decrease excitatory synaptic transmission and impair long-term depression in rat cerebellar Purkinje cells. J Physiol 510: 867–879, 1998.

44) Lim AF, Lim WL, Ch'ng TH.: Activity-dependent synapse to nucleus signaling. Neurobiol Learn Mem 138: 78–84, 2017.

45) Linden DJ.: A protein synthesis-dependent late phase of cerebellar long-term depression. Neuron 17: 483–90, 1996.

46) Lisman J, Schulman H, Cline H. The molecular basis of CaMKII function in synaptic and behavioural memory. Nat Rev Neurosci 3: 1751–90, 2002.

47) Lüscher C, Nicoll RA, Malenka RC, Muller D.: Synaptic plasticity and dynamic modulation of the postsynaptic membrane. Nature Neurosci 3: 545–550, 2000.

48) Lynch MA.: Long-term potentiation and memory. Physiol Rev 84: 87–136, 2004.

49) Malenka RC.: Synaptic plasticity and AMPA receptor trafficking. Ann NY Acad Sci 1003: 1–11, 2003.

50) Malenka RC, Bear MF.: LTP and LTD: an embarrassment of riches. Neuron 44: 5–21, 2004.

51) Marr D.: A theory of cerebellar cortex. J Physiol 202: 437–470, 1969.

52) Martin KC, Barad M, Kandel ER.: Local protein synthesis and its role in synapse-specific plasticity. Curr. Opin. Neurobiol 10: 587–592, 2000.

53) Martin KC, Zukin RS.: RNA trafficking and local protein synthesis in dendrites: an overview. J Neurosci 26: 7131–7134, 2006.

54) Matsuda S, Launey T, Mikawa S, Hirai H.: Disruption of AMPA receptor GluR2 clusters following long-term depression induction in cerebellar Purkinje neurons. EMBO J

19: 2765–74, 2000.

55）Matsuzaki M, Honkura N, Ellis-Davies GC, Kasai H.: Structural basis of long-term potentiation in single dendritic spines. Nature 429: 761–766, 2004.

56）McElvain L, Bagnall M, Sakatos A, du Lac S.: Bidirectional plasticity gated by hyperpolarization controls the gain of postsynaptic firing responses at central vestibular nerve synapses. Neuron 68: 63–75, 2010.

57）Milner B, Squire LR, Kandel ER.: Cognitive neuroscience and the study of memory. Neuron 20: 445–68, 1998.

58）Morozov A, Kellendonk C, Simpson E, Tronche F.: Using conditional mutagenesis to study the brain. Biol Psychiatry 54: 1125–33, 2003.

59）Mulkey RM, Endo S, Shenolikar S, Malenka RC.: Involvement of a calcineurin/inhibitor-1 phosphatase cascade in hippocampal long-term depression. Nature 369: 486–488, 1994.

60）Nomoto M, Inokuchi K.: Behavioral, cellular, and synaptic tagging frameworks. Neurobiol Learn Mem 153: 13–20, 2018.

61）Okada D, Ozawa F, Inokuchi K.: Input-specific spine entry of soma-derived Vesl-1S protein conforms to synaptic tagging. Science 324: 904–909, 2009.

62）Popov VI, Davies HA, Rogachevsky VV, Patrushev IV, Errington ML, Gabbott PL, Bliss TV, Stewart MG.: Remodelling of synaptic morphology but unchanged synaptic density during late phase long-term potentiation (LTP): a serial section electron micrograph study in the dentate gyrus in the anaesthetised rat. Neuroscience 128: 251–62, 2004.

63）Pugh JR, Raman IM.: Potentiation of mossy fiber EPSCs in the cerebellar nuclei by NMDA receptor activation followed by postinhibitory rebound current. Neuron 51: 113–123, 2006.

64）Redondo RL, Morris RG.: Making memories last: the synaptic tagging and capture hypothesis. Nat Rev Neurosci 12: 17–30, 2011.

65）Rogerson T, Cai DJ, Frank A, Sano Y, Shobe J, Lopez-Aranda MF, Silva AJ.: Synaptic tagging during memory allocation. Nat Rev Neurosci 15: 157–69, 2014.

66）Sajikumar S, Navakkode S, Frey JU.: Protein synthesis-dependent long-term functional plasticity: methods and techniques. Curr Opin Neurobiol 15: 607–613, 2005.

67）Sajikumar S, Navakkode S, Frey JU.: Identification of compartment- and process-specific molecules required for "synaptic tagging" during long-term potentiation and long-term depression in hippocampal CA1 J Neurosci 27: 5068–5080, 2007.

68）Schuman EM.: mRNA trafficking and local protein synthesis at the synapse. Neuron 23: 645–648, 1999.

69）Scoville WB, Milner B.: Loss of recent memory after bilateral hippocampal lesions. J Neurochem 20: 11–21, 1957.

70）Shutoh F, Ohki M, Kitazawa H, Itohara S, Nagao S.: Memory trace of motor learning shifts transsynaptically from cerebellar cortex to nuclei for consolidation. Neuroscience 139: 767–777, 2006.

71）Squire LR, Kandel ER.: Memory: From mind to molecules. (WH Freeman & Co., New York): 1999.

72）Squire LR, Zola SM.: Structure and function of declarative and nondeclarative memory systems. Proc Natl Acad Sci USA 93: 13515–13522, 1996.

73) Steward O, Schuman EM.: Protein synthesis at synaptic sites on dendrites. Annu Rev Neurosci 24: 299–325, 2001.

74) Stewart AA, Ingebritsen TS, Cohen P.: The protein phosphatases involved in cellular regulation. 5. Purification and properties of a Ca^{2+}/calmodulin-dependent protein phosphatase (2B) from rabbit skeletal muscle. Eur J Biochem 132: 289–295, 1983.

75) Suzuki T, Tian QB, Kuromitsu J, Kawai T, Endo S.: Characterization of mRNA species that are associated with postsynaptic density fraction by gene chip microarray analysis. Neurosci. Res 257: 61–85, 2007.

76) Swope SL, Moss SJ, Raymond LA, Huganir RL.: Regulation of ligand-gated ion channels by protein phosphorylation. Adv. Second Messenger Phosphoprotein Res 33: 49–78, 1999.

77) Takahashi KA, Linden DJ.: Cannabinoid receptor modulation of synapses received by cerebellar Purkinje cells. J Neurophysiol 83: 1167–80, 2000.

78) Tatsukawa T, Chimura T, Miyakawa H, Yamaguchi K. Involvement of basal protein kinase C and extracellular signal-regulated kinase 1/2 activities in constitutive internalization of AMPA receptors in cerebellar Purkinje cells. J Neurosci 26: 4820–4825, 2006.

79) Tsukahara N, Hultborn H, Murakami F, Fujito Y.: Electrophysiological study of formation of new synapses and collateral sprouting in red nucleus neurons after partial denervation. J Neurophysiol 38: 1359–72, 1975.

80) Wainwright ML, Zhang H, Byrne JH, Cleary LJ.: Localized neuronal outgrowth induced by long-term sensitization training in *Aplysia*. J Neurosci 22: 4132–4141, 2002.

81) Wang W, Nakadate K, Masugi-Tokita M, Shutoh F, Aziz W, Tarusawa E, Lorincz A, Molnár E, Kesaf S, Li YQ, Fukazawa Y, Nagao S, Shigemoto R.: Distinct cerebellar engrams in short-term and long-term motor learning. Proc Natl Acad Sci USA. 111: E188–93, 2014.

82) Xia J, Chung H J, Wihler C, Huganir RL, Linden D.J.: Cerebellar long-term depression requires PKC-regulated interactions between GluR2/3 and PDZ domain-containing proteins. Neuron 28: 499–510, 2000.

83) Yamagata Y, Kobayashi S, Umeda T, Inoue A, Sakagami H, Fukaya M, Watanabe M, Hatanaka N, Totsuka M, Yagi T, Obata K, Imoto K, Yanagawa Y, Manabe T, Okabe S.: Kinase-dead knock-in mouse reveals an essential role of kinase activity of Ca^{2+}/calmodulin-dependent protein kinase IIa in dendritic spine enlargement, long-term potentiation, and learning. J Neurosci 29: 7607–18, 2009.

84) Zhang W, Linden DJ.: Long-term depression at the mossy fiber deep cerebellar nucleus synapse. J Neurosci 26: 6935–6944, 2006.

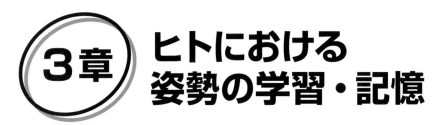

ヒトにおける
姿勢の学習・記憶

1. ヒトの姿勢制御の研究方法

　　ヒトの二足立位姿勢は，小さい支持基定面と高い位置にある大きな質量で特徴づけられるように，物理的に不安定な力学的システムである．にもかかわらず，私たちは，水平な床面だけでなく，砂利道のような不安定面，電車やエレベーターのような加速度が加わる系の中であっても，安定的に二足立位を維持できる．また，立位状態からでも，荷物の持ち運びのような大きな負荷が加わる動作や，ジャグリングのような精密な制御を要求される動作に至るまで，様々な上肢による運動を行うことができる．このような姿勢制御の頑健性（robustness）は，神経系による制御によって支えられており，さらに，このような姿勢制御は，発達・加齢・妊娠・疲労・怪我といった要因による身体の物理的特性の大小の変化や，新規の上肢運動・外乱・状況に対して，転倒することなく適切に対応するための適応可能性（adaptability）を有している．

　　姿勢制御や姿勢安定性を研究する最も素朴な方法は，静止立位時の足圧中心動揺を分析する，あるいは，トレッドミル上での定常歩行を分析するような方法で，立位や歩行といった姿勢制御活動の結果を包括的に観察する手法である．それに対して，姿勢制御を内部の仕組みが分からない一種のブラックボックス的な（あるいは，感覚入力の種類やシナジスティックな出力パターンといった生理学的な知見からの仮定を組み込んだグレイボックス的な）システムとみなし，統制された入力に対する出力を観察し，その入出力関係を分析することでシステム同定を試みる，という手法がある（図3-1）．このような立場の姿勢制御研究では，システムへの統制された入力として，しばしば一過性の外乱（impulsive perturbation）を用いる．立位姿勢維持時に，床面を短い時間に急激に水平移動させる，あるいは傾ける，といった手法はその典型である．

　　ヒトにおける姿勢制御の学習や記憶に関する研究は，新規な外乱に繰り返し曝露し，それに対する姿勢制御システムの応答の変化を分析する，という手法で行われてきた．姿勢制御中に床面が動く，あるいは押される，といった外乱が加えられると，転倒を防ぐための素早い姿勢応答が観察される．このようなフィードバック的な活動は，同じ外乱に繰り返し曝露され続ける過程で，一般には，より無駄のない協調されたものへと変化していく．事前の予告刺激によって予め外乱のタイミングを知らされている場合，あるいは，自分自身の運動が外乱をトリガーする場合には，外乱が加えられるより時間的に前の段階から姿勢制御活動が行われ，このような姿勢制御は，しばしば，予測的姿勢制御（Anticipatory Postural Adjustment：APA）と総称される．外乱実

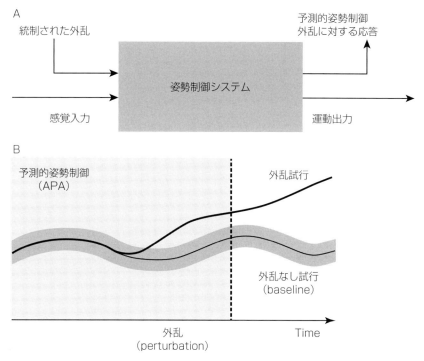

図3-1. 姿勢制御研究の系.
　A. 姿勢制御を研究する方法として，定常状態の立位や歩行を分析対象とする
方法と，外乱に対する応答や，外乱が予測可能な状況下での予測的姿勢制御を
分析する方法がある．B. 外乱が与えられない試行を基準としたとき，外乱試
行において基準から逸脱した成分は，外乱に対するフィードフォワード的ある
いはフィードバック的な応答として捉えられる．外乱が加わる時刻（あるいは，
外乱に対する最速のフィードバック応答が想定される時刻：短潜時反射の潜時
を踏まえて，しばしば50msのような値が用いられる）より先行した姿勢制御
活動は，予測的姿勢制御（APA）と呼ばれる．その後の姿勢応答は，フィード
フォワード・フィードバックの両方の成分を含んでいることに注意されたい.

験を繰り返し行うことで，APAもまた，それぞれの課題特異的な適応が観察される．
本章では，外乱が繰り返し与えられる実験パラダイムを用いた研究を中心に紹介し，
姿勢制御の学習・記憶に関する知見を解説する.

2. 初回効果（First-trial effect）

　予測不可能な新規な外乱に初めて曝露された際には，姿勢は非常に不安定となり大
きな動揺が観察される．そして，典型的には，上下肢に跨る大げさな動作，大きな筋
活動量，複数のセグメントにわたる共収縮，といった点に特徴づけられる大きな姿勢
応答が観察される．このような反応は，初回にのみ顕著に見られるため，初回効果
（First-trial effect）と呼ばれる．同様の外乱に繰り返し曝露し続けると，次第に慣れ
が生じ，転倒を防ぐために課題特異的に協調された反応が学習されていくことで，姿
勢の安定性が確保できるようになる[2].

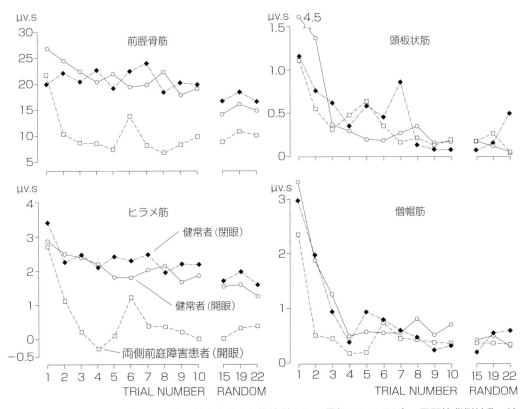

図3-2. 姿勢反射の初回効果と馴化. 静止立位を初期姿勢とし, 最初の10回は全て足関節背側外乱, 続く12回は背側外乱と底屈外乱がランダムに与えられた. 図に示された15, 19, 22回目は, 全て背側外乱が与えられた試行. 外乱への繰り返し暴露により, 足関節の筋および首の筋において, 振幅の減少が観察された.

(Keshner EA, Allum JHJ, Pfaltz CR.: Postural coactivation and adaptation in the sway stabilizing responses of normals and patients with bilateral vestibular deficit. Exp Brain Res 1987; 69 (1): 77-92. doi: 10.1007/BF00247031.より引用改変)

　　　　Keshnerら (1987) の実験では, 立位姿勢に突然の足関節背屈外乱に対して, 初回は足関節筋や首の筋に大きな活動が観察されている. これらの筋活動は, 筋の共収縮により関節スティフネスを増加させ, 未知の外乱に対して姿勢の安定性を確保しようとする働きがあるとされている[9]. しかしながら, 繰り返し同様の外乱を経験することによって外乱の向きや大きさといった情報を把握すると, 当初見られていた大きな筋活動は, バランスの維持のために必ずしも必要ではないということが明らかとなっていき, 筋活動の振幅は減少していく (注:当該論文では外乱の振幅は狭い範囲ランダマイズされているため, 外乱の細かいプロパティは予測不可能である). これは, 中枢神経系は, 課題環境が許す限り最小限の筋活動でバランスを維持しようとする, という原則に則ったものと考えることができる (図3-2). 同研究では, 首の筋で特に大きな初回効果が観察されているが, これには, 驚愕反射 (startle reflex) のメカニズムも貢献していると考えられている. 驚愕反射は, 突然の落下や大きな音といった刺激に対して, 大きな筋応答が見られる反射で, 特に首の筋で顕著に観察されるこ

とが知られている[24]．これを利用し，姿勢制御研究では，首の筋における反射の有無や筋電図振幅の大きさは，被験者の予測や慣れの指標として用いられる[22]．以上のように，初回効果の後，外乱に対して慣れていく馴化の過程では，外乱が加えられる筋（たとえば，足関節回転外乱を用いる実験では足関節筋）だけではなく，驚愕反射の消失とも相まって，上半身や首も含めて全身のあらゆる関節の筋において，振幅の減少と効率的な応答が観察される．

3. 機能的な姿勢制御学習

　外乱への繰り返し曝露に伴う姿勢制御学習は，転倒を防ぐための機能を有し，課題特異的に進むということを示す．このことを顕著に示す研究を2例紹介しよう．1つ目は，Nashnerによる実験で，立位中の被験者に足関節背屈外乱を繰り返し与えて，その姿勢応答を観察したものである[13]．つま先を上げるような回転外乱と，床面を水平に後方に引く外乱は，両方とも足関節の背屈を引き起こす．したがって，腓腹筋単体で見れば，大きさなどに多少の違いはあれど，両者とも筋が伸ばされる外乱であり，伸張反射が誘発されることに差異はない．しかしながら，これら2つの外乱は，姿勢全体に与える影響が正反対で，腓腹筋の活動は，回転外乱ではバランスを失う機能を持つのに対して，水平外乱ではバランスを回復させる機能を持つ．このような外乱に繰り返し曝露すると，バランス回復に不要な反射ゲインは減少させ，有用な反射ゲインは増加させるという，機能的な学習が行われる（図3-3A，B）．このような長潜時反射は，機能的伸張反射（Functional Stretch Reflex：FSR）と呼ばれる．興味深いことに，このような姿勢制御学習は小脳疾患患者では見られなかった（図3-3C）．また，別の実験でも，小脳前葉を損傷した患者は，外乱の大きさに依存した反射的姿勢制御活動を示すものの，健常被験者とは異なり，ブロックデザインによる外乱の繰り返しを経験しても，反射的姿勢制御活動の振幅の調節が行われないことが示されている[8]．この結果は，予測に基づいたフィードフォワード的な（原著論文では，"based on predictive central set"という表現が用いられている）フィードバックゲイン調節に小脳が関与していることを示しており，リーチングや歩行における運動学習と同様，姿勢制御学習においても，小脳が重要な役割を果たしていると考えられている．

　2つ目の例は，立ち上がり動作を用いて，外乱が完全には予測できないという不確実性を持つ状況での姿勢制御学習を研究したものである[16]．この実験では，60名の被験者が，足を可動式のプラットフォームに載せた座位状態から，できるだけ素早く腕を使わずに立ち上がり，そのまま転倒することなく立位を維持するよう求められた．このプラットフォームが固定されている条件（Non-slipping：N-S）では，通常の立ち上がり動作が行えるが，固定を外した場合は，座面にかかる荷重が体重の10%を下回った時に固定が外されて，前方に最大24 cm滑るように設計されており，あたかも氷上で課題を行うような滑る条件（Slip）となる．この状況で素早く立ち上がるためには，滑ってからのフィードバック的制御ではなく，滑ることを予測して，フィードフォワード的に身体重心の位置と速度を事前に適切な状態に制御する必要がある．

　実験プロトコールは図3-4Aに示した通りで，被験者は，「最初は滑らない条件で，

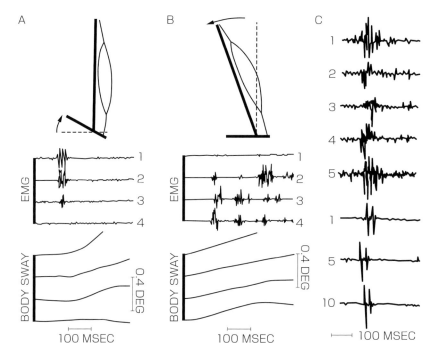

図3-3. 姿勢応答における初回効果と適応. 立位中の被験者に，足関節の背屈外乱を与えると，腓腹筋には長潜時の伸張反射が観察される. A. 背屈方向への回転外乱が与えられた際は，腓腹筋の活動は，後方への転倒に繋がる姿勢制御の上では不要であるため，試行を重ねるごとに振幅は減少する. B. 一方，床面を水平に後ろに揺らす外乱が与えられた際は，腓腹筋の活動はバランス回復の役割を果たすため，学習に伴い振幅は増加する. C. このような学習は，小脳疾患患者では観察されない.
（Nashner LM.: Experimental Brain Research Adapting Reflexes Controlling the Human Posture. Exp Brain Res 1976; 26: 59-72.より引用改変）

後で滑る条件で」との教示の下，まずは4試行連続でN-S条件を行った．5試行目（図中の*でマークされている試行）に，教示なしで，滑る（Slip）条件を行った．最初のSlip条件は，予測不可能な状況下で行われているため，初回効果として，驚愕反射を含む大きな応答が観察され，98％もの被験者が後方に転倒した（ハーネスによって安全は確保されている）．その後は，「滑るかもしれないし滑らないかもしれない」との教示の下，4試行連続（6〜9試行目）のSlip条件が行われ，この間の姿勢制御学習の結果，9試行目には，後方に転倒した被験者は4％となった（ただし，36％の被験者は前に行きすぎてしまい，前方に転倒した）．10試行目はNon-Slip試行で，9試行目までのSlip試行を学習した被験者は，学習の後効果（after effect）により，96％が前方に転倒した．Mixed Blockでは，滑る条件と滑らない条件が図3-4Aに示された順番で提示され，19試行目のSlip試行では，前方・後方合わせて，転倒した被験者は29％であった．この結果は，姿勢外乱（すなわちSlip）の有無が不確かな状況であっても，そのどちらにも対応可能なフィードフォワード的な姿勢制御活動が学習されたことを示しており，姿勢制御学習の課題特異性と柔軟性をよく表しているといえる.

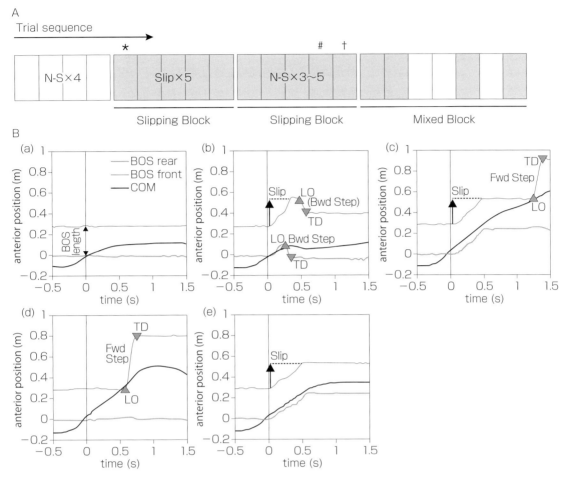

図3-4．A．実験条件の順序．N-S条件4試行からなる通常の立ち上がり動作測定後，5回のSlip試行からなる Slip Block，3〜5回のN-S試行からなるNon-slipping Block，Non-slipping試行とSlip試行が混合された Mixed Block，の順で行われた．B．課題中の重心位置の典型例．（a）通常の立ち上がり動作．立ち上がった後，重心（COM）は，前方支持限界（BOS front）と後方支持限界（BOS rear）の間で安定している．（b）Slip条件での後方転倒．プラットフォームが滑ったことにより，重心が後方支持限界より後ろに移動してしまい，後ろ向きのステップ（Bwd Step）を余儀なくされている．（c）Slip条件での前方転倒．外乱を予測して重心を前方へ制御したが，前に行き過ぎて前向きのステップ（Fwd Step）が必要となった．（d）Non-slipping Block最初の試行での前方転倒．直前まで続いたSlip条件を予測して重心を前方に制御したが，実際にはプラットフォームが滑らなかったため，前方ステップが必要となった．（e）Mixed Block最後の試行．プラットフォームが滑っても滑らなくても対応できるように，重心を後方に寄せながら，タスクを遂行している．

（Pavol MJ, Pai YC.: Feedforward adaptations are used to compensate for a potential loss of balance. Exp Brain Res 2002; 145 (4): 528-538. doi: 10.1007/s00221-002-1143-4.より引用改変）

4. 姿勢制御学習結果の長期保持

　　　姿勢制御学習によって獲得された予測的姿勢制御および外乱に対する姿勢制御反応（proactive and reactive postural control）は，どの程度長く保持されるのだろうか．自転車や竹馬などの，姿勢制御を含む全身運動スキルが，数年間（ときには数十年間）

のブランクを経ても保持されることを踏まえると，ヒトの中枢神経系は，かなりの長期間にわたって姿勢制御学習を保持し続けることが可能であることは疑いようがない．Paiら（2014）[14] は，転倒予防トレーニングプロトコール開発への応用を見据えて，高齢者を被験者に，外乱に対する姿勢制御課題の練習と，その保持効果を調べる研究を行った[14]．最初の実験では，被験者は24回のSlip外乱からなる単一セッションの練習を行った．初回のSlip外乱に対しては42.5％の被験者が転倒したのに対して，24回目の外乱に対して転倒する被験者はゼロとなった．この姿勢制御トレーニングの保持効果は，6〜12ヵ月後の保持テストにおいても維持されていた．また，彼らのグループは，24回の練習ではなく，たった一度の外乱経験がもたらす長期的効果を検証する実験も行った[10]．被験者は最初の実験セッションでは，「滑るかもしれないし滑らないかもしれない」「滑った際は姿勢を回復して歩き続けてください」との教示の下，10回の通常歩行試行の後，直前の警告なしに1度だけSlip試行を経験した．その後，6〜12ヵ月後に，保持テストとしてSlip試行を行ったところ，驚くべきことに，転倒率は初回より低く，保持効果が認められた．このことは，一度でも経験した外乱（場所や状況を含めた）に対しては，何らかの意識的・無意識的な準備が可能となると考えられている．ただし，24回の外乱の練習を行った場合と，1回しか外乱を経験していない場合を比較すると，繰り返しの練習を行った場合の方が，転倒率は低かった．また，1度だけの経験では，予測的制御を反映すると考えられる外乱が与えられる時点での安定性の向上は観察されなかった（図3-5）．

　もう1つ，我々が素朴に経験する，姿勢制御に関する長期記憶として，壊れたエスカレーター現象（Broken escalator phenomenon）が知られている．止まっているエスカレーターに乗りこむ時，たとえエスカレーターが静止している事実を事前に認識していたとしても，通常の歩行とは違ってバランスを失うとともに，奇妙な感覚を覚えるという経験があるだろう．ReynoldsとBronsteinは，1.2 m/sでそりのように動く可動式の床を用いて，この現象を再現する実験を行った[18]．被験者は，固定されている条件でベースライン歩行の計測を行った後，動く床の上へステップする試行を20回連続で繰り返した．学習の結果，ベースラインでは0.60 m/sであった歩行速度は，0.90 m/sへと上昇した．その後被験者は，床が動かないことを明白に教示された（unequivocally warned）上で，固定された床の上へのステップを行った．この教示にも関わらず被験者は，ベースラインより速い0.71 m/sでの歩行を行い，止まっているエスカレーターに乗るときと同様の，奇妙な後効果を経験した（図3-6）．その後Gomiらのグループによって，この現象の詳細な分析がなされ，無意識的に行われる前方への体幹の傾きが，奇妙な感覚と関係が深いということを見出した[6,7]．

　この壊れたエスカレーター現象は非常にロバストで，Bronsteinのグループのさらなる実験の結果，わずか1回の経験であっても後効果を引き起こすということが知られている[5]．あるいは，他者が課題を遂行している様子を観察しただけでも，後効果が観察されるということが明らかになっている[15]．また，被験者に対して，後効果を意図的に抑制するように教示したとしても，後効果を抑制するためには，2回以上の練習（washout試行）が必要であった．しかしながら，練習試行で可動式のそりでエスカレーター経験を積んだ被験者に，固定した同じそりではなく，別の固定されたプ

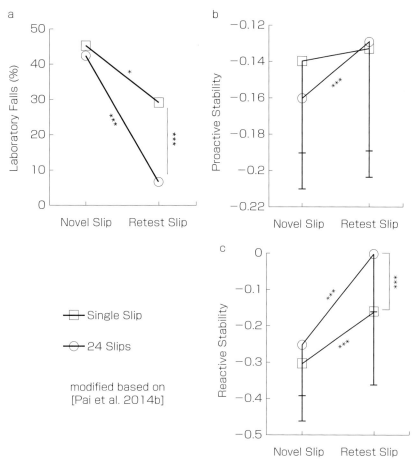

図3-5. 実験室内での外乱学習の長期的保持効果. わずか1度のSlip外乱経験による効果は，保持テストにおいても残っていたが，24回の練習を行った場合と比較すると，その効果は小さかった.
(Liu X, Bhatt T, Wang S, Yang F, Pai Y-C.: Retention of the "first-trial effect" in gait-slip among community-living older adults. GeroScience 2017; 39 (1): 93–102. doi: 10.1007/s11357-017-9963-0.より引用)

ラットフォーム上にステップするように求めた際には，後効果は観察されなかった. そればかりか，一部の被験者は，その後に再び練習試行で用いたそりを用いると（当然固定されていることを被験者も知っている），再び壊れたエスカレーター現象を示した[19]. これらの事実は，姿勢制御系の学習が，状況依存的（context dependent）に生じるということを示している. また，姿勢制御系の学習は，我々の意識的な認知や記憶を用いつつも，それとは独立した学習メカニズムや記憶の表象を持っていることを示唆している[4].

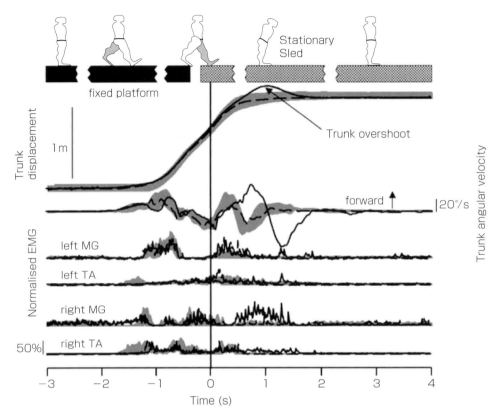

図3-6.　壊れたエスカレーター現象. 可動式のそりの上に乗る練習を繰り返した被験者は，そり
が固定されている（Stationary sled）ことを教示されているにも関わらず，体幹の前傾に代
表される後効果を呈してしまう（図中の実線）.
（Reynolds RF, Bronstein AM.: The broken escalator phenomenon. Exp Brain Res 2003; 151
(3): 301-308. doi: 10.1007/s00221-003-1444-2.より引用）

5. 姿勢制御学習に対する数理的なアプローチ

　　　ここまで紹介してきた研究の多くは，外乱への暴露を繰り返す過程での，フィード
フォワード的あるいはフィードバック的な姿勢制御の変化を観察するという意味で，
記述的なアプローチをとっている. したがって，2000年ごろまでにおける，姿勢制
御学習に関する知見は，課題特異的に機能的な姿勢制御活動が学習される，という定
性的なものに留まっていた. それに対して，近年では，腕リーチング動作で行われて
いるような，運動制御や運動学習のモデルを利用した研究が行われてきており，中枢
神経系がどのような情報を元に，どのように学習・適応しているのか，という姿勢制
御学習に関するメカニスティックな議論が行われるようになってきた.
　　　Tingのグループは，工学的な手法を姿勢制御研究に持ち込むことによって，外乱
に対する反射的筋活動を身体重心の位置・速度・加速度情報に対する時間遅れフィー
ドバックモデルで説明することに成功した[11]. また，複数の筋の活動からなる反射的

姿勢制御は，方向特異的な筋シナジーが，転倒せずにバランスを維持するという課題に沿って動員されるということを明らかにした[20]．このような手法を姿勢制御学習研究に利用すれば，学習に伴う外乱に対する反射的姿勢制御は，遅延および重心位置・速度・加速度に対するフィードバックゲインといった，モデル上のパラメータの変化として定量的に記述することが可能となる．WelchとTingの研究では，被験者はTraining，Reversal，Washoutの3つのセッションからなる学習プロトコールを経験した[25]．Trainingセッションでは，前脛骨筋に反射的筋活動が誘発される30回の前方への外乱が行われた．その後，警告や教示を挟まず，Reversalセッションに移行し，ここでは，60回の揺れ戻し外乱（countermanding perturbation）が与えられるが，これはTrainingセッションと同様の前方外乱から始まり，その100 ms後に後方への外乱に切り替わるというもので，最初の前方外乱によって前脛骨筋への反射が誘発され，その後の後方外乱により腓腹筋への反射が誘発される．Washoutセッションでは，最初のTrainingセッションと同様の外乱が30回繰り返された．これらの学習の過程において，前脛骨筋と腓腹筋の筋活動応答ゲインは，ダイナミックに変化しているということが明らかとなった（図3-7）．

　Tingのグループの研究では，一方的に与えられる外乱に対する反射的姿勢制御という，フィードバック的要素に焦点が当てられたタスクが用いられている一方で，Babicら（2016）の研究では，上向きの重心運動と連動してプラットフォームが前方に動くような動的環境を構成し，被験者にその新規な動的環境に適応したスクワット動作を学習させた[3]．このような新規なダイナミクスの中で，バランスを維持して安定的にスクワット動作を行うためには，自身の重心運動とプラットフォームの動きがもたらす外乱の関係を学習し，予測的な姿勢制御を行うことが不可欠となる．被験者は，この新規な動的環境下においても，スムーズで直線的なスクワット動作を獲得することができ，その学習は，プラットフォームが動かないCatch試行において逆方向に重心が移動したことからも確かめられた．この研究では，動的環境下で観察された動作に逆力学演算を適用して得られる運動出力を，動的環境を予測した際の予測的成分として，それにPDコントローラーでモデル化されたフィードバック成分を加えることで，Catch試行で観察されるであろう動作をシミュレーションした．シミュレーションの結果は，PDゲインに個人差があれば，運動学習の個人差をうまく説明できるということを示唆するものであった．

　前述のような，スクワットのような全身動作や，外乱に対して転倒しないようにバランスを維持する，といった課題は，課題の目的は姿勢制御そのものといえる．それに対して，リーチングのような意図的な四肢の運動を実行するための安定的な基盤を提供することも，ヒトの運動制御系における姿勢制御の重要な役割である．Ahmedのグループは，姿勢制御の持つこのような側面を，立位姿勢中に回転力場でのリーチング学習課題という実験系を利用して明らかにしてきた（図3-8A，B）．この課題におけるゴールは腕を直線的に動かすことであって，姿勢制御システムとしては明確な目標があるわけではないが，力場内の腕運動によって引き起こされる外乱を，スムーズな上肢運動に悪影響を与えないように適切に吸収する必要がある．そのような状況下で，被験者が力場に適応したリーチングを学習した際には，姿勢外乱を補償するた

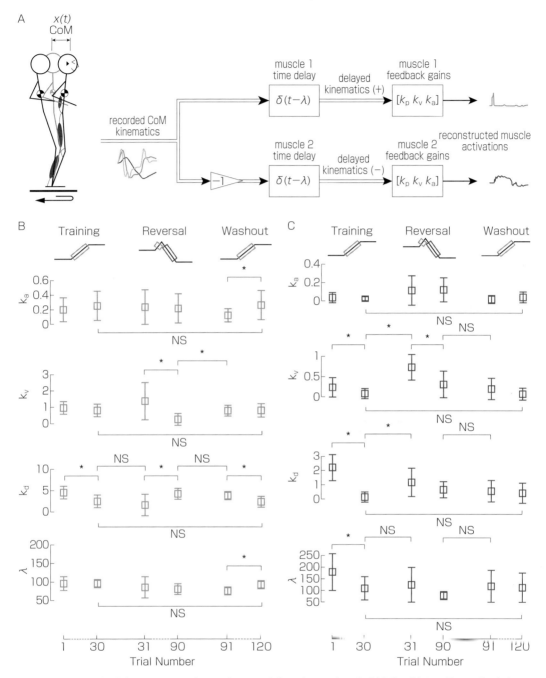

図3-7. 反射的筋活動のフィードバックゲインの変化．床面の水平移動外乱に対する前脛骨筋（B）と内側腓腹筋（C）の反射的筋活動を，時間遅れを持つ重心の位置・速度・加速度情報を入力としたフィードバックモデルで近似し，そのモデル上のゲインと遅延のパラメータは，学習によってダイナミックに変化していることを示している．

（Welch TDJ, Ting LH.: Mechanisms of motor adaptation in reactive balance control. PLoS One 2014; 9 (5): e96440. doi: 10.1371/journal.pone.0096440.より引用）

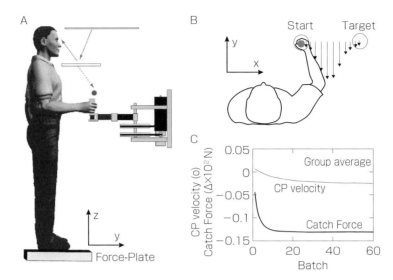

図3-8. 立位中のリーチング力場学習. A. 被験者はフォースプレート上
に立った状態で, マニピュランダムを用いた腕リーチングを行う. B.
マニピュランダムからは, 回転力場外乱が加えられる. 図中では, 時計
回り力場内で0°の位置のターゲットにリーチングをする例が描かれてお
り, この場合, リーチングに伴って生じる後向きの力を補償するための
姿勢制御が必要となる. C. 学習の時系列データを指数関数によりフィ
ッティングしたもの. 姿勢制御系の学習 (CP velocity) は, 腕で観察
される学習 (Catch Force) よりも, 学習が遅かった.
(Pienciak-Siewert A, Horan DP, Ahmed AA.: Trial-to-trial adaptation
in control of arm reaching and standing posture. J Neurophysiol 2016;
116 (6): 2936-2949. doi: 10.1152/jn.00537.2016.より引用)

めの足圧中心の運動が, 予測的な制御として観察された. このような制御戦略は, 座
位から立位, あるいは立位から座位というように, 異なる姿勢に転移するということが
示された[1]. この結果は, ある姿勢において手から受けたダイナミクスが, 異なる姿
勢においてどのような影響を与えるのかを予測し, そして, 予測された外乱を補償す
るための適切な姿勢制御をすることによってスムーズな上肢運動を可能にしている,
ということを示している. また, この研究では, 姿勢制御システムの学習が, 腕より
も遅いということが報告されており, これは腕と姿勢制御の学習過程が, 独立してい
ることを示唆している (図3-8C). ManistaとAhmed (2012) では, 時計回り (CW)・
反時計回り (CCW) の回転力場を用いて実験を行った. この実験では, 腕リーチン
グ方向が右方向でCCW外乱が加わる際は, その外乱は前向きの力であるのに対して,
CW外乱の際は後向きとなる. 逆に, 左方向へのリーチング方向の際は, CCW外乱
は後向き, CW外乱は前向きの力を生じることとなる. この実験では, 腕に加えられ
た力でプローブした学習量には前後方向での差は観察されなかった一方で, COP速
度でプローブされた学習量は, 前方向と比較して後ろ方向で小さな値を示した. これ
は, 後ろ方向への転倒を高リスクで避けるべきものという課題特性を反映したもので
あると考えられ, 姿勢制御学習システムが, 支持限界や転倒リスクといった, 姿勢制

御上の暗黙的なタスク要求を反映していることを示唆している[12]．この結果は，姿勢制御の学習と，それを基盤として行われる腕運動の学習との間に，一定の冗長性があることを示している．すなわち，ある試行で観察された誤差を受けて，どの程度を姿勢制御で，どの程度を腕で補償するかには，ある程度の自由度が与えられている．Siewertら（2016）の研究では，姿勢制御系と腕と，両方の学習システムは，前の試行の誤差に比例した適応を示していたが，姿勢制御システムは小さな誤差に対しては修正をしないということが示唆された[17]．この理由としては，日常的な動揺が比較的大きいと想定される姿勢制御システムにとっては，転倒に繋がらないような小さい誤差に対する修正は行われないのではないかと考察されている．

まとめ

　ヒトにとって姿勢制御は，転倒という致命的なイベントを避け，四肢による様々な意図的な動作の基盤を提供するという，最も重要な運動制御の1つである．眼球運動や上肢運動と同様に，姿勢制御もまた，様々に変化し得る外部環境や身体パラメータの変化に対応するための学習機構を備えている．研究者は，姿勢制御学習を研究するために，様々な外乱に対する予測的あるいは反射的な姿勢制御活動を計測し，近年では力学的あるいは数理的なモデルも利用し解析を行ってきた．新規の外乱環境に曝露された被験者は，初回効果と呼ばれる大きな応答を示し，その後徐々にその外乱に適応し，長期的な姿勢制御の記憶が保持されると考えられている．

　姿勢制御は，その全身のあらゆる関節や筋が関与するという冗長性が故に，その全てを詳細に記述することは困難であり（少なくとも，2019年現在では，困難であった），その学習メカニズムにも多くの謎が残されている．転倒の恐れがあるような姿勢制御課題では，わずか1回の経験が後効果を引き起こしたり，1年にも及ぶ保持を見せたりと，上肢運動での報告と比較して，極めて早い学習スピードや高い保持が見られる．膨大な自由度を持つ姿勢制御空間内のパラメータを，わずかな試行で適切な方向へ導くためのメカニズムとは，いったいどのようなものなのであろうか．その一方で，転倒に繋がらないような小さな誤差に対しては，姿勢制御学習は行われず，そのような環境下での姿勢制御学習は腕より遅いという報告もある．これらの知見を無理なく説明するためには，どのような制御モデルや学習モデルが必要なのだろうか．また，姿勢制御には，脊髄・脳幹・小脳・大脳皮質といった広範な神経ネットワークが関与しているが，これらは姿勢制御の学習や記憶にどのように貢献しているのか，というような知見は，限定的なものに留まるといわざるを得ない．これらの疑問に答えられるような今後の研究の進展が期待される．

［進矢　正宏］

［文　献］

1) Ahmed AA, Wolpert DM.: Transfer of Dynamic Learning Across Postures. J Neurophysiol 2009; 102 (5): 2816–2824. doi: 10.1152/jn.00532.2009.
2) Allum JHJ, Tang K-S, Carpenter MG, Oude Nijhuis LB, Bloem BR.: Review of first trial responses in balance control: Influence of vestibular loss and Parkinson's disease.

Hum Mov Sci 2011; 30 (2): 279–295. doi: 10.1016/J.HUMOV.2010.11.009.

3）Babic J, Oztop E, Kawato M.: Human motor adaptation in whole body motion. Sci Rep 2016; 6 (September): 1–12. doi: 10.1038/srep32868.

4）Bronstein AM, Bunday KL, Reynolds R.: What the "broken escalator" phenomenon teaches us about balance. Ann N Y Acad Sci 2009; 1164: 82–88. doi: 10.1111/j.1749-6632.2009.03870.x.

5）Bunday KL, Reynolds RF, Kaski D, Rao M, Salman S, Bronstein AM.: The effect of trial number on the emergence of the "broken escalator" locomotor aftereffect. Exp Brain Res 2006; 174 (2): 270–278. doi: 10.1007/s00221-006-0446-2.

6）Fukui T, Kimura T, Kadota K, Shimojo S, Gomi H.: Odd sensation induced by moving-phantom which triggers subconscious motor program. PLoS One 2009; 4 (6). doi: 10.1371/journal.pone.0005782.

7）Gomi H, Sakurada T, Fukui T.: Lack of motor prediction, rather than perceptual conflict, evokes an odd sensation upon stepping onto a stopped escalator. Front Behav Neurosci 2014; 8 (March): 1–11. doi: 10.3389/fnbeh.2014.00077.

8）Horak FB, Diener HC.: Cerebellar control of postural scaling and central set in stance. J Neurophysiol 2017; 72 (2): 479–493. doi: 10.1152/jn.1994.72.2.479.

9）Keshner EA, Allum JHJ, Pfaltz CR.: Postural coactivation and adaptation in the sway stabilizing responses of normals and patients with bilateral vestibular deficit. Exp Brain Res 1987; 69 (1): 77–92. doi: 10.1007/BF00247031.

10）Liu X, Bhatt T, Wang S, Yang F, Pai Y-C. Retention of the "first-trial effect" in gait-slip among community-living older adults. GeroScience 2017; 39 (1): 93–102. doi: 10.1007/s11357-017-9963-0.

11）Lockhart DB, Ting LH.: Optimal sensorimotor transformations for balance. Nat Neurosci 2007; 10 (10): 1329–1336. doi: 10.1038/nn1986.

12）Manista GC, Ahmed AA.: Stability limits modulate whole-body motor learning. J Neurophysiol 2012; 107 (7): 1952–1961. doi: 10.1152/jn.00983.201

13）Nashner LM.: Experimental Brain Research Adapting Reflexes Controlling the Human Posture. Exp Brain Res 1976; 26: 59–72.

14）Pai YC, Yang F, Bhatt T, Wang E.: Learning from laboratory-induced falling: Long-term motor retention among older adults. Age (Omaha). 2014; 36 (3): 1367–1376. doi: 10.1007/s11357-014-9640-5.

15）Patel M, Roberts RE, Riyaz MU, Ahmed M, Buckwell D, Bunday K, Ahmad H, Kaski D, Arshad Q, Bronstein AM.: Locomotor adaptation is modulated by observing the actions of others. J Neurophysiol 2015; 114 (3): 1538–1544. doi: 10.1152/jn.00446.2015.

16）Pavol MJ, Pai YC.: Feedforward adaptations are used to compensate for a potential loss of balance. Exp Brain Res 2002; 145 (4): 528–538. doi: 10.1007/s00221-002-1143-4.

17）Pienciak-Siewert A, Horan DP, Ahmed AA.: Trial-to-trial adaptation in control of arm reaching and standing posture. J Neurophysiol 2016; 116 (6): 2936–2949. doi: 10.1152/jn.00537.2016.

18）Reynolds RF, Bronstein AM.: The broken escalator phenomenon. Exp Brain Res 2003; 151 (3): 301–308. doi: 10.1007/s00221-003-1444-2.

19）Reynolds RF, Bronstein AM.: The Moving Platform Aftereffect: Limited Generalization of a Locomotor Adaptation. J Neurophysiol 2004; 91 (1): 92–100. doi: 10.1152/jn.

00495.2003.

20) Safavynia SA, Ting LH.: Long-latency muscle activity reflects continuous, delayed sensorimotor feedback of task-level and not joint-level error. J Neurophysiol 2013; 110 (6): 1278–1290. doi: 10.1152/jn.00609.2012.

21) Shadmehr R, Smith MA, Krakauer JW.: Error Correction, Sensory Prediction, and Adaptation in Motor Control. Annu Rev Neurosci 2010; 33 (1): 89–108. doi: 10.1146/annurev-neuro-060909-153135.

22) Shinya M, Kawashima N, Nakazawa K.: Temporal, but not directional, prior knowledge shortens muscle reflex latency in response to sudden transition of support surface during walking. Front Hum Neurosci 2016; 10 (FEB2016). doi: 10.3389/fnhum.2016.00029.

23) Smith MA, Ghazizadeh A, Shadmehr R.: Interacting Adaptive Processes with Different Timescales Underlie Short-Term Motor Learning. PLoS Biol 2006; 4 (6): e179. doi: 10.1371/journal.pbio.0040179.

24) Valls-Solé J, Kumru H, Kofler M.: Interaction between startle and voluntary reactions in humans. Exp Brain Res. 2008; 187 (4): 497–507. doi: 10.1007/s00221-008-1402-0.

25) Welch TDJ, Ting LH.: Mechanisms of motor adaptation in reactive balance control. PLoS One 2014; 9 (5): e96440. doi: 10.1371/journal.pone.0096440.

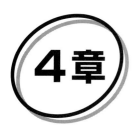

姿勢における学習・記憶の神経基盤

　立位姿勢をとる，あるいはその状態で上肢を用いて様々な作業を行う際にも我々は安定した姿勢を維持することができる．日常生活において，特にその際の姿勢について意識されることはほとんどないが，その一方で，中枢神経系の傷害により姿勢の維持が障害されることも明らかになっている．中枢神経系は日常生活における種々の動作に関わる姿勢の制御機構を生後から発育・発達の過程を通して獲得し，記憶するものと考えられる．ところで，姿勢の制御についてもその他の運動と同様に，フィードバック制御およびフィードフォワード制御の2つの様式に大別して考えることができる[9]．フィードバック制御は，立位時の外乱に対する姿勢応答のように外乱に伴う体性感覚あるいは前庭感覚などの感覚情報に基づき姿勢を調節する制御方式である．一方で，立位時に随意的に物に手を伸ばして掴もうとする際，中枢神経系は手を伸ばすという主動作によって引き起こされる内乱および重心動揺を事前に予測し姿勢を安定化させる．このような制御には，予測的な姿勢制御が重要な役割を果たし，フィードフォワード制御方式が機能していると考えられている．本章では，フィードバック制御およびフィードフォワード制御に関与する中枢神経系の領域について概説する．さらに，姿勢制御の適応・学習に関する運動課題と中枢神経系の中で特に小脳の関与について概説する．最後に，リハビリテーションによる姿勢障害の改善の事例を紹介し，中枢神経系で生じていると考えられる可塑的変化について議論する．

1. フィードバック姿勢制御における中枢神経系の関与

　外部からの予期せぬ外乱を受けその外乱に対し姿勢を維持する際に主として貢献しているのはフィードバック姿勢制御であるが，その役割を分析することに視座を置いた種々の実験パラダイムが報告されている．例えば被験者が立位している台が突然傾くような課題は台の傾きにより誘発された種々の感覚情報によって姿勢調節が行われるフィードバック姿勢制御実験系の典型例である．ヒトにおいては運動学的解析，床反力解析および筋電図解析によりフィードバック姿勢制御の分析が行われているが，動物実験ではそれらの解析に加えて中枢神経系の損傷実験やニューロン活動の電気生理学的記録実験が行われている．Karolinska Instituteの研究グループにおける動物実験では，ネコあるいはウサギなど四足動物が用いられており四肢での立位姿勢による実験パラダイムを構築している[2]．例えば，動物が台上で四肢による立位姿勢を維持している際，台が正中を軸として側方に傾くという実験パラダイムが構築されている[2]．この実験系では，動物は台の傾きに対して台が上昇する側の肢を屈曲させ，台

が下降する側の肢を伸展させることで，体幹の位置を維持する．さらにカナダの研究グループにおいては，各肢を4つの台に乗せて四肢で立位姿勢を維持している際に，不意に4つの台の1つが下方に動き，動物は3つの肢で姿勢を維持するという実験パラダイムを構築している[33]．これらの課題を用いて，様々な中枢神経系領域のニューロンの活動が解析されている．台が周期的に傾く課題を用いて大脳皮質運動野および赤核のニューロンの活動の記録が行われ，運動野前肢領域の錐体細胞[3,4]および赤核脊髄路の赤核細胞[39]が台の傾きに相関してその活動を修飾していることが示されている．さらに，台の1つが下降するという外乱の課題において橋延髄網様体のニューロンの活動において解析が行われ，姿勢調節を行っている肢の筋活動と相関して橋延髄網様体のニューロンが活動していることが示された[33]．以上の電気生理学的研究から，大脳皮質運動野および脳幹の赤核・橋延髄網様体がフィードバック姿勢制御に寄与していることが示唆される．

　小脳は姿勢制御に多大な貢献を果たしているが，それらの知見の多くは小脳を傷害した患者の姿勢を解析した研究から得られたものである[12]．小脳疾患患者は立位姿勢において姿勢を維持することができない重篤な姿勢障害を呈することが報告され，これらの症状は健常者と比較した際の足圧中心の変位あるいは重心軌跡の増加として表れてくる．立位時において中枢神経系は関節角度など身体の感覚情報を常時取得していると考えると，単なる立位姿勢もフィードバック姿勢制御とみなすことができる．姿勢制御における小脳機能の研究は小脳疾患患者と健常者を比較したものがほとんどであったが，著者らはマウスにおいて姿勢制御における中枢神経機構を詳細に調べるための実験系を構築した[36]．また，遺伝性の小脳疾患である脊髄小脳変性症3型（spinocerebellar ataxia type 3：SCA3）変異遺伝子を小脳皮質のプルキンエ細胞特異的に発現させたトランスジェニック（SCA3Tg）マウスを作製した．SCA3Tgマウスは多くのプルキンエ細胞が細胞死により欠失しており小脳皮質の萎縮を呈する（図4-1）．マウスの四肢での立位姿勢において後肢の股関節，膝関節および足関節の角度変位および大転子位置の変動を解析したところ，SCA3Tgマウスは後肢の大転子位置および各関節角度の変動が正常マウスと比較して大きく，姿勢を安定に維持することができていなかった[36]．小脳疾患患者の姿勢を解析した研究，さらにSCA3Tgマウスを用いた我々の研究により，小脳がフィードバック姿勢制御に重要な役割を果たすことは明らかである．

　フィードバック姿勢制御に関与する神経回路を図4-2に示す．小脳および大脳皮質運動野は脳幹の各領域（網様体，赤核および外側前庭核）に投射している．小脳において，姿勢制御に関わる領域は主として虫部であり，脊髄から種々の求心性入力を受け，小脳核である室頂核を経由して網様体および外側前庭核に出力する．小脳中間部は肢運動に関与する領域であり，脊髄からの求心性入力を受け，小脳核である中位核を経由して脳幹の赤核に出力する．脊髄から小脳への投射として腹側脊髄小脳路および背側脊髄小脳路があり，固有感覚など体性感覚受容器からの感覚情報を小脳へと送る．図4-2では，大脳皮質運動野から脳幹への経路は網様体および赤核への出力に着目している．脳幹の各領域は脊髄の運動神経細胞および介在神経細胞に出力し，網様体脊髄路，赤核脊髄路および外側前庭脊髄路を構成する．網様体脊髄路は体幹筋およ

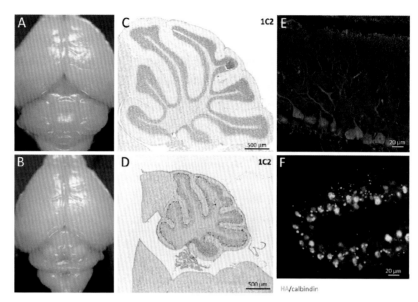

図4-1　正常（wild-type）マウスおよびSCA3Tgマウスの脳および小脳組織.
上部パネル（A，C，E）はwild-typeマウス（生後80日），下部パネル（B，D，F）はSCA3Tgマウス（生後80日）のものである.（A, B）脳全体の立体画像.（C，D）ポリグルタミン凝集体（1C2）を用いた免疫染色およびニッスル染色した小脳の矢状断切片.（E，F）カルビンジン（calbindin）および切断型Ataxin-3に付加したN末端血球凝集素（hemagglutinin；HA）タグにより二重免疫染色した小脳皮質.
（Yamaura H, Hirai H, Yanagihara D.: Postural dysfunction in a transgenic mouse model of spinocerebellar ataxia type 3. Neuroscience 243: 126-135, 2013.より引用）

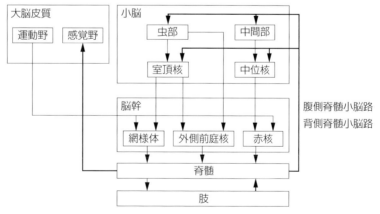

図4-2　フィードバック姿勢制御における神経回路.
太線は感覚情報の経路を示す.

び近位筋，赤核脊髄路は屈筋および遠位筋，外側前庭脊髄路は抗重力筋および伸筋の筋活動の調節に関与している. 最近，ウイルスベクターを用いた細胞選択的な破壊実

験法を用いることにより，外側前庭核のニューロンの破壊後には側方から外乱に対する伸筋の活動，姿勢応答が障害されることが報告されている[25]．フィードバック姿勢制御において，小脳は腹側脊髄小脳路および背側脊髄小脳路からの感覚情報に基づき姿勢調節のための出力を脳幹の各領域に送っていると考えられる．一方で，大脳皮質運動野は大脳皮質体性感覚野から感覚情報を受け取り姿勢調節のための出力を脳幹に送っていると推測される．

2. フィードフォワード姿勢制御における中枢神経系の関与

フィードフォワード姿勢制御に関して，その役割を分析するための洗練された実験パラダイムが構築されている．特にヒトにおける課題では立位時において随意的に腕を動かすものが多く，この実験系においては随意的な腕運動に随伴してフィードフォワード信号が重要な役割を果たすと考えられる予測的姿勢調節を行う必要がある[14, 23]．予測的姿勢調節は，身体重心の変位あるいは筋電図解析により詳細に分析することができる．具体的な研究としては，立位姿勢の状態からの随意的なレバー引き[9]，随意的な腕の挙上[1, 5, 6, 20]および随意的な腕の到達運動[21]などの課題がある．いずれの課題においても，意図する随意的な腕運動に先行して姿勢調節のための脚および体幹の筋活動または足圧中心あるいは身体重心の変位が起こることが示されている．フィードフォワード姿勢制御においても，ネコにおける実験パラダイムが確立されており，中枢神経系の電気生理学的解析が行われている．課題としては，四肢での立位姿勢から前肢による随意的な前方のエサへの到達課題[28-30]あるいは随意的に前方のレバーを押す課題[31, 37, 38]である．これらの課題の場合，随意的な前肢運動に随伴して残り三肢により予測的姿勢調節を行う必要がある．Drewらは，これらの課題時の大脳皮質運動野および橋延髄網様体の神経細胞の活動を解析した．両領域において，姿勢調節のための肢の筋活動と相関して活動する神経細胞が存在することを報告している．彼らは，橋延髄網様体は，皮質領域および皮質下領域からの信号を受けており，それらの信号を統合して出力する領域であると考えている．一方で，大脳皮質運動野が橋延髄網様体へ姿勢調節の信号を送る上位中枢であると考えている．

フィードフォワード姿勢制御においても，小脳は重要な役割をはたしていることが示唆されている[14, 22, 23]．しかしながら，小脳がフィードフォワード姿勢制御にどのように寄与するのかほとんど解明されていない．我々は，フィードフォワード姿勢制御における小脳機能について調べるため，マウスにおけるフィードフォワード姿勢制御の実験パラダイムを新たに構築し，SCA3Tgマウスを用いて姿勢課題時の運動学的解析および筋電図解析を行った[36]．マウスの姿勢課題は，マウスが四肢での立位姿勢から水を飲むために頸部を背屈させることにより水筒の飲み口に口を運ぶ到達動作課題であり，マウスは随意的な頸部の背屈運動に随伴して四肢により予測的姿勢調節を行う必要がある．運動学的解析として，後肢の股関節，膝関節および足関節の角度変位および大転子位置の変動ならびに口先位置の軌跡等について解析した．ところで，ヒトでの臨床研究においてSCA3患者は高い頻度で筋萎縮を呈することが報告されている[32]．本研究におけるSCA3Tgマウスにおいても後肢の筋萎縮が認められたので，後

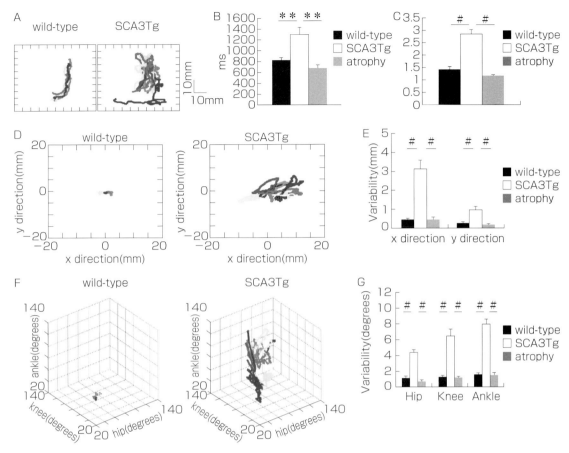

図4-3　姿勢課題時の運動学的解析.
（A）正常マウス（wild-type）およびSCA3Tgマウスの口の軌跡.（B）wild-typeマウス，SCA3Tgマウス，
後肢筋萎縮マウス（atrophy）の口の到達動作課題の動作時間.（C）wild-typeマウス，SCA3Tgマウスお
よびatrophyマウスのtrajectory length ratios（実際の口の軌跡の長さ/動作開始時の口の位置から目標到
達点の直線距離）.（D）wild-typeマウスおよびSCA3Tgマウスの大転子位置変位. x directionは水平方向を，
y directionは垂直方向を示す.（E）wild-typeマウス，SCA3Tgマウスおよびatrophyマウスの大転子位置
の変動.（F）wild-typeマウスおよびSCA3Tgマウスの股関節（Hip），膝関節（Knee）および足関節
（Ankle）の角度変位.（G）wild-typeマウス，SCA3TgマウスおよびatrophyマウスのHip, Kneeおよび
Ankleの関節角度の変動.

（Yamaura H, Hirai H, Yanagihara D.: Postural dysfunction in a transgenic mouse model of spinocerebellar
ataxia type 3. Neuroscience 243: 126-135, 2013.より引用）

　　　　　　肢筋の萎縮が姿勢制御に及ぼす影響についても比較検証するために，正常マウスの後
　　　　　　肢を固定し不活動化することで後肢筋萎縮マウスを作製した. 口の到達動作課題にお
　　　　　　いてSCA3Tgマウスは口の軌跡が著しく変動し（図4-3A-C），その際後肢の大転子
　　　　　　位置および各関節角度の変動は正常マウスおよび後肢筋萎縮マウスに比較して大き
　　　　　　かった（図4-3D-G）. 口の到達動作課題において，SCA3Tgマウスは後肢の各関節
　　　　　　角度が変動し各関節を固定することができないことから，フィードフォワード姿勢制
　　　　　　御が障害されていることが示唆された. 後肢筋萎縮マウスはSCA3Tgマウスのよう

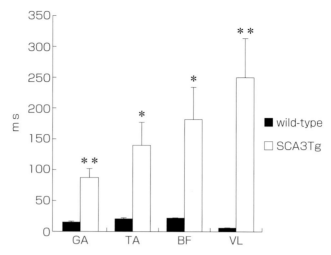

図4-4　姿勢課題時の筋電図解析.
　　　　正常マウス（wild-type）およびSCA3Tgマウスの口の到達
　　　　動作課題時の頸背部筋の活動開始時刻を基準とした腓腹筋
　　　　（GA），前脛骨筋（TA），大腿二頭筋（BF）および外側広筋
　　　　（VL）の活動遅延時間.
　　　　（Yamaura H, Hirai H, Yanagihara D.: Postural dysfunction
　　　　in a transgenic mouse model of spinocerebellar ataxia type
　　　　3. Neuroscience 243: 126-135, 2013.より引用）

な姿勢障害を示さなかったことから，SCA3Tgマウスの姿勢障害は後肢筋の萎縮が原
因で生じているのではなく小脳の機能障害が主な原因であることが示唆され，姿勢制
御における中枢神経系のより強い寄与が示された．さらに，口の到達動作課題時にお
ける正常マウスおよびSCA3Tgマウスの頸部および後肢の筋電図活動を解析したと
ころ，正常マウスは頸部と後肢の各筋の筋電図活動が同期して生じたのに対して，
SCA3Tgマウスにおいては後肢の各筋の筋電図活動が頸部の活動よりも著しく遅延し
ていた（図4-4）．これらの結果から，SCA3Tgマウスは随意運動に随伴した予測的
姿勢調節に関わる筋活動を適切に発現することができないことが示唆された．すなわ
ち，小脳は筋緊張を生成するタイミングを適切に制御し，姿勢を安定させる役割を果
たしていると考えられる．随意運動に随伴した予測的姿勢調節に関する小脳の計算機
構を考えた時，小脳は随意運動の運動指令に関連した情報を受け取り，その情報に基
づき予測的姿勢調節のための出力を下行路へ送ると推測される．姿勢制御に重要な役
割を果たす領域は小脳虫部であるが，主な入力は脊髄からの上行性の投射であるとさ
れてきた（図4-2）．ところで，近年の狂犬病ウイルスを経シナプス性トレーサーとし
て用いた解剖学的研究により，小脳虫部が大脳皮質運動野および運動前野から橋核を
経由して多くの神経連絡を受けていることが明らかにされた[8]．したがって，機能的
に小脳がフィードフォワード姿勢制御に関与している可能性がより強く示唆される.
　フィードフォワード姿勢制御に関する神経回路を図4-5に示す．大脳皮質運動野は
皮質脊髄路により脊髄の運動ニューロンへ投射する下行路があり，随意的な運動指令
を脊髄に送り随意運動を生成する．図4-5では，大脳皮質運動野から網様体への経路

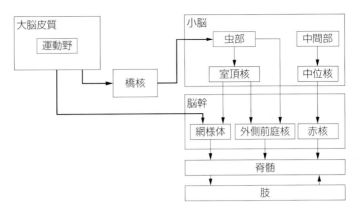

図4-5　フィードフォワード姿勢制御における神経回路.
太線は予測的姿勢調節に関与すると予想される大脳皮質から小脳
および脳幹への神経回路を示す.

に着目している. 大脳皮質運動野は, 随意運動の生成自体に関与するだけでなく, 随意運動に関連した情報を予測的姿勢調節のための出力として小脳や網様体に送っていると推測される. 小脳はその情報に基づいて, フィードフォワード的に筋活動を生成するタイミングを調節し脳幹の各領域に送ると考えられる. このようなフィードフォワード制御において, 小脳は内部モデル (特に, フォワード内部モデル)[13, 18] を利用していると推測される.

3. ヒトにおける姿勢制御の適応・学習と中枢神経系の関与

　ヒトにおいて立位姿勢時の外乱に対する姿勢制御の適応・学習を解析するための実験が, 古くはNashnerにより行われている[26]. 課題は, 被験者が台の上で立位姿勢を維持している際, 台を後方へ急激に回転させるという外乱を与えるものである. 実験では, 腓腹筋の筋電図解析を行なっている. 最初の試行では外乱により腓腹筋が伸長され大きな筋活動が観察されるが, 試行を繰り返すと腓腹筋の筋活動は抑制される. 腓腹筋の伸長は体をより後方に傾けてしまうため, その抑制は転倒を防ぐための姿勢制御の適応と考えられる. 健常被験者は, 数回の試行でこの適応現象が観察できる. しかしながら, 小脳傷害を有する被験者ではこの適応がみられない. HorakとDienerは, ヒトにおいて台が後方に水平に動く外乱に対する適応を解析している[15]. 彼らの実験装置は, 台の動く距離および台の動く速度を設定することができる. 実験としては, 例えば, 台の動く速度は一定とし台の動く距離を変えるのだが, 台の動く距離が一定の試行を連続で行うブロックと各試行での動く距離がランダムに与えられるブロックを設定している. 足関節トルクおよび腓腹筋の筋電図を解析すると, 台の動く距離が一定の試行を連続で行うブロックの後半では台の動く距離に応じた姿勢調節ができるようになっている. 一方で, 動く距離がランダムに与えられるブロックでは, 台の動く距離に応じた姿勢調節がみられない. この結果は, 同一条件の試行が連続すると中枢神経系は予測により姿勢制御を短期的に適応させ, さらに外乱の強弱に応じ

てスケーリングできることを示唆している．しかしながら，小脳傷害を有する被験者は，台の動く距離に応じた適応的な姿勢調節ができない．

　Kolbらは，被験者が台の上で立位姿勢を維持していると，音刺激が条件刺激として与えられ，その数秒後に台が傾くという課題において解析を行なっている[19]．これは古典的条件付けを姿勢制御に応用させた課題である．この課題では下肢の筋活動を計測しているが，試行を繰り返すと音刺激提示後台の傾きに先行して姿勢調節のため筋活動を示すようになる．すなわち，被験者は条件反応を学習により獲得したことを意味する．しかしながら，小脳傷害を有する被験者は，条件反応を獲得することができなかった．

　上述までの姿勢制御は立位姿勢に着目してきたが，立位姿勢のみならず様々な運動の場面で姿勢の制御は観察される．例えば，対象物を片方の掌の上にのせている際に，もう一方の手で対象物を取り上げるという動作が考えられる．対象物を取り上げた際，対象物を持っていた側ではその肢位は維持されたままである．この運動の場合，中枢神経系は元々対象物を持っていた手および腕において対象物の重量による負荷からの解放を予測してフィードフォワード的に肢位を調節していると考えられる．肢位の姿勢制御をさらに解析するために，肢位のフィードフォワード姿勢制御が必要となる新規な運動課題における実験が行われている[11]．実験において，健常被験者は試行を繰り返すことで予測的姿勢調節を獲得することができる．しかしながら，小脳傷害を有する被験者は，新規な運動課題における予測的姿勢調節の獲得が障害されていた．

　以上の研究より，姿勢制御の適応・学習において，小脳は非常に重要な役割を果たしていることが示唆される．

4. 姿勢障害の改善と中枢神経系の可塑性

　姿勢制御において小脳は特に重要な役割を果たしており，小脳の傷害は日常生活に著しい支障をきたす重篤な姿勢障害を生じる．姿勢障害を改善するような治療法は未だ確立されていないが，臨床研究の分野では小脳疾患患者の症状を改善するための様々なリハビリテーションによる試みが行われている．例えば，小脳疾患患者に対し，トレッドミル上での歩行トレーニング[7, 35]，長期間の集中的な協調トレーニング[16, 17]等のリハビリテーションが行われている．これらの研究では臨床試験および研究室試験における姿勢障害の評価スコアにおいて改善はみられているが，小脳疾患患者が日常生活において不自由なく行動できるまでの改善には十分に至っていない．今後より効果的なリハビリテーションの方法を探索することは必要だが，それと並行して中枢神経系の機構の解明・理解が重要になってくると考えられる．例えば，MortonとBastianは，リハビリテーションにより小脳疾患患者の運動失調の改善が見られるが，中枢神経系にどのような影響を及ぼしたために起こったのか不明であると問題提起をしている[24]．

　ところで，リハビリテーションが中枢神経系にどのような影響を及ぼすか解析した研究が小脳以外の中枢神経系においていくつか行われている．Nudoらは，大脳皮質運動野における精緻な指運動に関してサルを用いた実験を行なっている[27]．大脳皮質

運動野は機能地図を構成しており，それは皮質を電気刺激する手法により解析できる．すなわち，大脳皮質運動野を電気刺激すると運動が誘発されるので，様々な皮質の領域を電気刺激して行くことで運動関連領域をマッピングしていくのである．次に，大脳皮質運動野の領域を実験的に脳梗塞の状態にする．例えば指を動かすための領域が損傷されると，サルは指運動が著しく障害される．このサルにおいて，指運動のリハビリテーションを長期間行うと指運動が回復する．ここで，電気刺激により運動野の機能地図を解析すると，脳損傷前は腕の近位筋の運動が誘発されていた領域において指運動が誘発されるようになり機能地図の再構成が観察される．一方で，別の研究ではラットを用い脊髄損傷からのリハビリテーションによる運動機能の回復および中枢神経系で生じた可塑的変化を報告している[34]．この研究では，ラットの二足歩行を対象としており，後肢運動のための脊髄領域と上位中枢からの下行路の遮断という形で脊髄損傷を行う．これにより，ラットは身体を支えることはもちろん後肢を動かすことも完全にできなくなる．このラットの後肢運動のための脊髄領域において，electrochemical neuroprosthesis（電気刺激および神経細胞を活性化させる薬剤の投与）を行うと身体は補助により支えられた状態ではあるが立位姿勢を維持し，さらに後肢の運動が生じ歩行運動ができるようになる．しかしながら，この歩行は規則的な運動を繰り返すだけで，随意的に運動を調節することはできない．そこで，electrochemical neuroprosthesisとラットに報酬（例えば，チョコレート）に自発的に向かわせるというリハビリテーション的訓練を長期間行うと，ラットは後肢による二足歩行運動を随意的に調節できるようになる．この際，中枢神経系で生じていることを解析すると，脊髄において遮断された上位中枢からの軸索が後肢運動のための脊髄領域の運動神経と結合していることが示された．さらに，大脳皮質運動野から脳幹へ投射する神経細胞の軸索線維が増加していることが示された．

　以上の結果からリハビリテーションによる機能回復には中枢神経系の可塑的変化が関与していることは明らかであるが，小脳疾患患者のリハビリテーションではどのような可塑的変化により姿勢障害が改善するのだろうか．大脳皮質運動野および脊髄の研究には，小脳疾患におけるリハビリテーションによる機能改善機構のヒントがあると考えられる．例えば，大脳皮質運動野における機能地図の再構成のように，小脳疾患において小脳機能が残っている領域が小脳傷害の著しい領域の機能を代替するという可能性が考えられる．図4-1および図4-4で示したように大脳皮質運動野-脳幹経路も姿勢制御へ寄与していると示唆されるが，ラットの脊髄損傷の研究のように，大脳皮質運動野—脳幹の投射が強化され姿勢制御を補償するという可能性が考えられる．さらに，小脳虫部と大脳皮質運動関連領野は解剖学的・機能的に連関しているので，大脳皮質運動野—脳幹経路の強化に加えて，小脳虫部において細胞構築ならびに機能が残存している領域と大脳皮質運動関連領野との連絡がそれぞれ再編成されて機能の再編が生じる可能性も考えられる．いずれの可能性も今はまだ仮説であり，今後の実験的な実証が必要とされる．リハビリテーションにより中枢神経系でどのような可塑的変化が生じ機能が回復するのかその機構を理解することはより効果的な治療法あるいは学習方法の開発につながると考えられるので，今後においても基礎的な研究のさらなる進展が必要となるであろう．

おわりに

　姿勢制御はあらゆる運動の基盤であり，その役割は大変重要なものである．姿勢制御機構に関与する神経基盤は特定の脳領域ではなく大脳皮質，小脳，脳幹および脊髄などの複数の領域が相互に連関し非常に複雑であり，その機能は完全に解明されていない．さらに，中枢神経系は学習により可塑的に変化する．姿勢における制御および学習・記憶の神経基盤を理解することは，リハビリテーション領域やロボット制御など工学分野への応用が期待される．姿勢における制御および学習・記憶の機構をさらに解明していくために，現在も発展を続ける実験技術を駆使した研究，さらには数理モデルによる動力学シミュレーション研究が重要な役割を果たしていくであろう．

[山浦　洋，柳原　大]

[文　献]

1) Aruin AS, Latash ML.: Directional specificity of postural muscles in feed-forward postural reactions during fast voluntary arm movements. Exp Brain Res 103: 323-332, 1995.

2) Beloozerova IN, Zelenin PV, Popova LB, Orlovsky GN, Grillner S, Deliagina TG.: Postural control in the rabbit maintaining balance on the tilting platform. J Neurophysiol 90: 3783-3793, 2003a.

3) Beloozerova IN, Sirota MG, Swadlow HA, Orlovsky GN, Popova LB, Deliagina TG.: Activity of different classes of neurons of the motor cortex during postural corrections. J Neurosci 23: 7844-7853, 2003b.

4) Beloozerova IN, Sirota MG, Orlovsky GN, Deliagina TG.: Activity of pyramidal tract neurons in the cat during postural corrections. J Neurophysiol 93: 1831-1844, 2005.

5) Bouisset S, Zattara M.: A sequence of postural movements precedes voluntary movement. Neurosci Lett 22: 263-270, 1981.

6) Bouisset S, Zattara M.: Biomechanical study of the programming of anticipatory postural adjustments associated with voluntary movement. J Biomech 20: 735-742, 1987.

7) Cernak K, Stevens V, Price R, Shumway-Cook A.: Locomotor training using body-weight support on a treadmill in conjunction with ongoing physical therapy in a child with severe cerebellar ataxia. Phys Ther 88: 88-97, 2008.

8) Coffman KA, Dum RP, Strick PL.: Cerebellar vermis is a target of projections from the motor areas in the cerebral cortex. Proc Natl Acad Sci USA 108: 16068-16073, 2011.

9) Cordo PJ, Nashner LM.: Properties of postural adjustments associated with rapid arm movements. J Neurophysiol 47: 287-302, 1982.

10) Deliagina TG, Zelenin PV, Orlovsky GN.: Physiological and circuit mechanisms of postural control. Curr Opin Neurobiol 22: 646-652, 2012.

11) Diedrichsen J, Verstynen T, Lehman SL, Ivry RB.: Cerebellar involvement in anticipating the consequences of self-produced actions during bimanual movements. J Neurophysiol 93: 801-812, 2005.

12) Diener HC, Dichgans J.: Pathophysiology of cerebellar ataxia. Mov Disord 7: 95-109, 1992.

13) Ebner TJ, Pasalar S.: Cerebellum predicts the future motor state. Cerebellum 7: 583-

588, 2008.

14） Gahéry Y, Massion J.: Co-ordination between posture and movement. Trends Neurosci 4: 199–202, 1981.

15） Horak FB, Diener HC.: Cerebellar control of postural scaling and central set in stance. J Neurophysiol 72: 479–493, 1994.

16） Ilg W, Synofzik M, Brötz D, Burkard S, Giese MA, Schöls L.: Intensive coordinative training improves motor performance in degenerative cerebellar disease. Neurology 73: 1823–1830, 2009.

17） Ilg W, Brötz D, Burkard S, Giese MA, Schöls L, Synofzik M.: Long-term effects of coordinative training in degenerative cerebellar disease. Mov Disord 25: 2239–2246, 2010.

18） Ito M.: The Cerebellum: Brain for an Implicit Self. Upper Saddle River: FT Press, 2012.

19） Kolb FP, Lachauer S, Maschke M, Timmann D.: Classically conditioned postural reflex in cerebellar patients. Exp Brain Res 158: 163–179, 2004.

20） Lee WA, Buchanan TS, Rogers MW.: Effects of arm acceleration and behavioral conditions on the organization of postural adjustments during arm flexion. Exp Brain Res 66: 257–270, 1987.

21） Leonard JA, Brown RH, Stapley PJ.: Reaching to multiple targets when standing: the spatial organization of feedforward postural adjustments. J Neurophysiol 101: 2120–2133, 2009.

22） Massion J.: Postural changes accompanying voluntary movements. Normal and pathological aspects. Hum Neurobiol 2: 261–267, 1984.

23） Massion J.: Movement, posture and equilibrium: interaction and coordination. Prog Neurobiol 38: 35–56, 1992.

24） Morton SM, Bastian AJ.: Can rehabilitation help ataxia? Neurology 73: 1818–1819, 2009.

25） Murray AJ, Croce K, Belton T, Akay T, Jessell TM.: Balance control mediated by vestibular circuits directing limb extension or antagonist muscle coactivation. Cell Rep 22: 1325–1338, 2018.

26） Nashner LM.: Adapting reflexes controlling the human posture. Exp Brain Res 26: 59–72, 1976.

27） Nudo RJ, Wise BM, SiFuentes F, Milliken GW.: Neural substrates for the effects of rehabilitative training on motor recovery after ischemic infarct. Science 272: 1791–1794, 1996.

28） Schepens B, Drew T.: Strategies for the integration of posture and movement during reaching in the cat. J Neurophysiol 90: 3066–3086, 2003.

29） Schepens B, Drew T.: Independent and convergent signals from the pontomedullary reticular formation contribute to the control of posture and movement during reaching in the cat. J Neurophysiol 92: 2217–2238, 2004.

30） Schepens B, Drew T.: Descending signals from the pontomedullary reticular formation are bilateral, asymmetric, and gated during reaching movements in the cat. J Neurophysiol 96: 2229–2252, 2006.

31） Schepens B, Stapley P, Drew T.: Neurons in the pontomedullary reticular formation signal posture and movement both as an integrated behavior and independently. J Neurophysiol 100: 2235–2253, 2008.

32） Schmitz-Hübsch T, Coudert M, Bauer P, Giunti P, Globas C, Baliko L, Filla A, Mariotti C,

Rakowicz M, Charles P, Ribai P, Szymanski S, Infante J, van de Warrenburg BP, Dürr A, Timmann D, Boesch S, Fancellu R, Rola R, Depondt C, Schöls L, Zdienicka E, Kang JS, Döhlinger S, Kremer B, Stephenson DA, Melegh B, Pandolfo M, di Donato S, du Montcel ST, Klockgether T.: Spinocerebellar ataxia types 1, 2, 3, and 6: disease severity and nonataxia symptoms. Neurology 71: 982–989, 2008.

33）Stapley PJ, Drew T.: The pontomedullary reticular formation contributes to the compensatory postural responses observed following removal of the support surface in the standing cat. J Neurophysiol 101: 1334–1350, 2009.

34）van den Brand R, Heutschi J, Barraud Q, DiGiovanna J, Bartholdi K, Huerlimann M, Friedli L, Vollenweider I, Moraud EM, Duis S, Dominici N, Micera S, Musienko P, Courtine G.: Restoring voluntary control of locomotion after paralyzing spinal cord injury. Science 336: 1182–1185, 2012.

35）Vaz DV, Schettino Rde C, Rolla de Castro TR, Teixeira VR, Cavalcanti Furtado SR, de Mello Figueiredo E.: Treadmill training for ataxic patients: a single-subject experimental design. Clin Rehabil 22: 234–241, 2008.

36）Yamaura H, Hirai H, Yanagihara D.: Postural dysfunction in a transgenic mouse model of spinocerebellar ataxia type 3. Neuroscience 243: 126–135, 2013.

37）Yakovenko S, Drew T.: A motor cortical contribution to the anticipatory postural adjusements that precede reaching in the cat. J Neurophysiol 102: 853–874, 2009.

38）Yakovenko S, Krouchev N, Drew T.: Sequential activation of motor cortical neurons contributes to intralimb coordination during reaching in the cat by modulating muscle synergies. J Neurophysiol 105: 388–409, 2011.

39）Zelenin PV, Beloozerova IN, Sirota MG, Orlovsky GN, Deliagina TG.: Activity of red nucleus neurons in the cat during postural corrections. J Neurosci 30: 14533–14542, 2010.

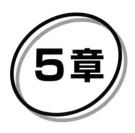

眼球運動（反射性眼球運動）における学習・記憶の神経基盤

　私たちの目は意識的か無意識かを問わず常に動いている．一般的に眼球の動きは，五感の中でも自分を取り巻く状況の様々な光刺激を検出する視覚情報の入口と出口であると考えられているのではないだろうか．実際には前庭覚や体性感覚，さらには脳内の変化から心理状態までもが目の動きに反映される．目は口ほどにものをいうどころか，自らが意識できないものまで表現できる，まさに「目は心の鏡」といえる．

　眼球運動には随意的なものと不随意的なものがある．本章では，病的なものを除く不随意的な眼球運動，特に異なる2つの反射性眼球運動について，その特性および学習・記憶についてまとめる．

1. 反射性眼球運動の役割と制御系

（1）前庭動眼反射（vestibulo-ocular reflex：VOR）

　VORは前庭器官により検出された頭部運動を基に，頭部と逆方向に目を動かす反射性の眼球運動である（図5-1左上）．VORは起因となる頭部運動のタイプによって大きく2種類に分けられる．前後・左右・上下各軸を中心とした回転運動により引き起こされるangular VOR（rotational VOR）と，頭部全体の各軸方向への並進運動時に引き起こされるlinear VOR（translational VOR）である．前者は角加速度を検出する半規管，後者は直線加速度を検出する耳石からの前庭入力が引き金となり，頭部移動時に視野の安定化に寄与する．本稿では特に断りを入れない限り前者について説明する．

　VORを制御する神経回路を簡略化したものを図5-2に示す．頭部の動きにより生じる加速度信号は，内耳にある半規管あるいは耳石から一次前庭神経線維により脳幹の前庭神経核に伝えられる．前庭神経核ニューロンは複数の運動神経核に出力し，最終的に眼筋の収縮を制御する．前庭神経核の一部のニューロンは苔状線維を介して小脳片葉複合体に投射しており，前庭入力を受け取ったプルキンエ細胞は小脳皮質唯一の出力細胞として前庭神経核ニューロンに抑制性シナプスを形成している．このため，VOR制御の主経路は小脳による抑制性制御を受けている．これまでの研究により，サル・ウサギ・マウス・キンギョなど多くの動物種が類似のVOR制御神経回路を持つことがわかっている[5]．

　VORの検出法として，臨床の場ではhead impulse test（HIT）が用いられる[38]．HITは急速に頭部を動かした時の眼球運動を観察してVORの評価を行う検査である．頭部を回転させる方向によって，外側半規管だけでなく，前・後半規管の機能評価も

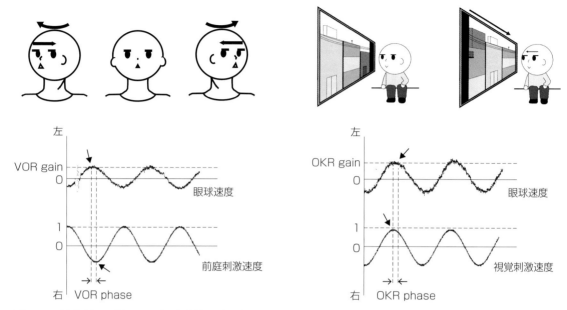

図5-1. 前庭動眼反射VORと視運動性眼球反応OKR.
VOR gainおよびOKR gainはそれぞれ頭部運動（前庭刺激）最大角速度および視覚刺激最大角速度に対する眼球運動最大角速度の比で表される．VOR phaseおよびOKR phaseはそれぞれ，頭部運動（前庭刺激）最大角速度および視覚刺激最大角速度と眼球運動最大角速度のタイミングの差で表される（矢印は各トレースのピーク）.

可能である．ビデオによる計測に加え，眼電位法による計測も用いられ，定量的評価が可能となっている．実験動物を用いた研究の場合，頭部を台上に固定し，暗所で正弦波状あるいはステップ状の回転刺激や並進刺激を与えることでVORを誘発し，赤外線ビデオカメラ法あるいは埋め込み微小コイル法（サーチコイル法）を用いて計測する．入出力の線形性が高いためにしばしば用いられる正弦波状の水平あるいは垂直前庭刺激の場合，VORは眼球と頭部の速度比で表されるgainと，眼球と頭部の速度のタイミングの違いで表されるphase，2つのパラメーターで記述することができる（図5-1左下）[60].

　VORは頭部運動時に頭と逆方向に目を動かすことにより，視野のブレを抑える働きがある．また，他の運動系に比べ比較的シンプルな制御神経回路が同定されており，入出力の定量性に優れていることから，VORは脳内の状況を読み出す優れたreadoutとしても用いられている．VOR制御に関わる神経のいずれかが障害されている場合，VORに異常が観察される．例えば，末梢性前庭機能障害の患者では，閉眼時（暗所）のVORに異常を示すことが多い[62].ポリグルタミン疾患の1つである脊髄小脳変性症3型の患者には小脳および前庭神経に障害が見られるが，やはりVORに異常を示す[7].疾患だけでなく，脳内の状態変化がVORの変化として顕れることもある．最近の研究では，車を運転中のドライバーが眠気を感じる前後のVORを計測したところ，眠気を自覚する前にVOR gainが減少し，またVOR gainの値のばらつきが大きくなることが明らかになった[18].VORを眠気予兆シグナルとして検出することで，

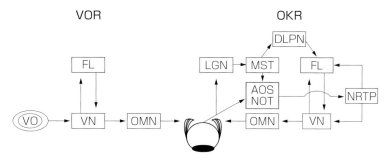

図5-2. VORおよびOKRの入出力信号の流れ.
　AOS：副視索系, DLPN：背外側橋核, FL：小脳片葉, LGN：外側膝状体,
　MST：MST野（大脳皮質後頭・頭頂連合野の一部）, NOT：視索核,
　NRTP：橋被蓋網様核, OMN：外眼筋運動神経核, VN：前庭神経核,
　VO：前庭器官.

事故を防ぐフィードバックシステムの開発応用につながることが期待される．VOR
はその種を越えた高い保存性から，実験動物を用いた研究も活発に行われている．マ
ウスやゼブラフィッシュを用いた，分子遺伝学的手法と定量性の高いVOR計測を組
み合わせた研究は，近い将来，神経疾患などの遺伝子治療の実用化に向けて重要な基
礎データとなり得る.

(2) 視運動性眼球反応（optokinetic response：OKR）

　OKRは視野全体の大きな動きにより，それと同じ方向に誘発される反射性の眼球
運動である（図5-1右上）．視野が一方向に動く場合，同方向の緩徐相に対して，視
線を逆方向にリセットする急速相を伴う（optokinetic nystagmus：OKN，視運動性
眼振）．OKRは中心窩が発達していない動物の主な視覚入力依存的眼球運動と考えら
れている．中心窩が発達している霊長類では，視野の中を動く視標があると，主に随
意運動である滑動性追跡眼球運動（smooth pursuit：SP, 6章を参照）が稼働するため，
OKR成分の抽出は簡単ではないが，例えば電車に乗って窓の外をぼーっと眺めてい
る人の目にOKRを観察することができる．また，VORと同様，頭部動揺時の視野の
安定化にも寄与する.

　OKRを制御する神経回路はVORと比べ多少複雑だが，共通部分も多い（図5-2）[61]．
網膜で検出された視野の動きの信号は，中脳にある視索核および副視索系に伝えられ
る．ここからの出力を受けた橋被蓋網様核は，前庭神経核に信号を伝え，VORの出
力経路と同様，外眼筋を司る運動神経核を制御する．網膜からの信号は視床を介して
大脳皮質視覚野にも送られ，その出力は視索核・副視索系，および背外側橋核に伝え
られる．橋被蓋網様核，背外側橋核から苔状線維―小脳を介した抑制性側副路も
VORと共通しており，次節で述べるOKRとVORの協調を裏付けている．また視索
核と副視索系からは脳幹の下オリーブ核を介した小脳への入力があり，VORおよび
OKRの運動学習に関与する小脳シナプス可塑性に関わる（後述）.

2. 反射性眼球運動の協調による視野安定化

　VORは，視覚入力の有無にかかわらず前庭入力のみによって引き起こされる．暗闇で視覚入力がまったく無い場合でも，頭部が加速度を持って動いた場合に頭部と逆方向のVORが生じる．頭部速度に対する眼球速度の比で定義されるgainは通常1未満であり，また頭部運動と眼球運動のタイミングが完全には一致しないため（VOR phaseがゼロにならず，特に遅い周波数では眼球運動が頭部運動に先行する），頭部の動きを完全に補償することはできない．さらには，頭部が持続的に一定角速度で回転する場合，半規管の出力が減衰するため，VORは弱まり，頭部と逆方向の視野のブレが大きくなる．私たちの日常生活で安定した視界が保たれるのは，OKRがVORで頭部運動を補償しきれずに生じた視野のブレと同方向に目を動かしているためである．霊長類では前述のように特定の視覚対象を網膜中心窩で捕らえようとする滑動性追跡眼球運動も視覚の安定に寄与しているが，随意運動である追跡眼球運動は潜時が大きく，視標の速い動きには対応できない．目の前に置いた本を読むとき，頭が多少揺れても読めるが，本が少しでも揺れると読みにくいことがこのことを示している．したがって，例えば頭部が上下左右に細かく動いている歩行あるいは走行中に視野が乱れないのは，潜時が小さくリアルタイム性に優れたVORおよび視野の大きな動きに応答するOKRという2つの反射性眼球運動の働きが大きく貢献している．

　一方で，頭部の運動をキャンセルするように働くVORは，頭と眼の両方を動かしながら物を見る場合，動く標的を視界に捉える妨げになる．Bahillらは，プロ野球選手がバッティングを行なう際，一般人に比べVORが抑制されていることを報告した[2]．動く視標に合わせて視線を動かす場合には，視標と逆方向に動く背景や周辺の視野により生じるOKRも抑制される．視覚入力によるVORやOKRの抑制は，例えば先端にマチ針をつけた割り箸を口にくわえ，マチ針を注視しながら頭部を左右に振った時の眼球運動に現れる．

　このように，何らかの理由により頭部運動に対するVORが不適切になると，OKRをはじめとする視覚入力作動性の眼球運動が協調して働くことにより一時的に視野を安定化させる．さらにその状態が長く続く場合には，学習によりVORの特性を変化させる

3. 様々な反射性眼球運動適応学習

　例えば眼鏡を新調して視野の倍率がそれまでと変わってしまった場合，あるいは乗り物に乗っているとき周囲のものが自分と一緒に揺れるような場合には，頭部が動いた時に現在機能しているVORが働くと視野がブレてしまう事態が長く続くことが想定できる．前庭入力によりVORが働くことで，視野が不安定になる，つまり前庭刺激と視覚刺激との間にミスマッチが生じた場合，かつその刺激が繰り返し与えられるシチュエーションでは，VORは視覚刺激を用いて長期的に回路の特性を適応的に変化させることで，状況に柔軟に対応するメカニズムを有している．このように同一の

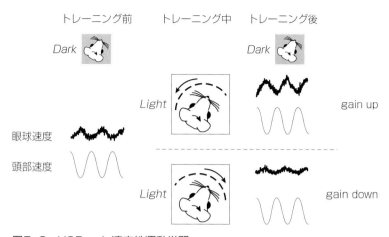

図5-3. VOR gain適応性運動学習.
　トレーニング前後は，暗闇でVORを計測し，比較する．トレーニング中
は視覚―前庭逆位相刺激（gain upを誘導），あるいは視覚―前庭同位相
刺激（gain downを誘導）を明所で繰り返し呈示する.

　刺激を繰り返し与えることで，誤差信号を減少させ，運動出力を目標軌道に近づける
プロセスは運動学習と呼ばれ，VORだけでなく，OKRあるいは他の眼球運動にも同
様のプロセスが観察される．VOR，OKRは比較的単純な運動系でありながら，他の
複雑な運動系と同様に，トレーニングによりその動特性を適応的に変化させる運動学
習機能を有し，また前述した比較的シンプルな中枢制御機構と，多くの動物種で観察
される高い保存性，そして入出力の定量性の高さから，運動学習の基本メカニズムに
アプローチする優れた解析系として，実験動物を用いた多くの研究が行われている.
　OKRは眼球運動出力自体が刺激入力に影響する閉ループ系である．つまり網膜上
の視覚像がOKRを引き起こし，その出力により視覚像が減少するフィードバック系
である．一方，VORは出力がそれを引き起こす前庭入力に影響しない開ループ系で
あり，またVORを引き起こす前庭入力のみではVORは変化しない．視覚刺激を与え，
OKRが組み合わされるとそれがVOR回路の特性に変化を起こす.
　VORの適応的運動学習は，実験室レベルでより定量的な刺激を用いて再現するこ
とが可能である．実験室での水平性VORの適応性変化は，左右正弦波状の頭部回転に，
周囲に置いたランダムドットや縞模様の視覚刺激の回転を組み合わせることで誘発す
る．前庭刺激と逆位相の視覚刺激を数十分ないし数時間繰り返し与えるとVOR gain
は増加し，前庭刺激と同位相の視覚刺激を繰り返し与えると，VOR gainは減少する（図
5-3）.
　VOR運動学習にはgainを増減させる以外にも多くのバリエーションが存在する．
前庭刺激に対する視覚刺激速度の大きさは変えずにタイミングだけを様々に変えた視
覚―前庭競合刺激を与えると，短時間のトレーニングの後，VOR phaseの変化が生じ
る．興味深いことに，視覚刺激のタイミングを遅らせるトレーニングではVOR gainが
増加し，タイミングを早めるとVOR gainは減少する傾向を示す（ヒト[30,31]，マウス[25]）.
　Cross-axisトレーニングと呼ばれる刺激は，水平方向の頭部回転刺激に垂直方向の

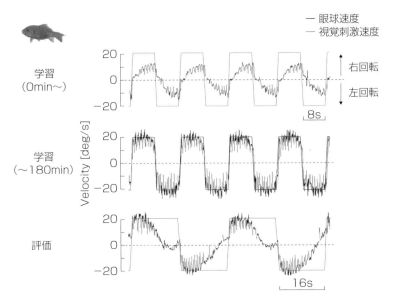

図5-4. キンギョにおける予測性OKR運動学習.
　　　左右方向交互に一定周期（この図の場合16秒）で矩形波状視覚速度刺
　　　激を与え続けると，学習前（上段）に比べ学習後（中段）は眼球運動が
　　　大きくなる．その後，より長い周期（この図の場合32秒）の視覚刺激
　　　を与えた場合（下段），OKRゲインが左右各半周期において数秒前から
　　　急速に減少しはじめる．周期同調とも呼ばれる.
　　　（Miki S, Baker R, Hirata Y.: Cerebellar Role in Predictive Control of
　　　Eye Velocity Initiation and Termination. J Neurosci 2018; 38: 10371–
　　　10383.より改変）

視覚刺激，あるいはその逆の組み合わせで視覚—前庭刺激を与えるものである[14, 46, 47].
前者の場合，数時間のトレーニング後，水平方向の頭部回転運動に対し，通常は生じ
ることのない垂直性のVORが誘発されるようになる．この適応学習は，VOR制御系
が持つ空間座標変換機能が顕在化したものと考えられる．すなわち，感覚受容器であ
る左右の三半規管の形成する面が，効果器である6つの外眼筋の収縮・伸張方向と完
全に一致していないため，半規管で検出された三次元空間内の頭部運動に対して視覚
刺激に合わせた適切な眼球運動を生成するために，座標変換を行なっている．これら
の人工的な刺激を用いた運動学習パラダイムは，システムが潜在的に持つ学習能力を
顕在化させ得る.
　　実験室での水平性OKR gain 単独の適応学習は，動物の周囲に置いたランダムドッ
トや縞模様の視覚刺激を左右正弦波状に持続的に回転させることで誘発する[22].ト
レーニングパラダイムによっては，視覚刺激の数秒前に目を動かし始める予測性
OKRが生じることも明らかになっている（図5-4）.Mikiらは，キンギョを用いて左
右方向交互に一定周期で矩形波状速度刺激を与え続けると，その後より長い周期の視
覚刺激を与えた場合に，視覚刺激が向きを変える数秒前から眼の動きを減速し始める
周期同調という現象が顕れることを報告した[39].この現象は，視覚刺激方向の切り替
わりタイミングを予測し，視界のブレを少なくするための運動学習の一種と考えられ

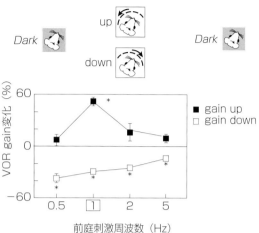

図5-5. VOR gain運動学習の汎化.
　トレーニング前に異なる4つの周波数の前庭刺激で
VORを計測し，1Hzの視覚―前庭刺激で30分間の
トレーニングを行なった後，再び4つの周波数の前
庭刺激でVORを計測した．Gain up学習では，トレ
ーニング時の刺激に用いた周波数（1Hz）でのみ有
意なgain変化が生じたのに対し，gain down学習で
はトレーニング周波数以外の刺激周波数でも有意な
gain変化が生じた.
＊：p<0.01.
（Kimpo RR, Boyden ES, Katoh A, Ke MC, Raymond
JL.: Distinct patterns of stimulus generalization of
increases and decreases in VOR gain. J Neurophysi-
ol 2005; 94: 3092-3100.より改変）

　る．このような運動学習は，球技における選手の反応など，随意運動系では対応でき
ないような速い反応に対して，過去の感覚情報や経験に基づき予測性に運動を制御す
るメカニズムとの関連が予想される.
　　トレーニング時の条件と異なる条件下でも学習効果が得られることを汎化と呼ぶ.
VORの短期的学習では，VOR gain downの学習後にはトレーニングで用いた視覚-
前庭競合刺激の周波数以外の前庭刺激に対して学習の汎化が起こるのに対し，VOR
gain upの学習後ではトレーニングで用いた視覚-前庭刺激の周波数でもっとも大きな
学習効果が得られ，その周波数から離れるほど学習効果が小さくなるという周波数選
択性を持つことが報告されている（図5-5）[27]．また，神経回路の共通性からOKRと
VORの単独学習の相互作用も予想されるが，肯定的な結果と否定的な結果が共に報
告されており[13, 16, 33]，統一見解は得られていない.

4. 反射性眼球運動適応学習の神経基盤

（1）責任部位―小脳と前庭神経核―

　　VOR，OKR共に，適応的運動学習の誘導には視覚刺激を必要とすることから，運
動学習の責任部位は何らかの視覚系情報を参照できる場所でなければならない．図5-
2および図5-6に示したVORおよびOKRを制御する神経回路に基づき，これら反射
性眼球運動の運動学習の場は小脳あるいは前庭神経核にあることが予想される.
VOR，OKRのgain変化について，Itoらは，視野のブレを誤差信号として小脳プル
キンエ細胞にフィードバックし，平行線維―プルキンエ細胞間シナプスの伝達効率を
変えることでVOR出力を適応的に変化させるモデルを提唱した[20]．一方，Miles,
LisbergerらはVOR，OKRに共通する主経路にある前庭神経核が運動学習の責任部
位であると提唱した[40].
　　小脳の中でも，視覚・前庭入力を受け，前庭神経核に出力する片葉部を除去すると，

VORの初期特性には大きな変化はみられないが，VORの運動学習は起こらなくなる[3, 22, 34, 41, 48]．小脳皮質出力細胞であるプルキンエ細胞が脱落した自然突然変異マウス*lurcher*も，VORおよびOKRの運動学習が障害されている[24]．ちなみに，片葉と同様に頭部運動に関する入力を受ける前庭小脳虫部を取り除いてもVOR運動学習は成立する[9]．いずれにしても，反射性運動学習のトレーニング前に小脳片葉部の切除あるいは不活化を行なうと学習ができなくなることから，学習の場が失われたのか学習を引き起こすトリガーとなるシグナルの供給源が消失したのかは判断しにくいが，反射性眼球運動学習における小脳の必要性についてはほぼ共通認識が得られている．

(2) 可塑性メカニズム―LTDとLTP―

苔状線維を介して伝達される感覚信号(VORなら前庭感覚信号，OKRなら視覚信号)が，小脳顆粒細胞軸索である平行線維を経由してプルキンエ細胞に入力するとき，同じプルキンエ細胞にシナプスを形成している登上線維から同時に入力があると，平行線維―プルキンエ細胞間のシナプス伝達効率が低下する(図5-6)．この長期抑圧(long-term depression：LTD)と呼ばれるシナプス可塑性は，MarrとAlbusの理論的研究によって予想され[1, 36]，Ito, Kano, Hiranoらによって実験的に証明されてきた[11, 17, 20]．また，近年遺伝子変異マウスを用いた研究により，LTDに関わる様々な分子が同定されてきた[12]．

上述の通り，VORおよびOKRの運動学習は小脳依存性であり，このような小脳依存的な運動学習をサポートする基本メカニズムの1つとして，平行線維―プルキンエ細胞間シナプスのLTDが提唱されている．登上線維は各種のエラー信号の情報を伝達することが報告されており[15, 54]，登上線維入力をトリガーとするシナプス可塑性であるLTDは，運動出力が目標軌道からずれている場合にそのエラー信号を引き金に運動出力を改善する運動学習メカニズムとして，理に適っているといえる．事実，LTD不全をきたす動物や，登上線維を失った動物がVORあるいはOKR運動学習障害を示す多くの研究結果が報告されている[10, 22~24, 29, 52]．さらにこのLTDモデルは，VOR，OKR以外の多くの運動学習に適用されることになった．瞬目条件反射学習，トレッドミル歩行などを用いた研究結果は，様々な小脳依存的運動学習におけるLTDの重要性をサポートしている[28, 51, 59]．

L7-PKCiと名付けられたトランスジェニックマウスは，プルキンエ細胞選択的にプロテインキナーゼCが不活化しており，平行線維―プルキンエ細胞間シナプスのLTDを欠如する．このマウスに水平性の視覚―前庭逆位相刺激を1時間与えてトレーニングすると，予想通りVOR gainは増加しなかった[10]．しかし，同様の刺激を1日1.5時間，8日間繰り返したところ（トレーニング中以外は暗所で飼育），野生型マウスほどではないが，トレーニング前と比べ有意に変化した[57]．サルを用いた研究では，LTD誘導に必須である登上線維入力パターンが消失している条件下でVOR gainの適応的変化が生じることがわかっている[26]．

平行線維―プルキンエ細胞間シナプスでは，LTDだけでなく，長期増強(long-term potentiation：LTP)と呼ばれるシナプス伝達効率の亢進も生じることがわかっている．登上線維入力がない場合，平行線維―プルキンエ細胞間シナプスではLTPが生じ

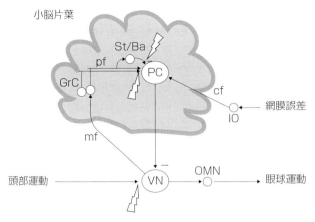

小脳片葉

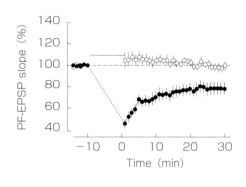

図5-6．VOR制御回路と小脳平行線維―プルキンエ細胞間シナプス長期抑圧．
（左）VOR制御の主回路に対する小脳の側副路を示したもの．苔状線維・平行線維を介した前庭信号と登上線維が運ぶ網膜誤差信号がプルキンエ細胞に同時に入力すると，平行線維―プルキンエ細胞間のシナプス伝達効率が減弱する．他に抑制性介在神経細胞―プルキンエ細胞間，あるいは前庭神経―前庭神経核間シナプスでの可塑性の関与が想定される．（右）マウス小脳切片を用いた平行線維・登上線維同時刺激による平行線維―プルキンエ細胞間シナプスの長期抑圧（●）．登上線維刺激のみの場合，シナプス伝達効率は変化しない（〇）．
（Shibuki K, Gomi H, Chen L, Bao S, Kim JJ, Wakatsuki H, Fujisaki T, Fujimoto K, Katoh A, Ikeda T, Chen C, Thompson RF, Itohara S.: Deficient cerebellar long-term depression, impaired eyeblink conditioning, and normal motor coordination in GFAP mutant mice. Neuron 1996; 16: 587-599.より改変）
cf：登上線維，GrC：小脳顆粒細胞，IO：下オリーブ核，mf：苔状線維，OMN：外眼筋運動神経核，PC：プルキンエ細胞，pf：平行線維，St/Ba：星状/籠状細胞，VN：前庭神経核

る[8,32]．正弦波状の頭部運動と視覚刺激を組み合わせたVOR gainを増加させるトレーニングでは，同側方向への頭部運動時に登上線維入力が起こるため，同側方向への頭部運動時に発火する平行線維―プルキンエ細胞間シナプスにLTD，反対側方向への頭部運動時に発火する平行線維―プルキンエ細胞間シナプスにLTPが起こると考えることができる．VOR gainを減少させるトレーニング中では，逆のパターンとなる．平行線維―プルキンエ細胞間シナプスのLTPには前シナプス性のものと後シナプス性のものがある．したがって，これらLTDとLTPは厳密な逆過程ではなく，いずれか一方が他方をマスクする形で作用する可能性がある[4,5]．

　Schonewilleらは，LTDが障害されているにもかかわらずVOR gain-upの適応学習が正常マウスと変わらない遺伝子変異マウスがいることから，VOR運動学習メカニズムの本体はLTDではなくLTPである可能性があると報告した[50]．他にも，プルキンエ細胞の脱分極により，共に小脳皮質の抑制性介在ニューロンの1つである星状細胞ならびに籠状細胞とプルキンエ細胞間の抑制性シナプス伝達の効率を持続的に増強するリバウンド増強と呼ばれる可塑性の阻害に伴うVOR適応学習障害も報告されている[56]．ただし，上述のLTD不全マウスも含め，生まれつき特定の遺伝子を欠損させた場合，LTDのみならず，神経回路形成に由来する他の潜在的な特性変化，あるいはその補償的変化が運動学習に影響を与えている可能性を否定できない．

　Kakegawaらは，光遺伝学をマウスに応用し，黄色光を照射したときにのみプルキンエ細胞上のシナプスのグルタミン酸受容体のエンドソームへの取り込みが可逆的に

阻害されるマウスを作製した[21]. このマウスの小脳スライスでは，黄色光照射時のみLTDが阻害され，他の特性に変化は起こらない. また通常通り飼育すれば神経回路形成は正常マウスと変わらない. このマウスを用いて，トレーニング時のみ片葉部黄色光照射によりLTDを阻害すると，VOR gain upおよびOKR運動学習が障害された. 興味深いことに，このマウスは黄色光照射下でもVOR gain downの学習は野生型マウスと差がなかった. 神経回路形成に影響を与えることなく，また他のシナプス特性も正常な状況下でLTDを光で直接的かつ可逆的に阻害したこれらの結果は，少なくともOKRおよびVOR gain upの運動学習の神経基盤が小脳平行線維―プルキンエ細胞間シナプスのLTDであることを強くサポートすると同時に，同じVOR gainの適応性変化であっても，変化の方向（増加か減少か）により異なるメカニズムが働いていることを示した. VOR gain downについては，小脳片葉部から前庭神経核への入力をトリガーとするシナプス可塑性が関与する可能性も示唆されている[5].

　LTD以外のシナプス可塑性が反射性眼球運動学習に関与する可能性が皆無であるかどうかについてはまだ議論の余地があるが，あえて現在までの知見を整理するとすれば，VOR，OKRのgain upの短期学習には小脳平行線維―プルキンエ細胞間シナプスのLTDが必要である一方，長期学習あるいはVOR gain downの学習には必ずしもLTDが必要でない可能性がある. 仮に一要因が消失した際でも致命傷とならないバックアップシステムが構築されているのかもしれない.

（3）細胞ごとの特性―LTDとLTD―

　小脳は他の脳部位と比較して，非常に均一な構造をとっており，細胞の種類も限られている. 小脳は複数の葉に分かれているが，どの葉の断面をみても，限られた種類の神経細胞が金太郎あめのように同一の層構造を繰り返している. 1個のプルキンエ細胞に対しては，数百〜数千の平行線維入力と1本の登上線維入力があり，どの領域であってもこの基本ユニットは変わらない. そのため従来から，シナプス可塑性をはじめとする機能的な意味でも小脳は均一であると考えられてきた. 最近になり，一見均質な小脳内でも，領域毎に同じシナプス可塑性を異なるルールで発動させることで，十数msから数百msまでの幅広いフィードバックによる誤差修正など多彩な状況変化に対応する能力を保有することが報告された.

　平行線維―プルキンエ細胞間シナプスのLTDが生じるには，局所的なカルシウム濃度の上昇が必要である[49, 58]. 登上線維入力はプルキンエ細胞に対して強い脱分極刺激となり，電位依存性カルシウムチャネルを介して樹状突起内に大きなカルシウム濃度上昇を引き起こす. LTDが起こりうるカルシウム濃度の上昇は，登上線維入力の周辺数十ないし200 ms程度続く. 平行線維を介した感覚入力（VOR適応学習の場合前庭入力に該当）と，登上線維を介した誤差信号との時間的ずれは，200 ms以内であれば，LTD誘導を成立させることになる.

　Suvrathanらは，先行研究でよく用いられてきた小脳虫部の脳切片に加えて，小脳の中でも入出力が前庭刺激および眼球運動に限られているマウス片葉の脳切片を作製し，様々な条件下でLTD誘発を試みた[55]. すると，虫部の脳切片では，平行線維入力と登上線維入力との間に0〜150 msのタイミングのずれがあってもLTDが生じた

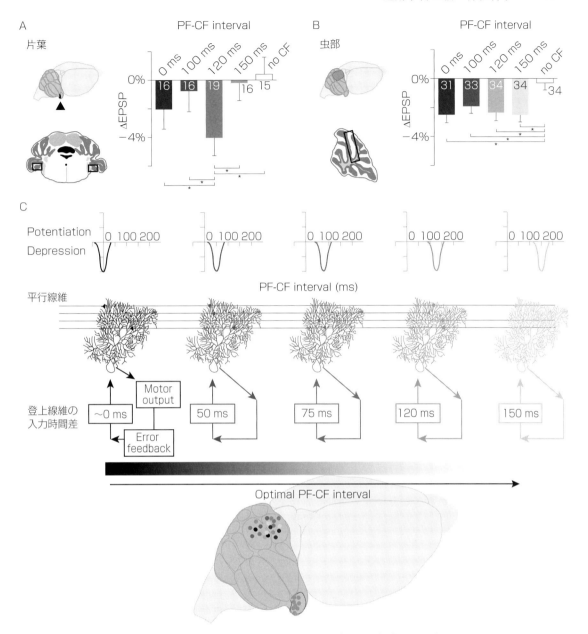

図5-7　LTD誘導に必要な平行線維─登上線維入力のタイミングと小脳部位による違い.
　（A）小脳片葉部においてLTDを生じさせる平行線維─登上線維入力のタイミング．（B）小脳虫部において
LTDを生じさせる平行線維─登上線維入力のタイミング．（C）固有の時間窓によるチューニング特性を持つ
個々のプルキンエ細胞のLTD発動ルールと，小脳部位によるチューニング特性から見た均一度の違い.
（Suvrathan A, Payne HL, Raymond JL.: Timing Rules for Synaptic Plasticity Matched to Behavioral Function. Neuron 2016; 92: 959-967.より改変）

のに対し，片葉でLTDを誘発するためには，平行線維入力後，ほぼ正確に120 ms後
の登上線維入力が必要であり，タイミングが20 msずれるだけで可塑性が生じないこ
とが明らかとなった（図5-7）．非麻酔下のサル片葉を用いた*in vivo*の実験でも同様

の結果が得られた.

　さらに興味深いことに, 同じ領域の個々のプルキンエ細胞について, LTD発動に要する登上線維入力のタイミングを検証した結果, 片葉部, 虫部共に個々の細胞はそれぞれ固有の限られた短時間のチューニング特性を示した. 広い時間窓のチューニング特性を示した小脳虫部では, 異なる時間窓のチューニング特性を示すプルキンエ細胞が混在していたのに対し, 片葉部では120 msのチューニング特性を持つプルキンエ細胞がほとんどであった.

　なぜこのような多様性とその選択が行われるかについては明らかになっていないが, 一見単純と思われる小脳依存的な運動学習にもシグナル入力の厳密性の違いによるタイプがあり, 経験依存的に取捨選択される可能性が考えられる.

5. 記憶のメカニズム

　いったん獲得した運動学習は, ある一定期間維持され, 必要な時に発現することができると考えられる. このプロセスは運動「記憶」といえる. 例えば, はじめはうまく自転車に乗れなくても, 練習を繰り返すことで転ばないようになり, また一度覚えたら, 長期間乗らないでいても, 今度はすぐに乗ることができるようになる. 反射性眼球運動にも, このような運動記憶のプロセスがあることが報告されている.

　VOR, OKRの運動学習獲得に小脳が必須であることは前節で述べた. VOR短期的学習後, 両側片葉を薬理学的に抑制すると, 獲得したVOR gain変化が全て失われたという報告[37, 42]と, 一部しか失われないという報告[45]がある. Boyden, Katohらは, 通常であれば3時間以上持続する小脳平行線維—プルキンエ細胞シナプスにおけるLTDが, 正常に誘発されるものの90分後には刺激前のシナプス伝達効率に戻ってしまうカルシウムカルモジュリン依存性タンパク質キナーゼ4型（CaMKIV）遺伝子欠失マウス[19]において, 通常であれば24時間後に80%以上保持されている短期トレーニングにより獲得されるVOR gain-upの運動学習が50%以上消失してしまうことを明らかにした（図5-8）[6]. この結果は, 運動学習により獲得された学習効果の記憶が24時間の間小脳に保持され, またそのメカニズムは学習獲得と同様にLTDであることを示唆している. 興味深いことに, VOR記憶保持特性はトレーニング時の刺激周波数によっても異なり, またgain downの運動学習についてはCaMKIV遺伝子変異マウスと野生型マウスとの間に記憶保持特性の差はなかった.

　一方, OKR適応学習の記憶保持特性についても報告がある[53]. 野生型マウスに正弦波状の視覚刺激を1時間持続的に与えるトレーニングを行うと, OKR gainが増加する. このトレーニングを5日間毎日行うと, 最終日のトレーニング開始前のOKR gainは初日に比べて有意に増加しており, またこの後同様に1時間のトレーニングを行うと, 短期の学習が生じ, OKR gainは更に増加した. 短期と長期の学習の記憶の貯蔵部位を同定するために, 最終日の1時間のトレーニングが終了した後に, 神経伝達を一時的にブロックするナトリウムイオンチャネルブロッカーの1つ, リドカインを両側小脳片葉に局所投与すると, その日の短期の学習によって生じたOKR gainの増加は消失したが, 4日間のトレーニングの結果生じた長期の学習で増加したOKR

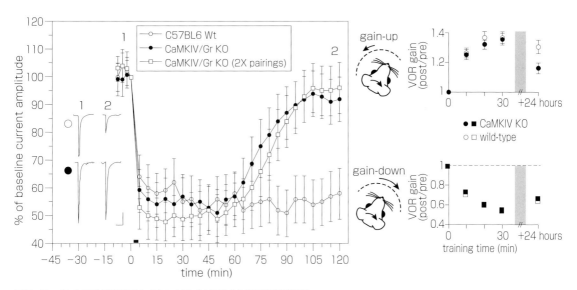

図5-8. CaMKIV遺伝子欠損マウスのLTDとVOR運動学習.
（左）カルシウムカルモジュリン依存性タンパク質キナーゼ4型（CaMKIV）遺伝子欠失マウスは, 平行線維―
プルキンエ細胞間シナプスの後期LTD障害を示す.
(Ho N, Liauw JA, Blaeser F, Wei F, Hanissian S, Muglia LM, Wozniak DF, Nardi A, Arvin KL, Holtzman
DM, Linden DJ, Zhuo M, Muglia LJ, Chatila TA.: Impaired synaptic plasticity and cAMP response
element-binding protein activation in Ca²⁺/Calmodulin-dependent protein kinase type IV/Gr-deficient mice.
J Neurosci 2000; 20: 6459-6472.)
（右）このマウスはトレーニングにより獲得したVOR gain upの運動学習記憶が24時間後に半減する.
（Boyden ES, Katoh A, Raymond JL.: Cerebellum-dependent learning: the role of multiple plasticity mecha-
nisms. Annu Rev Neurosci 2004; 27: 581-609.より改変）

gainには影響がなかった. この結果は, 時間単位で生じる短期の学習の記憶は小脳片
葉に貯えられているが, 長期運動学習の記憶は小脳皮質以外の部位に貯えられている
ことを示唆する. OKRの短期学習の記憶保持については, 前述のOKR予測性適応学
習においても類似の結果が報告されている（学習後の小脳切除により獲得した予測性
の成分変化のみ消失）[39]. また, 正弦波状の視覚刺激を800周期分与えるOKR運動学
習では, 休みなくトレーニングを行なうと, 学習後小脳片葉へのリドカイン投与で
OKR gain増加が消失したのに対し, トレーニングを4回に分け, それぞれ1時間の
インターバルをおいた場合は, 学習後リドカインを片葉に投与しても学習効果は消失
しなかった[43]. この結果は, 分散学習により小脳片葉で獲得された学習は, 速やかに
別のところに移行し, 記憶の固定化が起こることを示唆している.
　他にも, VOR運動学習後に小脳片葉の活動を抑制した場合には, 長期的に学習さ
れた水平性VORには影響がないという報告[35]と, 垂直性VORの場合には, 長期的に
学習されたゲインのうち一部が失われるという報告がある[44].

おわりに
　本章では, 前庭動眼反射VORならびに視運動性眼球反応OKRという2つの反射性
眼球運動について, その特性と相互作用について解説した. スペースの都合で解説で

きなかった他の反射性眼球運動（一部の輻輳および生理的眼振など），6 章で解説される随意性眼球運動と合わせ，目の動きは視覚情報の獲得のみならず私たちの日常の身体運動の調節に非常に重要な役割を担っている．また，トレーニングを繰り返すことで，運動出力をより正確かつスムーズに変化させるプロセスである運動学習とそれを一定期間維持する運動記憶について，運動系の中でも比較的制御機構がシンプルな反射性眼球運動からのアプローチは，より複雑な運動系の運動学習・記憶の基盤となるものであり，今後効率的なスポーツ選手のパフォーマンス向上や運動機能障害におけるリハビリテーションという形での貢献が期待される．

［加藤　明］

［文　献］

1) Albus J.: A theory of cerebellar function. Mathematical Biosciences 10: 25-61, 1971.

2) Bahill AT, LaRitz T.: Why can't batters keep their eyes on the ball? American Scientist 72: 249-253, 1984.

3) Barmack NH, Pettorossi VE.: Effects of unilateral lesions of the flocculus on optokinetic and vestibuloocular reflexes of the rabbit. J Neurophysiol 53: 481-496, 1985.

4) Boyden ES, Raymond JL.: Active reversal of motor memories reveals rules governing memory encoding. Neuron 39: 1031-1042, 2003.

5) Boyden ES, Katoh A, Raymond JL.: Cerebellum-dependent learning: the role of multiple plasticity mechanisms. Annu Rev Neurosci 27: 581-609, 2004.

6) Boyden ES, Katoh A, Pyle JL, Chatila TA, Tsien RW, Raymond JL.: Selective engagement of plasticity mechanisms for motor memory storage. Neuron 51: 823-834, 2006.

7) Buttner N, Geschwind D, Jen JC, Perlman S, Pulst SM, Baloh RW.: Oculomotor phenotypes in autosomal dominant ataxias. Arch Neurol 55: 1353-1357, 1998.

8) Coesmans M, Weber JT, De Zeeuw CI, Hansel C.: Bidirectional parallel fiber plasticity in the cerebellum under climbing fiber control. Neuron 44: 691-700, 2004.

9) Cohen H, Cohen B, Raphan T, Waespe W.: Habituation and adaptation of the vestibuloocular reflex: a model of differential control by the vestibulocerebellum. Exp Brain Res 90: 526-538, 1992.

10) De Zeeuw CI, Hansel C, Bian F, Koekkoek SK, van Alphen AM, Linden DJ, et al.: Expression of a protein kinase C inhibitor in Purkinje cells blocks cerebellar LTD and adaptation of the vestibulo-ocular reflex. Neuron 20: 495-508, 1998.

11) Ekerot CF, Kano M.: Long-term depression of parallel fibre synapses following stimulation of climbing fibres. Brain Res 342: 357-360, 1985.

12) Evans GJ.: Synaptic signalling in cerebellar plasticity. Biol Cell 99: 363-378, 2007.

13) Faulstich BM, Onori KA, du Lac S.: Comparison of plasticity and development of mouse optokinetic and vestibulo-ocular reflexes suggests differential gain control mechanisms. Vision Res 44: 3419-3427, 2004.

14) Fukushima K, Sato T, Fukushima J, Kurkin S.: Cross axis VOR induced by pursuit training in monkeys: further properties of adaptive responses. Arch Ital Biol 138: 49-62, 2000.

15) Gilbert PF, Thach WT.: Purkinje cell activity during motor learning. Brain Res 128: 309-328, 1977.

16) Gong Q, Blazquez PM, Hirata Y, Highstein SM.: Changes in vertical optokinetic responses following VOR adaptation in the squirrel monkey. 33rd Soc Neurosci Abstr 2003.

17) Hirano T.: Effects of postsynaptic depolarization in the induction of synaptic depression between a granule cell and a Purkinje cell in rat cerebellar culture. Neurosci Lett 119: 145-147, 1990.

18) Hirata Y, Nishiyama J, Kinoshita S.: Detection and prediction of drowsiness by reflexive eye movements. Conf Proc IEEE Eng Med Biol Soc 2009: 4015-4018, 2009.

19) Ho N, Liauw JA, Blaeser F, Wei F, Hanissian S, Muglia LM, Wozniak DF, Nardi A, Arvin KL, Holtzman DM, Linden DJ, Zhuo M, Muglia LJ, Chatila TA.: Impaired synaptic plasticity and cAMP response element-binding protein activation in Ca2+/calmodulin-dependent protein kinase type IV/Gr-deficient mice. J Neurosci 20: 6459-6472, 2000.

20) Ito M.: Cerebellar control of the vestibulo-ocular reflex--around the flocculus hypothesis. Annu Rev Neurosci 5: 275-296, 1982.

21) Kakegawa W, Katoh A, Narumi S, Miura E, Motohashi J, Takahashi A, Kohoda K, Fukazawa Y, Yazaki M, Matsuda S.: Optogenetic Control of Synaptic AMPA Receptor Endocytosis Reveals Roles of LTD in Motor Learning. Neuron 99: 985-998 e986, 2018.

22) Katoh A, Kitazawa H, Itohara S, Nagao S.: Dynamic characteristics and adaptability of mouse vestibulo-ocular and optokinetic response eye movements and the role of the flocculo-olivary system revealed by chemical lesions. Proc Natl Acad Sci U S A 95: 7705-7710, 1998.

23) Katoh A, Kitazawa H, Itohara S, Nagao S.: Inhibition of nitric oxide synthesis and gene knockout of neuronal nitric oxide synthase impaired adaptation of mouse optokinetic response eye movements. Learn Mem 7: 220-226, 2000.

24) Katoh A, Yoshida T, Himeshima Y, Mishina M, Hirano T.: Defective control and adaptation of reflex eye movements in mutant mice deficient in either the glutamate receptor delta2 subunit or Purkinje cells. Eur J Neurosci 21: 1315-1326, 2005.

25) Katoh A, Chapman PJ, Raymond JL.: Disruption of learned timing in P/Q calcium channel mutants. PLoS One 3: e3635, 2008.

26) Ke MC, Guo CC, Raymond JL.: Elimination of climbing fiber instructive signals during motor learning. Nat Neurosci 12: 1171-1179, 2009.

27) Kimpo RR, Boyden ES, Katoh A, Ke MC, Raymond JL.: Distinct patterns of stimulus generalization of increases and decreases in VOR gain. J Neurophysiol 94: 3092-3100, 2005.

28) Koekkoek SK, Hulscher HC, Dortland BR, Hensbroek RA, Elgersma Y, Ruigrok TJ, De Zeeuw CI.: Cerebellar LTD and learning-dependent timing of conditioned eyelid responses. Science 301: 1736-1739, 2003.

29) Kono M, Kakegawa W, Yoshida K, Yuzaki M.: Interneuronal NMDA receptors regulate long-term depression and motor learning in the cerebellum. J Physiol 597: 903-920, 2019.

30) Kramer PD, Shelhamer M, Zee DS.: Short-term adaptation of the phase of the vestibulo-ocular reflex (VOR) in normal human subjects. Exp Brain Res 106: 318-326, 1995.

31) Kramer PD, Shelhamer M, Peng GC, Zee DS.: Context-specific short-term adaptation of the phase of the vestibulo-ocular reflex. Exp Brain Res 120: 184-192, 1998.

32）Lev-Ram V, Mehta SB, Kleinfeld D, Tsien RY.: Reversing cerebellar long-term depression. Proc Natl Acad Sci U S A 100: 15989–15993, 2003.

33）Lisberger SG, Miles FA, Optican LM, Eighmy BB.: Optokinetic response in monkey: underlying mechanisms and their sensitivity to long-term adaptive changes in vestibuloocular reflex. J Neurophysiol 45: 869–890, 1981.

34）Lisberger SG, Miles FA, Zee DS.: Signals used to compute errors in monkey vestibuloocular reflex: possible role of flocculus. J Neurophysiol 52: 1140–1153, 1984.

35）Luebke AE, Robinson DA.: Gain changes of the cat's vestibulo-ocular reflex after flocculus deactivation. Exp Brain Res 98: 379–390, 1994.

36）Marr D.: A theory of cerebellar cortex. J Physiol 202: 437–470, 1969.

37）McElligott JG, Beeton P, Polk J.: Effect of cerebellar inactivation by lidocaine microdialysis on the vestibuloocular reflex in goldfish. J Neurophysiol 79: 1286–1294, 1998.

38）McGarvie LA, MacDougall HG, Halmagyi GM, Burgess AM, Weber KP, Curthoys IS.: The Video Head Impulse Test (vHIT) of Semicircular Canal Function - Age-Dependent Normative Values of VOR Gain in Healthy Subjects. Front Neurol 6: 154, 2015.

39）Miki S, Baker R, Hirata Y.: Cerebellar Role in Predictive Control of Eye Velocity Initiation and Termination. J Neurosci 38: 10371–10383, 2018.

40）Miles FA, Lisberger SG.: Plasticity in the vestibulo-ocular reflex: a new hypothesis. Annu Rev Neurosci 4: 273–299, 1981.

41）Nagao S.: Effects of vestibulocerebellar lesions upon dynamic characteristics and adaptation of vestibulo-ocular and optokinetic responses in pigmented rabbits. Exp Brain Res 53: 36–46, 1983.

42）Nagao S, Kitazawa H.: Effects of reversible shutdown of the monkey flocculus on the retention of adaptation of the horizontal vestibulo-ocular reflex. Neuroscience 118: 563–570, 2003.

43）Okamoto T, Endo S, Shirao T, Nagao S.: Role of cerebellar cortical protein synthesis in transfer of memory trace of cerebellum-dependent motor learning. J Neurosci 31: 8958–8966, 2011.

44）Partsalis AM, Zhang Y, Highstein SM. Dorsal Y.: Group in the squirrel monkey. II. Contribution of the cerebellar flocculus to neuronal responses in normal and adapted animals. J Neurophysiol 73: 632–650, 1995.

45）Pastor AM, de la Cruz RR, Baker R.: Cerebellar role in adaptation of the goldfish vestibuloocular reflex. J Neurophysiol 72: 1383–1394, 1994.

46）Peterson BW, Baker JF, Houk JC.: A model of adaptive control of vestibuloocular reflex based on properties of cross-axis adaptation. Ann N Y Acad Sci 627: 319–337, 1991.

47）Quinn KJ, Helminski JO, Didier AJ, Baker JF, Peterson BW.: Changes in sensitivity of vestibular nucleus neurons induced by cross-axis adaptation of the vestibulo-ocular reflex in the cat. Brain Res 718: 176–180, 1996.

48）Rambold H, Churchland A, Selig Y, Jasmin L, Lisberger SG.: Partial ablations of the flocculus and ventral paraflocculus in monkeys cause linked deficits in smooth pursuit eye movements and adaptive modification of the VOR. J Neurophysiol 87: 912–924, 2002.

49）Safo P, Regehr WG.: Timing dependence of the induction of cerebellar LTD. Neuropharmacology 54: 213-218, 2008.

50）Schonewille M, Gao Z, Boele HJ, Veloz MF, Amerika WE, Simek AA, De Jeu MT, Steinberg JP, Takamiya K, Hoebeek FE, Linden DJ, Huganir RL, De Zeeuw CI.: Re-evaluating the role of LTD in cerebellar motor learning. Neuron 70: 43-50, 2011.

51）Shibuki K, Gomi H, Chen L, Bao S, Kim JJ, Wakatsuki H, Fujisaki T, Fujimoto K, Katoh A, Ikeda T, Chen C, Thompson RF, Itohara S.: Deficient cerebellar long-term depression, impaired eyeblink conditioning, and normal motor coordination in GFAP mutant mice. Neuron 16: 587-599, 1996.

52）Shutoh F, Katoh A, Kitazawa H, Aiba A, Itohara S, Nagao S.: Loss of adaptability of horizontal optokinetic response eye movements in mGluR1 knockout mice. Neurosci Res 42: 141-145, 2002.

53）Shutoh F, Ohki M, Kitazawa H, Itohara S, Nagao S.: Memory trace of motor learning shifts transsynaptically from cerebellar cortex to nuclei for consolidation. Neuroscience 139: 767-777, 2006.

54）Simpson JI, Alley KE.: Visual climbing fiber input to rabbit vestibulo-cerebellum: a source of direction-specific information. Brain Res 82: 302-308, 1974.

55）Suvrathan A, Payne HL, Raymond JL.: Timing Rules for Synaptic Plasticity Matched to Behavioral Function. Neuron 92: 959-967, 2016.

56）Tanaka S, Kawaguchi SY, Shioi G, Hirano T.: Long-term potentiation of inhibitory synaptic transmission onto cerebellar Purkinje neurons contributes to adaptation of vestibulo-ocular reflex. J Neurosci 33: 17209-17220, 2013.

57）Van Alphen AM, De Zeeuw CI.: Cerebellar LTD facilitates but is not essential for long-term adaptation of the vestibulo-ocular reflex. Eur J Neurosci 16: 486-490, 2002.

58）Wang SS, Denk W, Hausser M.: Coincidence detection in single dendritic spines mediated by calcium release. Nat Neurosci 3: 1266-1273, 2000.

59）Yanagihara D, Kondo I.: Nitric oxide plays a key role in adaptive control of locomotion in cat. Proc Natl Acad Sci U S A 93: 13292-13297, 1996.

60）加藤明，吉田盛史，平野丈夫：小脳による運動制御・運動学習機構解明へ向けての分子遺伝学的アプローチ．脳の科学　25：571-578, 2003.

61）三浦健一郎：視運動性反応の機能と役割．体育の科学　65：857-861, 2015.

62）小林英人：末梢性前庭機能障害例における閉眼および開眼下の前庭動眼反射に関する臨床　診断学的研究．日本耳鼻咽喉科学会会報　91：1012-1022, 1988.

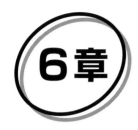

眼球運動（随意性眼球運動）における学習・記憶の神経基盤

　我々が日常的に行う動作やスポーツにおける運動技能は一朝一夕に獲得できるわけではなく，繰り返しの練習によって時間をかけて身につけられものである．運動の遂行能力は練習や経験を通して向上し，この運動学習の過程は中枢から末梢神経系における適応的な変化に基づいていると考えられている．運動学習を導くために必要不可欠となるのが，教師信号とよばれる運動の誤差信号である．運動の結果によって生じる誤差信号はフィードバックから得られる感覚信号として入力され，その誤差情報を基に運動指令を修正するシステムが脳内に存在する．基本的に，運動の学習には様々な動作において共通のメカニズムが関与すると考えられており，その重要な役割を果たしているのが小脳である．また，一概に誤差信号とはいわれるが，運動の特性や個々の感覚の違いによって入力される情報が異なるため，誤差信号を定量化することは容易ではなく，運動の誤差信号の種類によって関与する小脳の部位も異なってくる．そこで本稿で取り上げる視覚眼球運動系に着目すると，感覚入力としての視覚情報が比較的定量化しやすく，運動学習のメカニズムを研究する上で有効な運動モデルとされている．例えば，動く視覚対象を継続的に眼で捉える際には，随意性の滑らかな眼球運動（滑動性追跡眼球運動，以下smooth pursuit）が発現し，この運動の発現と学習には網膜から入力する視覚情報が重要な役割を果たしている．これまで小脳における運動学習のメカニズムについては分子レベルから制御システムに至るまで多くの研究が成されている．しかし，学習に働く誤差信号の小脳に至る入力経路とその学習機能に着目した研究は少ない．本稿では，随意性のsmooth pursuitを運動モデルとした小脳入力系に着目し，その運動学習・記憶の神経基盤について概説する．

1．smooth pursuitの特性とメカニズム

　smooth pursuitは網膜に中心窩を持つヒトやチンパンジー　サルなど比較的大型の霊長類に特異的にみられる随意性の眼球運動で，中心窩視を必要としない反射性の眼球運動とは神経機構が異なる眼球運動である[11]．さらに，霊長類は両眼が顔の前面に位置していることで両眼視機能が発達しており，げっ歯類など他の哺乳類に比べて奥行きも含めた高いsmooth pursuitの機能が備わっている．通常，ヒトやサルのsmooth pursuitは最大で40～50 deg/sの速度まで追跡可能といわれているが，多くの場合，視標の速度が30 deg/s以上になると，著しくゲイン（視標速度に対する眼球速度の割合）が低下する傾向にある[24]．Smooth pursuitの特徴を示す代表的な課題として，静止状態から一定速度で動く視標の追跡運動があり，これをstep-ramp

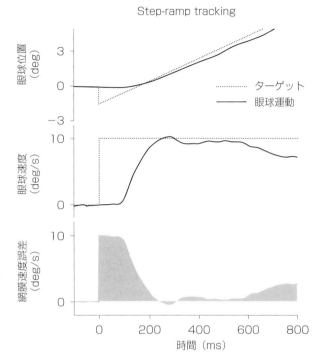

図6-1　Step-ramp trackingにおけるsmooth pursuit. 上から, 視標位置 (点線), 眼球位置 (実線), 視標速度 (点線), 眼球速度 (実線) および網膜速度誤差を示す.
(Ono S, Mustari MJ.: Response Properties of MST Parafoveal Neurons during Smooth Pursuit Adaptation. J Neurophysiol 116: 210-217, 2016より改変)

trackingとよぶ[28]. 図6-1はstep-ramp trackingにおける視標 (点線) と眼球 (実線) の位置と速度の軌跡を示す. この視覚刺激では, 視標がsmooth pursuitとは逆方向にstepした後に等速で動き始めるため眼球運動の潜時が代償され滑らかな (saccadesの混在しない) 立ち上がりが可能となり, 視覚刺激に対するpursuit潜時を適切に評価できる特徴を持つ. このstep-ramp trackingを用いた研究から, smooth pursuitの開始までには100～120 msの潜時が生じることが明らかにされている[4, 23]. 視標の速度とそれを追跡する眼球速度が完全に一致しない限り, 網膜中心窩における映像には速度誤差 (retinal slip) が生じ, この誤差量は視標の速度と眼球速度の差によって定量化することができる (図6-1, 下段). つまり, 視標が動き始めてから最初の100～120 msの間に生じるretinal slipの大きさ (速度) に基づいて脳内でsmooth pursuitの運動指令が構築され, 結果として視標速度に応じた眼球運動を発現させることができる. したがって, smooth pursuitの立ち上がり局面は, visuomotor transformation (視覚運動変換) の機能を反映すると考えられている[11, 13, 21].

　Smooth pursuitの発現に関与する神経回路として, まず, 視標の動き (visual motion) によって網膜上に生じる映像のブレ (retinal slip) が視細胞によって感受され, その信号が視神経を通して視床領域の一部である外側膝状体を経由し大脳皮質の一次視覚野に入力する. その後, 内側側頭視覚皮質 (middle temporal area：MT野), 内側上側頭視覚皮質 (medial superior temporal area：MST野) においてretinal slipの方向と速度に応じて選択的な運動検出が行われる. さらにMT, MST野の信号は前頭葉の前頭眼野 (frontal eye field: FEF) と交連性投射があり, 大脳皮質からの信号は橋核を介して小脳で構築された運動指令に基づき, 最終的に前庭神経核から外眼筋

運動神経核に投射され眼球運動が起きる[17, 19].

　一方で，網膜上に生じるretinal slipは，smooth pursuitの発現に働くと共に，smooth pursuitのゲインが最適でない場合には運動指令を修正するための誤差信号として働く．Smooth pursuitのゲインは生涯を通じて一定ではなく，要求される運動や視覚環境の違いにより適応的な変化が起こり得る．この適応現象は運動学習と呼ばれ，smooth pursuitの学習には小脳の片葉領域（floccular complex）と虫部（vermis）が関与することが明らかにされている[8, 31]．また，学習の過程に必要な誤差情報は，登上線維により小脳プルキンエ細胞へ入力され，学習の教師信号として働くと考えられている[1, 7, 14]．この運動学習のための誤差信号はsmooth pursuit発現の経路とは異なり，retinal slipの信号が網膜から視蓋前域にある視索核（the nucleus of the optic tract: NOT）に入力し，下オリーブ核から登上線維を経由して対側の小脳へ入力する[17]．また，NOTへの入力には大脳皮質のMT，MST野を介して入力する経路も存在する．このように網膜上で生じるretinal slipの信号は異なる経路を経て眼球運動の発現と学習に関連性を持つが，次の項では，それぞれの機能的な役割について言及する．

2.　運動学習における誤差信号の役割

　運動学習に関わる神経回路を理解するために，まず，smooth pursuitの際に生じる網膜速度誤差（retinal slip）の役割とその信号を司るNOTニューロンの活動特性に着目する．Smooth pursuitの運動学習を比較的短時間（short term adaptation）で誘発するための実験課題として，step-ramp trackingの視標速度が2段階に変化するdouble-step paradigmが用いられている[5, 9, 24, 26]．図6-2Aは，眼球速度を増加させるゲイン増加学習を示す．このパラダイムでは，左方向に移動するstep-rampの視標速度が10°/sから30°/sへ変化する．そのため，smooth pursuitの眼球速度があたかも小さ過ぎて視標から遅れてしまったような視覚誤差を作り出すことができる．図6-2Aの上段は学習課題100試行中，最初と最後の10試行の眼球速度の平均軌跡を示す．学習初期は視標速度（点線）に比べ眼球速度（実線）が顕著に低い値を示すが，課題を反復することにより眼球速度が視標の速度に徐々に適応し，学習後期にはsmooth pursuit開始時の眼球速度が顕著に増加している．この学習中に生じるretinal slipの速度誤差（image velocity）を図6-2A中段に示す．学習初期には眼球速度が十分でないためretinal slipが比較的高い値を示すが，学習後期では眼球速度の増加に伴いretinal slipが減少する．このゲイン増加パラダイムでは，視標の速度に比べ眼球速度が小さい値を示すため，学習に必要なretinal errorは眼球運動と同じ方向，つまり左方向へ生じる（図6-2A, 矢印）．したがって，smooth pursuitの眼球速度（ゲイン）を増加させるためには，眼球運動と同方向のretinal slip信号が不可欠となる．

　一方，図6-2Bでは，眼球速度を減少させるゲイン減少学習を示す．このパラダイムでは，左方向に移動するstep-rampの視標速度が25°/sから5°/sへ減少する．そのため学習初期において，smooth pursuitの眼球速度があたかも大き過ぎて視標の速度を大きく上回るオーバーシュートしてしまったような視覚誤差を作り出すことができる．このオーバーシュートによりretinal slipの向きが逆転し，眼球運動の進行方向と

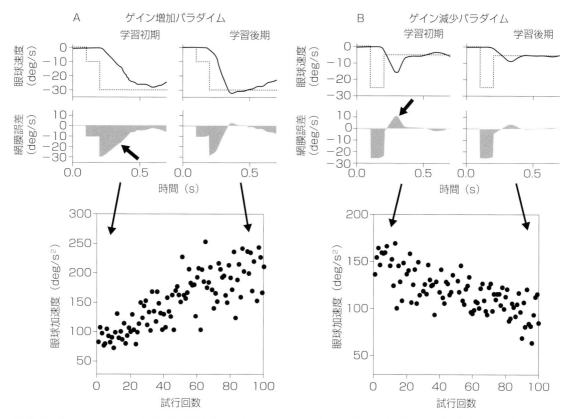

図6-2　Smooth pursuitの学習課題（double-step paradigm）を用いたゲイン増加（A）およびゲイン減少（B）学習．眼球速度と速度誤差の学習初期と後期での変化（上段）と眼球加速度（下段）の変化を示す．
（Ono S, Mustari MJ.: Horizontal smooth pursuit adaptation in macaques after muscimol inactivation of the dorsolateral pontine nucleus (DLPN). J Neurophysiol 98: 2918–2932, 2007より改変）

は逆の右方向へ生じることになる（図6-2B, 矢印）．したがって，smooth pursuitの進行方向に対して逆方向のretinal slipが生じると，学習後期には眼球速度が減少することになる．これらの結果から，smooth pursuitの学習中に生じる速度誤差の方向によってゲイン増加へ，あるいは減少へ学習していくことが分かる．

3.　運動学習におけるNOTニューロンの役割

　　図6-3はアカゲザルから記録されたNOTの単一ニューロンの活動を示す．視覚刺激にはlarge-fieldのランダムドットパターンを用い，画面の中心を固視した際にパターンが左右に等速で動くvisual motionを提示しretinal slipを生じさせている．その際，左側のNOTニューロンは左方向のretinal slipのみに応答する性質を持つ．図6-3Bに示すように，NOTニューロンの応答の最適方向を調べると，NOTはvisual motionを提示時に生じる同側方向のみのretinal slip情報をコードしていることが分かる．先行研究から，NOTで記録された全てのニューロン活動が同側方向のチューニング特性を持つことが報告されている [15, 25]．また，NOTニューロンは，比較的大きい受容野

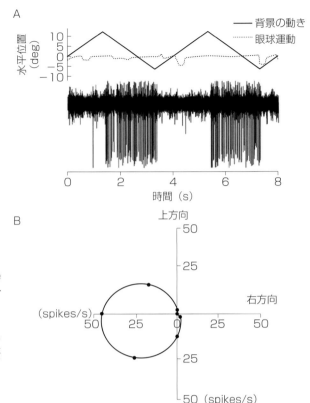

図6-3　アカゲザルから記録された視索核（the nucleus of the optic tract：NOT）の単一ニューロンの活動（A）．左方向のvisual motionに対する応答を示す（B）

(Ono S, Mustari MJ.: Visual error signals from the pretectal nucleus of the optic tract guide motor learning for smooth pursuit. J Neurophysiol 103: 2889–2899, 2010より改変)

を持ち，網膜の中心窩付近の視覚入力（foveal/parafoveal input）に応答するsmooth pursuit関連ニューロンも多く含まれていることを留意しておく．

　NOTでコードされたretinal slipの信号は，同側の下オリーブ核から登上線維を経由して対側の小脳へ入力する（図6-4）．その際，retinal slipによって誘発されるNOTのニューロン活動はretinal slipの速度に応じて100 Hzを上回る比較的高い発火頻度を示すが，そこから直接投射される下オリーブ核のニューロンを記録してみると，10 Hz以下の低い発火頻度の活動を示し，この下オリーブ核の信号に基づいて登上線維から運動の誤差信号に変換される．小脳における運動学習には登上線維から入力する誤差信号が不可欠となるが，その経路に着目すると，例えば，左側のNOTから右側の小脳へ至る登上線維入力は，左方向のretinal slipの誤差信号のみを伝えていることになるため，理論的には，右側の小脳では左方向のretinal slipが関与する学習しか起こらないことなる．この仮説を実験的に検証した研究を次項で紹介する．

4. NOT微小電気刺激が運動学習に及ぼす影響

　同側方向のretinal slip情報をコードするNOTの微小電気刺激を用いて，人工的に誘発される誤差信号がsmooth pursuit のゲイン増減の運動学習に及ぼす影響を検証する．図6-5にNOT電気刺激とstep-ramp trackingを組み合わせた実験パラダイム

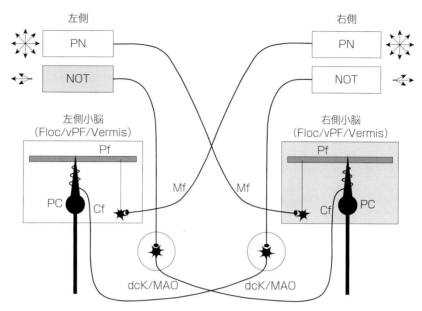

図6-4　Smooth pursuit学習に関与する小脳入力系回路のダイアグラム．NOT
でコードされたretinal slipの信号は，同側の下オリーブ核から登上線維を経由
して対側の小脳へ入力する．同時に橋核（PN）の眼球運動に関連する信号は苔
状線維を介して対側の小脳へ入力する．

（Ono S, Mustari MJ.: Visual error signals from the pretectal nucleus of the
optic tract guide motor learning for smooth pursuit. J Neurophysiol 103: 2889-
2899, 2010より改変）

を示す．NOT電気刺激の開始と持続時間は，上記したdouble-step paradigmにおけ
る視標の速度変化と同様のタイミングで誤差信号が誘発されるように設定した[25]．例
えば，図6-5上段に示したdouble-step paradigmの場合，ゲイン増加パラダイムでは
（図6-5A），左方向に動く視標の速度が開始100 ms後に10°/sから30°/sへ増加する
ため，学習に必要なretinal slipは左方向へ生じる．したがって，図6-5Cに示す電気
刺激パラダイムでは，左方向へ動く視標の開始100 ms後に左側NOTを刺激し，左方
向のretinal slipを人工的に誘発した．同時に，視覚入力により生じるretinal slipの
影響を防ぐため，電気刺激と同時に視標をオフにして暗黒環境下にした．この電気刺
激パラダイムはsmooth pursuitとretinal slipが同じ方向のため，smooth pursuitの
ゲイン増加学習が起こると推測される．

　一方，図6-5Dに示すパラダイムでは，右方向の視標の動きに対して左側NOTを
刺激した．これはdouble-step paradigmのゲイン減少パラダイムと同様にsmooth
pursuitの進行方向とretinal slipが逆方向となる．つまり，逆方向のretinal slipが
smooth pursuitのゲインを減少させることが推測される．これらのNOT電気刺激パ
ラダイムが，smooth pursuitの運動学習を導くかどうかを以下で検証する．

　図6-6にsmooth pursuitとretinal slipが同方向の図6-5Cのパラダイムを用いた学
習実験の結果を示す．図6-6上段は，左方向へ動く視標と左側NOTの刺激により誘
発された眼球の変位と速度を，学習初期と後期で比較している．試行の反復により，

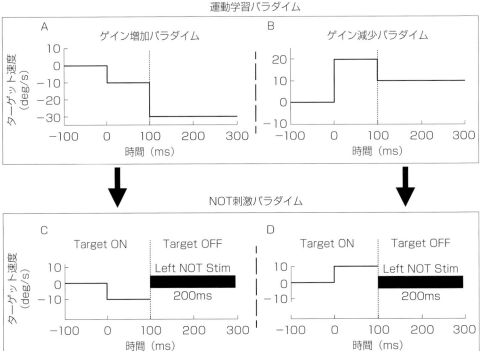

図6-5　NOT電気刺激とstep-ramp trackingを組み合わせた運動学習の実験パラダイム．従来のdouble-step paradigmによるゲイン増加（A）とゲイン減少（B）学習に対して，NOT刺激によるゲイン増加（C）とゲイン減少（D）学習パラダイムを示す．
（Ono S, Mustari MJ.: Visual error signals from the pretectal nucleus of the optic tract guide motor learning for smooth pursuit. J Neurophysiol 103: 2889-2899, 2010より改変）

　学習後期の眼球速度が初期に比べて顕著に増加することが分かる．また，smooth pursuit開始時の眼球加速度が徐々に増加する学習過程（図6-6，中段プロット）はdouble-step paradigmを用いた学習過程とよく符合している．さらに，学習後のコントロール課題（NOT刺激なし）においても眼球速度の顕著な増加が認められた（図6-6，下段）．これらの結果は左側NOTの電気刺激により人工的に誘発された同側方向のretinal slipに基づく誤差信号が，smooth pursuitゲインを増加させる運動学習を導くことを示唆している[25]．

　次に図6-7では，smooth pursuitとretinal slipが逆方向の図6-5Dのパラダイムを用いた学習実験の結果を示す．図6-7上段は，右方向へ動く視標と左側NOTの刺激により誘発された眼球運動を学習初期と後期で比較した．左側NOT刺激の反復により，学習後期には右方向の眼球速度が顕著に減少した．同様に，smooth pursuit開始時の眼球加速度は，試行の反復に伴い適応的な減少を示した（図6-7，中段プロット）．つまり，NOT電気刺激により人工的に誘発された逆方向のretinal slipに基づく誤差信号がsmooth pursuitゲイン減少の運動学習を導いていることを示唆している[25]．

　小脳における運動学習の特徴として，小脳皮質の主な神経細胞であるプルキンエ細胞は，苔状線維—平行線維入力と登上線維入力を受け，出力先の前庭核（小脳核）へ

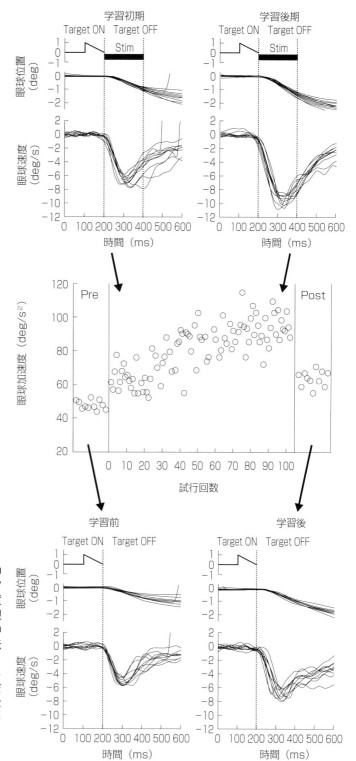

図6-6　左側NOT電気刺激によるsmooth
pursuitとretinal slipが同方向のゲイン
増加パラダイムを用いた際の眼球速度
と加速度の変化．学習初期と後期の眼
球速度の変化（上段），加速度の変化（中
段），学習前後での眼球速度の変化を示
す（下段）．
（Ono S, Mustari MJ.: Visual error
signals from the pretectal nucleus of
the optic tract guide motor learning
for smooth pursuit. J Neurophysiol
103: 2889-2899, 2010より）

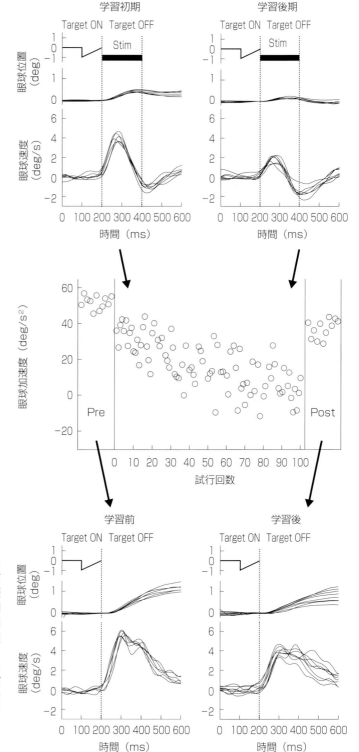

図6-7　左側ＮＯＴ電気刺激による
smooth pursuitとretinal slipが逆方
向のゲイン減少パラダイムを用いた際
の眼球速度と加速度の変化．学習初期
と後期の眼球速度の変化（上段），加
速度の変化（中段），学習前後での眼
球速度の変化を示す（下段）．

（Ono S, Mustari MJ.: Visual error
signals from the pretectal nucleus of
the optic tract guide motor learning
for smooth pursuit. J Neurophysiol
103: 2889-2899, 2010より）

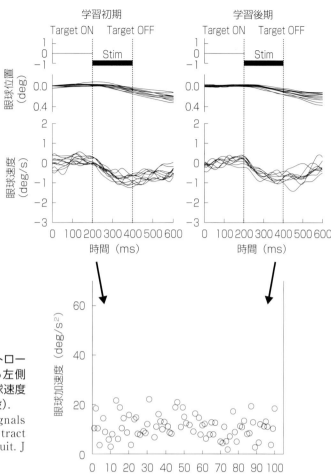

図6-8　NOT電気刺激のみを用いたコントロール実験．静止視標を固視した状態から左側NOT刺激により誘発された左方向の眼球速度（上段）と加速度のプロットを示す（下段）．
（Ono S, Mustari MJ.: Visual error signals from the pretectal nucleus of the optic tract guide motor learning for smooth pursuit. J Neurophysiol 103: 2889–2899, 2010.）

抑制性の信号を送るため，学習にはこれら2つの経路からの同時入力が不可欠であると考えられている[1,7,14]．上記した学習パラダイムでは，NOT刺激による登上線維入力と，視標の動きから起こるsmooth pursuitの運動司令の信号が橋核（DLPN）からの平行線維入力となり，2つの経路からの入力の干渉により小脳で学習が起こると考えられる．これを検証するため，次に，NOT電気刺激のみを用いたコントロール実験の結果を図6-8に示す．

　左側NOTの刺激により，左方向のretinal slipと同時に刺激誘発性の眼球運動（OKN-like nystagmus）が左方向へ起こる．しかし，このパラダイムでは刺激前に静止視標が提示されるだけで，smooth pursuitを誘発するためのvisual motionが存在しないため，橋核からの平行状線維入力は生じない．図6-8上段は，静止視標を固視した状態から左側NOT刺激により誘発された左方向の眼球の変位と速度を示している．学習実験と同様に課題を反復した際の眼球加速度を中段に示す．その結果，NOTの電気刺激のみを反復しても，刺激誘発性の眼球運動には適応的な増加は認められなかった．したがって，smooth pursuit刺激とNOT電気刺激を組み合わせたパ

ラダイム（図6-6, 7）では，眼球運動が適応的な変化を示すのに対して，NOT刺激のみを用いたコントロール実験では課題の反復による適応的な変化はみられなかった．これらの結果は，小脳の運動学習には，NOTを入力源とするretinal slipに基づく誤差信号と，smooth pursuitを遂行するためのコマンド信号の同時入力による干渉が不可欠であり，smooth pursuitが誤差信号により修飾を受けていることを示唆する[25]．

5．誤差信号の特性と運動学習の神経回路

　上記した実験結果を踏まえて，小脳入力系に着目した運動学習の神経回路について以下にまとめる．smooth pursuitの運動学習には小脳の片葉領域と虫部VI-VII小葉が関与することが明らかにされており[8,31]，小脳へ信号を送る登上線維と苔状線維（平行線維）入力の干渉によりプルキンエ細胞のシナプスに生じる可塑的変化が運動学習の主要なメカニズムとして提唱されている[1,7,14]．ここでは，小脳片葉領域の腹側傍片葉（ventral paraflocculus: vPF）へ入力する登上線維と苔状線維の入力源に注目する（図6-4）．まず，小脳vPFは対側の橋核（PN）から苔状線維入力を受けており[2,6,20]，橋核の背外側橋核（DLPN）にはsmooth pursuitに特異的に応答するニューロンが存在する[18,22,23,29]．smooth pursuitに応答するDLPNニューロンの発火パターンは眼球速度成分と高い相関を示し[19,23]，応答の最適方向は，左右方向，上下方向を含む全ての方向に応答するニューロンを含んでいる．一方で上記したNOTニューロンは，下オリーブ核後帽（dcK）を経て登上線維入力により対側の小脳片葉領域へ投射する[3,6,17,20]．図6-8の結果で示したように，smooth pursuit運動学習には，NOT刺激だけではなくsmooth pursuitを誘発する視標の動き（visual motion）との組み合せが必要であったことから[25]，小脳における運動学習にはNOTからの入力と，smooth pursuitの眼球速度をコードするDLPNからの苔状線維入力との干渉が不可欠であることが示唆される．この仮説は，DLPNニューロンのムシモールを用いた不活性化により，同側方向のsmooth pursuitの運動学習能力が顕著な低下を示す先行研究の結果[24]からも支持される．

　また，図6-4に示すNOTとPNから対側の小脳へ入力する信号の伝達経路に注目すると，例えば，左方向のゲイン増加学習の際には，retinal slipがsmooth pursuitと同じ左方向に生じるため，左側NOTがretinal slip情報を対側（右側）小脳へ送る．同時に右側小脳はsmooth pursuitの眼球速度情報を左側DLPNから受け，その結果，右側小脳で登上線維と苔状線維入力の干渉が起こる．つまり，左方向のretinal slipに基づく誤差信号から誘発される運動学習には右側小脳のみが関与することになる．それに対して，左方向のゲイン減少学習の際には，学習に必要なretinal slipがsmooth pursuitとは逆方向に生じるため右側NOTから左側小脳へretinal slipに基づく誤差信号を送る．結果として，左側小脳で登上線維と苔状線維入力の干渉が起こる．したがって，左右方向のsmooth pursuitにおいて，ゲイン増加と減少の運動学習にはretinal slipの方向に依存して左右の小脳が別々に機能しているということが示唆される[25]．ただし，上下方向のsmooth pursuitについては，両側の外側終止核（LTN）から上方向のretinal slip情報が両側の小脳へ入力するため[16]，ゲイン増減に関わる小脳の学

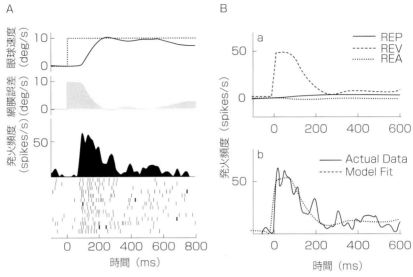

図6-9　大脳皮質MSTニューロンの活動．A：Step-ramp trackingにおける視標速度（点線），眼球速度（実線），網膜速度誤差およびMSTニューロンの平均発火頻度を示す．B：網膜映像誤差の位置，速度，加速度の時系列変化（a），ニューロン活動の線形回帰モデルを示す（b）．

（Ono S, Mustari MJ.: Response Properties of MST Parafoveal Neurons during Smooth Pursuit Adaptation. J Neurophysiol 116: 210–217, 2016より改変）

習メカニズムが左右方向とは異なると考えられている．また，DLPNと同様に橋核の橋被蓋網様核（NRTP）にもsmooth pursuitの眼球運動をコードするニューロンが存在し[23,30]，苔状線維により小脳虫部へ投射する[2]．NOTから下オリーブ核後帽（dcK）への投射も排他的ではなく，内側副オリーブ核（MAO）への投射が少なからず存在することから[3,17]，MAOから入力を受ける小脳虫部（vermis）においてもNOTとPNを入力源とした登上線維[10]と苔状線維入力の干渉が起こると考えられる．このことは，虫部VI-VII小葉の破壊実験によりsmooth pursuitの運動学習が低下する研究からも支持される[31]．

6. 運動学習が大脳皮質視覚性ニューロンに及ぼす影響

これまで，小脳を中心としたsmooth pursuitにおける運動学習の神経基盤について述べてきたが，smooth pursuitには大脳皮質視覚野の働きも不可欠となる．したがって本章では，大脳皮質における視覚性ニューロンと運動学習と関連性について言及する．

まず，smooth pursuitの発現に不可欠な網膜中心視野上（網膜中心窩）のretinal slipに応答する内側上側頭視覚皮質（MST野）のニューロンについて，step-ramp trackingの遂行時に記録されたニューロンの活動特性を図6-9Aに示す．上記したように，step-ramp trackingでは視標が動き始めてから最初の100〜120 msの間は眼球速度がゼロに近いため，網膜上には顕著なretinal slipが生じ，このretinal slipの速度誤差に基づいてsmooth pursuitが発現される．Step-ramp trackingに応答する

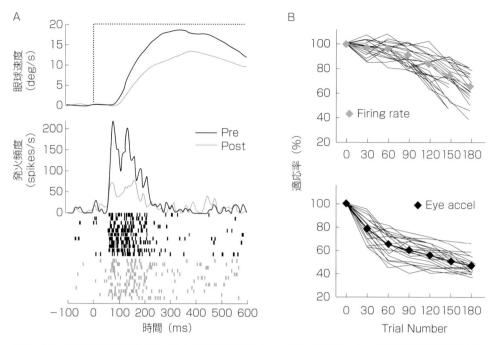

図6-10　運動学習前後における大脳皮質MSTニューロンの活動．A：適応課題前後における MSTニューロン発火頻度の変化．B：運動適応課題中（180回）のMSTニューロン発火頻度 と眼球加速度の変化の推移．
（Ono S, Mustari MJ.: Response Properties of MST Parafoveal Neurons during Smooth Pursuit Adaptation. J Neurophysiol 116: 210-217, 2016より改変）．

　MSTニューロンの活動をみると（図6-9A），視標の動き始めから約80 ms後に活動を 開始し，最初の100〜200 msにかけて高い発火頻度を示すが，眼球速度が視標速度 に達すると間もなく発火頻度が減少していることが分かる．このニューロンの発火パ ターンと網膜上に生じるretinal slipとの対応を線形回帰モデルを用いて検証すると， MSTニューロンの発火パターンはvisual motionの動的成分（変位，速度，加速度） の線形加算により再構成され，特に，その速度成分（retinal error velocity；REV）の 感受性係数が高い値を示すことが分かった[21, 27]（図6-9B）．つまり，MSTニューロン はretinal slipの速度誤差をコードしていることが明らかにされている．
　次に，上記したdouble-step paradigmを用いた運動学習が，小脳プルキンエ細胞の 活動の変化だけでなく大脳皮質MSTニューロンの受容感度の変化に関連するかどう かを検証するため，MSTニューロンの活動を運動学習中とその前後で記録した．図6-10Aでは，double-step paradigmによるゲイン減少の運動学習前後のコントロール課 題（step-ramp tracking）におけるニューロン活動の変化を示す．その結果，学習後 に眼球速度の変化に伴い発火頻度にも顕著な減少が認められた[27]．上記したように， 視覚性のMSTニューロンの活動は眼球運動自体の影響は受けず，視覚入力による retinal slipに対して応答する性質を持つことを留意しておく．つまり，適応の前後で 受けるretinal slipの速度誤差（pursuit開始前100 ms）は常に一定の速度誤差が生じ ているにも関わらず，学習前後でニューロンの受容感度が変化したことを示している．

記録されたMSTニューロンの半数以上で視覚入力の受容感度に顕著な低下が認められている[27].

　さらに，図6-10Bはdouble-step paradigmを用いた運動学習中（180試行中），持続的に記録したMSTニューロン発火頻度とその際の眼球加速度の変化の割合を示す．これらのMSTニューロンは，学習初期に対して，課題を反復することにより徐々に活動が減少していることが分かる．しかし，学習に伴う眼球加速度の減少率とニューロン発火頻度の減少率は必ずしも一致しないため，MSTニューロン活動の変化が運動学習を引き起こす直接の原因ではないことが示唆されている[27].　いずれにせよ，これらの結果から，課題を繰り返すことにより起こるsmooth pursuitの運動学習によって，MSTニューロンの活動に変化がみられることから，運動学習がvisual motion perceptionに関連する可能性が示された．Smooth pursuitの学習メカニズムとそれに伴う大脳皮質が関与する視覚認知機能に関する研究はまだ現在進行中であるが，大脳皮質から脳幹部にかけて視覚および眼球運動を司る領域の役割分担を明らかにし，今後さらなるメカニズムの解明が期待される．

［小野　誠司］

［文　献］

1) Albus JS.: A theory of cerebellar function. Math Biosci 10: 25-61, 1971.
2) Brodal P.: Further observations on the cerebellar projections from the pontine nuclei and the nucleus reticularis tegmenti pontis in the rhesus monkey. J Comp Neurol 204: 44-55, 1982.
3) Buttner-Ennever JA, Cohen B, Horn AK, Reisine H.: Efferent pathways of the nucleus of the optic tract in monkey and their role in eye movements. J Comp Neurol 373: 90-107, 1996.
4) Das VE, Economides JR, Ono S, Mustari MJ.: Information processing by parafoveal cells in the primate nucleus of the optic tract. Exp Brain Res 140: 301-310, 2001.
5) Fukushima K, Tanaka M, Suzuki Y, Fukushima J, Yoshida T.: Adaptive changes in human smooth pursuit eye movement. Neurosci Res 25: 391-398, 1996.
6) Glickstein M, Gerrits N, Kralj-Hans I, Mercier B, Stein J, Voogd J.: Visual pontocerebellar projections in the macaque. J Comp Neurol 349: 51-72, 1994.
7) Ito M.: Cerebellar control of the vestibulo-ocular reflex--around the flocculus hypothesis. Annual Review of Neuroscience 5: 275-296, 1982.
8) Kahlon M, Lisberger SG.: Changes in the responses of Purkinje cells in the floccular complex of monkeys after motor learning in smooth pursuit eye movements. J Neurophysiol 84: 2945-2960, 2000.
9) Kahlon M, Lisberger SG.: Coordinate system for learning in the smooth pursuit eye movements of monkeys. J Neurosci 16: 7270-7283, 1996.
10) Kitazawa H, Xiong G, Hiramatsu T. Ohki M, Nagao S. : Difference of climbing fiber input sources between the primate oculomotor-related cerebellar vermis and hemisphere revealed by a retrograde tracing study. Neuroscience Letters 462: 10-13, 2009.
11) Krauzlis RJ.: Recasting the smooth pursuit eye movement system. J Neurophysiol 91 (2): 591-603, 2004.

12) Leigh RJ, Zee DS.: The neurology of eye movements (5th ed.). New York: Oxford Univ. Press, pp.289–359, 2015.

13) Lisberger SG.: Visual guidance of smooth-pursuit eye movements: sensation, action, and what happens in between. Neuron 66 (4): 477–491, 2010.

14) Marr D.: A theory of cerebellar cortex. J Physiol (Lond) 202: 437–470, 1969.

15) Mustari MJ, Fuchs AF.: Discharge patterns of neurons in the pretectal nucleus of the optic tract (NOT) in the behaving primate. J Neurophysiol 64: 77–90, 1990.

16) Mustari MJ, Fuchs AF.: Response properties of single units in the lateral terminal nucleus of the accessory optic system in the behaving primate. J Neurophysiol 61: 1207–1220, 1989.

17) Mustari MJ, Fuchs AF, Kaneko CR, Robinson FR.: Anatomical connections of the primate pretectal nucleus of the optic tract. J Comp Neurol 349: 111–128, 1994.

18) Mustari MJ, Fuchs AF, Wallman J.: Response properties of dorsolateral pontine units during smooth pursuit in the rhesus macaque. J Neurophysiol 60: 664–686, 1988.

19) Mustari MJ, Ono S, Das VE.: Signal processing and distribution in cortical-brainstem pathways for smooth pursuit eye movements. Ann NY Acad Sci 1164: 147–154, 2009.

20) Nagao S, Kitamura T, Nakamura N, Hiramatsu T, Yamada J.: Differences of the primate flocculus and ventral paraflocculus in the mossy and climbing fiber input organization. J Comp Neurol 382: 480–498, 1997.

21) Ono, S.: The neuronal basis of on-line visual control in smooth pursuit eye movements, Vision Res 110: 257–264, 2015.

22) Ono S, Das VE, Mustari MJ.: Gaze-related response properties of DLPN and NRTP neurons in the rhesus macaque. J Neurophysiol 91: 2484–2500, 2004.

23) Ono S, Das VE, Mustari MJ.: Modeling of smooth pursuit-related neuronal responses in the DLPN and NRTP of the rhesus macaque. J Neurophysiol 93: 108–116, 2005.

24) Ono S, Mustari MJ.: Horizontal smooth pursuit adaptation in macaques after muscimol inactivation of the dorsolateral pontine nucleus (DLPN). J Neurophysiol 98: 2918–2932, 2007.

25) Ono S, Mustari MJ.: Visual error signals from the pretectal nucleus of the optic tract guide motor learning for smooth pursuit. J Neurophysiol 103: 2889–2899, 2010.

26) Ono S, Mustari MJ.: Role of MSTd Extraretinal Signals in Smooth Pursuit Adaptation. Cerebral Cortex 22 (5): 1139–1147, 2012.

27) Ono S, Mustari MJ.: Response Properties of MST Parafoveal Neurons during Smooth Pursuit Adaptation. J Neurophysiol 116: 210–217, 2016.

28) Rashbass C.: The relationship between saccadic and smooth tracking eye movements. J Physiol 159: 326–338, 1961.

29) Suzuki DA, Keller EL.: Visual signals in the dorsolateral pontine nucleus of the alert monkey: their relationship to smooth-pursuit eye movements. Exp Brain Res 53: 473–478, 1984.

30) Suzuki DA, Yamada T, Yee RD.: Smooth-pursuit eye-movement-related neuronal activity in ßmacaque nucleus reticularis tegmenti pontis. J Neurophysiol 89: 2146–2158, 2003.

31) Takagi M, Zee DS, Tamargo RJ.: Effects of lesions of the oculomotor cerebellar vermis on eye movements in primate: smooth pursuit. J Neurophysiol 83: 2047–2062, 2000.

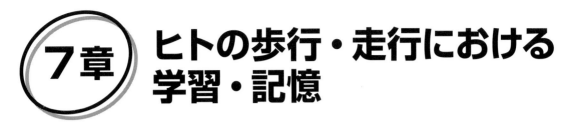

7章 ヒトの歩行・走行における学習・記憶

　この章ではロコモーション動作における運動の適応学習を対象とし，とりわけ，ヒトでの代表的なロコモーション動作のモードである歩行と走行に焦点を当てる．主に下肢の3関節（股関節，膝関節，足関節）を中心とした全身の関節がそれぞれに固有のタイミングで同じ動作を律動的に繰り返すロコモーション動作の遂行には，各関節の動作を制御する多数の筋の協調的な活動が必要であり，その背景にある中枢神経系のメカニズムとして，脳幹の中脳歩行誘発野（MLR：Mesencephalic Locomotor Region）や脊髄の介在ニューロン群から構成される中枢パターン発生器（CPG：Central Pattern Generator）が重要な役割を担うことはよく知られている．一方で，私たちが日常動作や種々の場面で遭遇する外部環境は様々であり，また，運動の遂行にともなって時々刻々と変化する．すなわち，ヒトは外部環境の変化に対応して運動パターンを変化させなくてはならない．運動パターンを変化させる中枢神経系の戦略について知ることは重要と位置づけられるだろう．

1. 左右分離型トレッドミルを使用した ロコモーション適応学習実験の概要

　ヒトのロコモーション動作での外部環境の変化に対する運動パターンの調整を調べるための手法として，左右分離型トレッドミル（Split-belt treadmill）を用いて系統的にロコモーション時の力学的条件を操作する方法がある．通常のトレッドミルではベルトコンベア状に配置された1枚のベルト上で運動を行うが，左右分離型トレッドミルでは，それぞれが別々のモーターにより独立した速度で駆動できる2枚のベルト上（各々のベルトに左右の各足を配置する）で運動する（図7-1）．この機器を用いてヒトのロコモーションでの運動パターン調節を調べた最初の例として，Dietzら（1994）のグループによる研究が挙げられる．左右のベルトが互いに異なる速度で動作した際，この実験に参加した被験者では概ね，10から20動作周期でこの新規の歩行環境に対応した運動パターンの調節が起こった．この際，相対的に速いベルト側の脚では，立脚時間の短縮と遊脚時間の延長が生じ，反対に，相対的に遅いベルト側の脚では立脚時間の延長と遊脚時間の短縮が生じており，すなわち，左右肢の協調パターンを通常の歩行環境下での歩行から変更する運動パターンの調節が起こったことを下肢筋活動の変化と合わせて報告している．Dietzらのグループは，その後の研究で，このような新規の歩行環境に対応した運動パターンの調節を繰り返すことで，持続時間のより長い運動の適応学習が生じることも報告している（Prokopら，1995）[20]．前

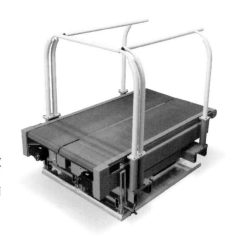

図7-1　左右分離型トレッドミル．左右2枚
　のベルトがそれぞれ別々のモーターにより
　独立した速度で動作できる．（Bertec社商
　品カタログより）

述の実験と同様の力学的条件下の歩行で運動パターンの調節にかかった動作周期は，
1回目の試行では12から15だったのに対し，その後に通常歩行を経た後の2回目の試
行ではわずかに1から3であった．一方で，2回目の試行において，ベルト速度の左
右を1回目から反転させた条件では，運動パターンの調節に再び12から15動作周期
を要した．すなわち，動作特異的に時間経過の長い適応学習が生じたことを示してい
る．この章では外部環境の変化に対する歩行を含むロコモーション動作の調節につい
て，左右分離型トレッドミルの使用を主に記述しているが，他に歩行の外部環境を変
化させる方法としては，弾性ゴムチューブ（BlanchetteとBouyer，2009）[2] や足部に
装着したロボット型外骨格（GordonとFerris，2007）[7]，さらには，重りと複数の滑車
から成る牽引装置（Savinら，2010）[25] の使用により動作周期中の特定の位相に対し
て外乱を課す方法がある．また近年では，歩行のリハビリ装置としてよく知られる
Lokomatを使用して関節運動に抵抗を与えるといった方法がある（Lamら，2006）[10]．
これらの方法はいずれも，主として，動作周期中における遊脚期に対して作用する外
乱である一方で，左右分離型トレッドミルの使用は立脚期に対する外乱として位置づ
けられる．左右分離型トレッドミル上での歩行における運動パターンの適応学習には，
大きく分けて，2から3動作周期で起こる素早い調整と，より長い動作周期を経てゆっ
くりと起こる調整の2種類がある．また，左右分離型トレッドミルによって課される
力学的条件について，この章では，左右のベルトが同一の速度で動作することを「通
常条件」，異なる速度で動作することを「分離条件」とそれぞれ定義する．
　左右分離型トレッドミル上での歩行で生じるこれらの運動パターン調節について調
べた研究としては，Johns Hopkins UniversityのAmy Bastianらのグループが近年，
数多くの報告をしている．例えば，Reismanら（2005）[21] は，0.5 m/sで動作する一方
のベルトに対して，他方のベルトが，2倍，3倍，4倍の速度でそれぞれ動作する分離
条件での10分間の歩行を課し，分離条件下での10分間とその前後の通常条件下の歩
行に生じる運動パターンの調節について，歩行の時間的および空間的調節に関する
様々なパラメータを対象とした網羅的な検討を行った．参考までに，左右の速度が異
なる力学的条件へと暴露されると，被験者は例外なく動作の不安定性を覚え，片足を

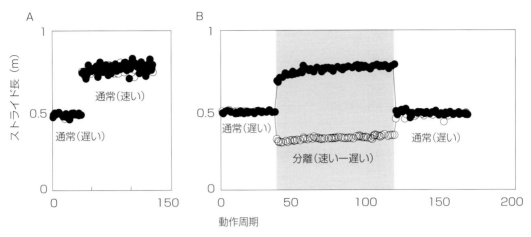

図7-2　左右分離型トレッドミルの分離条件での適応学習前後における速い脚（分離条件下の速いベル
ト側）（黒丸）と遅い脚（白丸）のストライド長.
（Reisman DS, Block HJ, Bastian AJ.: Interlimb coordination during locomotion: what can be adapted
and stored? J Neurophysiol. Oct; 94(4): 2403-2415, 2005.より）

　　　　引きずるような歩行動作が出現するが，時間経過とともに動作は安定し，片足を引き
ずる感覚も軽度となる．では，その際の運動パターン調節の詳細に着目すると，パラ
メータによって変化の仕方は大きく異なる．例えば，ストライド長，すなわち，1動
作周期あたりの前方への移動距離の時間変化は歩行速度に依存するが（図7-2左のグ
ラフ），分離条件への暴露にともなって速いベルト側のストライド長は直ちに増大し
（図中黒丸），遅いベルト側では減少する（白丸）．分離条件に暴露されている10分間
を通してこれらの値に大きな変化はなく，また，その後の通常条件への暴露でも同様
に，直ちに元通りの調節が起こっていることが確認できる．左右それぞれの立脚時間
の時間経過に着目した場合でも同様の結果であった．一方で，他のパラメータに目を
向けると，例えばステップ長の調節では（図7-3），分離条件への暴露にともなう大
きな変化が左右で直ちに生じるとともに，前述のストライド長や立脚時間の時間変化
とは大きく異なる特徴として，分離条件での10分間の歩行を通した，ゆっくりとし
た変化が観察された．また，その後の通常条件での歩行では，分離条件への暴露前と
比較して左右の調節が著しく非対称となる後効果の出現が認められた．後効果の出現
は少なくとも数分間にわたって持続し，最終的には通常通りの歩行パターンとなる，
すなわち，脱適応する.
　　上記の一連の事象について整理する．ヒトは日常で遭遇する様々な環境下での歩行
動作を遂行するための中枢神経系の運動プログラムを，生まれてから現在に至るまで
の経験を通して獲得し持ちあわせている一方で，左右のベルトが別々の速度で動作す
る条件とは，あくまでも，新規に経験する歩行環境である．すなわち，そのような環
境下で歩行を遂行するための中枢神経系の運動プログラムは予め存在しない．した
がって，分離条件への暴露とともに不安定な歩行パターンが出現する．しかしながら
運動の継続とともに，この新規に経験する環境下で安定した歩行を実現するための運
動プログラムの更新が生じる，結果，分離条件下で歩行することが一時的に，中枢神

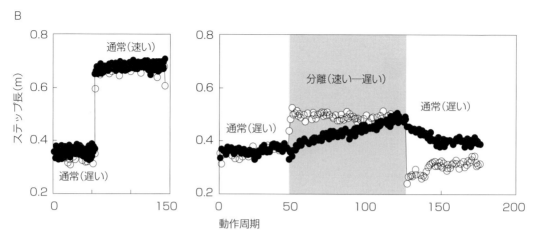

図7-3　左右分離型トレッドミルの分離条件での適応学習前後における速い脚（分離条件下の速いベルト側）（黒丸）と遅い脚（白丸）のステップ長.
（Reisman DS, Block HJ, Bastian AJ.: Interlimb coordination during locomotion: what can be adapted and stored? J Neurophysiol. Oct; 94(4): 2403–2415, 2005.より）

　　経系にとっての「通常」となる．その後，通常条件で動作するベルト上を歩く際に生じる後効果とは，直前の分離条件下で円滑な歩行を遂行するために獲得した運動プログラムが，今度は「異常」な運動パターンとして顕在化した結果と捉えることができる．さらにその後，通常条件下で歩行を続けることで生じる脱適応とは，再び通常条件下で歩行することが中枢神経系にとっての「通常」となるための運動プログラムの更新が再度起こっていることを示している．

　　左右分離型トレッドミル上での歩行の運動調節について時間的，空間的パラメータに顕著な適応学習効果が認められた一方で，Ogawaら（2014）[14] は，この効果をより強固に観察するために，Reismanらの実験設定に基づいて，歩行時に生じる床反力と下肢筋活動に着目した解析を行った．一般にもよく知られるように，速度とは単位時間あたりの移動距離であるから，距離と時間の双方に左右されることが分かる．トレッドミル上での歩行課題を行う際，課された速度に対する運動調節の戦略としては，空間的要素である距離（ステップ長，ストライド長）を主として変化させる場合と，時間（ステップ時間，ストライド時間，立脚時間，遊脚時間，両脚支持時間，など）を主として変化させる場合，さらには，時間経過とともに両者の関係性を変化させる場合も想定できる．仮に，課された速度変化に対する運動調節の戦略が被験者ごとに，あるいは，被験者内でも時間経過とともに異なるとすれば，時間および空間的パラメータを解析対象とすることで，実際に起こっている歩行の適応学習効果を過小評価している可能性も想定される．床反力に着目した実験では，トレッドミルに内蔵された床反力センサにより検出される4種類の異なる成分（図7-4参照）（①歩行面における外側方向への力（Fx），②鉛直方向への力（Fz），③歩行面における前方への力（着地にともなう制動成分，Fy），④歩行面における後方への力（離地にともなう駆動成分，Fy））に着目した（図7-4）．図7-4の結果に見られるように，通常条件では速度に関係なく4種類の成分とも左右で同等の値を示す．すなわち，左右の足で同等の踏み込

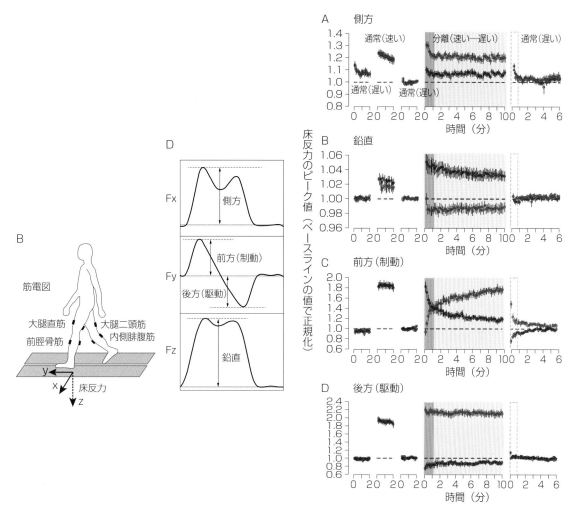

図7-4　左：左右分離型トレッドミル上の適応学習について，床反力と筋電位の計測をともなう実験のセットアップ．中：床反力の典型波形．右：床反力の各成分における字形変化（赤：速い脚，青：遅い脚）．
（Ogawa T, Kawashima N, Ogata T, Nakazawa K.: Predictive control of ankle stiffness at heel contact is a key element of locomotor adaptation during split-belt treadmill walking in humans. J Neurophysiol. Feb; 111(4): 722-732, 2014.より）

みをしていることがわかる．分離条件への暴露にともなって各パラメータに直ちに生じる変化は2通りに大別される．外側成分（A）や駆動成分（D）では，分離条件における速い（⇔遅い）側の力調節は，通常歩行における速い（⇔遅い）速度時に生じる力に近い変化を示していることに対し，鉛直成分（B）や制動成分（C）では，これらの関係性が反転している．また，分離条件下での10分間の歩行にともなって，外側成分（A）や鉛直成分（B），駆動成分（D）では目立った変化が観察されない一方で，制動成分（C）では特徴的な変化が認められた．最初の1分程度で起こる早い変化と，その後の数分間にわたって生じるゆっくりとした変化である．この制動成分では最終的に，速いベルト側では通常条件における速い速度時の力に，また，遅いベ

ルト側でも同様に，通常条件における遅い速度時と同等の力調節が起こっていた．分離条件での10分間の適応学習期を経て通常条件へと戻ると，適応学習期に顕著な変化が認められなかった外側（A）や鉛直（B），駆動（D）の各成分では直ちに，ベースライン時と同等で，かつ，左右対称に近い力調節が生じている．一方，制動成分（C）では顕著な後効果の出現が確認された．左右のベルト速度が同じ，ごく普通の力学的環境であるにも関わらず，通常条件となった直後では一方の脚（直前の分離条件における速いベルト側）が他方（遅いベルト側）に対しておよそ2倍近い力で前方に踏み込んでいる結果が見て取れる．この結果は，分離条件下の速いベルト側における相対的に強い踏み込みと，遅いベルト側における弱い踏み込みをともなう歩行パターンが，その後の通常条件にも引き継がれた結果として捉えることができる．この後効果は，最初の数十秒で大きく減衰し，その後は通常歩行時の値に向かってゆっくりと減衰を続けるが，図中では，6分後でもなお残存していることがわかる．また，同時に計測した筋活動では，左右計8筋（大腿直筋，大腿二頭筋，前脛骨筋，内側腓腹筋）のうち，分離条件下での適応学習局面における速いベルト側の立脚期で，大腿直筋と前脛骨筋に適応学習を反映したと捉えられる顕著な時系列変化が認められた．また，その後の通常条件では，対側（遅いベルト側）の立脚期で大腿直筋と前脛骨筋に顕著な後効果の出現が認められた．とりわけ，立脚前期（足接地の直後）における前脛骨筋の活動は前述の床反力制動成分との関連性が認められ，左右分離型トレッドミル上での歩行における足接地にともなう運動戦略が，歩行パターンの適応学習に重要な役割を持っているものと理解できる．

　歩行の適応学習が床反力制動成分に集中して強く反映されることを理解したうえで，では，この章におけるもう1つの焦点である走行の適応学習に着目する．Ogawaら（2015）[15]は，分離条件でのヒトの走行動作でも，歩行と同様に，床反力制動成分に適応学習が強く反映されることを示した上で，加えて，走行動作では駆動成分にもまた適応学習の要素が強く表れることを報告した．図7-5（AからD）は，歩行と走行における10分間の分離条件での適応学習と，その前後の通常条件での運動について，制動成分（図7-5A（歩行）とC（走行））と駆動成分（図7-5B（歩行）とD（走行））の時系列データを示している．いずれも，上段は左右に生じた力をそれぞれ別々に示し（塗りつぶし：分離条件下での速いベルト側，塗りつぶしなし：遅いベルト側），下段は同じ動作周期内における力の左右差を示したものである．制動成分では歩行，走行ともに，10分間の分離条件での運動では初期での大きな変化と，その後はプラトーに向かうゆっくりとした変化に転じる全体として曲線的な変化が生じる．その上でベルト速度が通常条件に戻ると，左右でかかる力が著しく非対称となる後効果が顕在化していることが見て取れる．その上で，今度は駆動成分に着目してみる．歩行ではこの成分に目立った適応学習の効果が出現しないことは前述のOgawaら（2014）[14]の結果と同様である．分離条件への暴露とともに，左右の力が異なる踏み分けが直ちに生じるが，その後の10分間を通して大きな力の変化は認められず，その後，通常条件に戻った際も顕著な後効果は観察されない（図7-5C）．これに対して走行では（図7-5D），分離条件への暴露とともに生じた力の左右差には，短時間での大きな変化と，その後のゆっくりとした変化が認められた．また，ベルト速度が通常条件へと戻ると，

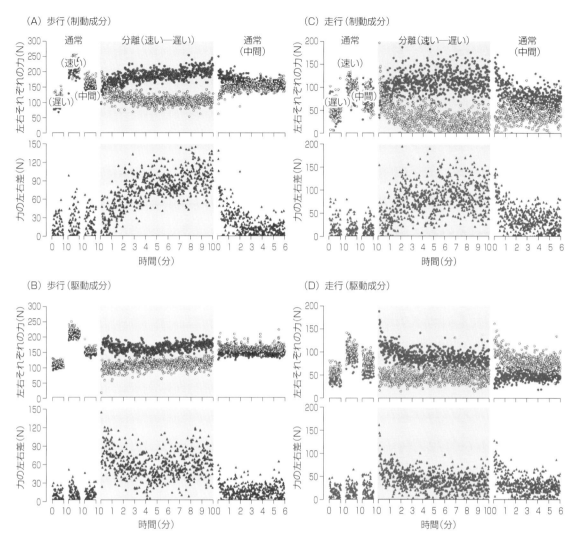

図7-5　左右分離型トレッドミルの分離条件での歩行と走行の適応学習と前後（通常条件）における床反力成分（制動と駆動）の時系列変化（遅い：1.0 m/s，中間：1.5 m/s，速い：2.0 m/s）（塗りつぶし：速い脚，塗りつぶしなし：遅い脚）.

（Ogawa T, Kawashima N, Obata H, Kanosue K, Nakazawa K.: Distinct motor strategies underlying split-belt adaptation in human walking and running. PLoS One. Mar 16; 10(3): e0121951, 2015.より）

　　力の大きさが左右で著しく非対称な後効果が顕在化した．これらの結果は，すなわち，歩行と走行における適応学習に対する中枢神経系の運動戦略の違いを反映しているものと捉えられる．

　　前述した研究はいずれも，左右分離型トレッドミル上での歩行や走行を対象に，とりわけ，素早い調節と，より長い時間経過を経て起こる調節の双方について体系的に調べた研究として位置づけられるが，そもそも，外部環境の変化に対する歩行を中心としたロコモーション動作の運動調節に関する近年の研究報告には，概して以下の3通りの方向性が認められる．第1の方向性として，新規の力学的環境における運動の

適応学習に内在する神経メカニズムの解明を念頭に置いた例が挙げられる．第2には，中枢神経疾患などに由来する運動機能障害について，とりわけ，左右非対称性を呈する歩行パターンの改善のためのトレーニング方法としての位置づけが模索されている．最後に，第3の方向性として，歩行を中心としたヒトのロコモーションを司る中枢神経機構における課題依存性について検討した例が多くある．

2. ロコモーションの適応学習に内在する神経メカニズム

まず，歩行を中心としたロコモーションの適応学習に内在する神経メカニズムについて，詳細なメカニズムの解説については他の章に譲ることとして，この章では主に，行動科学的な側面に着目して話を進める．歩行の適応学習に内在する神経メカニズムの解明については，ヒト以前に，ネコを対象としたより直接的な検討が行われてきた．Yanagiharaら（1996）[28]は左右分離型トレッドミル上におけるネコの歩行に生じる適応学習について検討した．運動の適応学習には中枢神経系における小脳と，特に，小脳での出力細胞であるプルキンエ細胞の長期抑圧（LTD：Long-term depression）が重要な役割を担い，また，プルキンエ細胞の長期抑圧には小脳における一酸化窒素の役割が知られていた．その上で，ネコの小脳皮質における一酸化窒素の発生を薬理学的に変化させると，通常では生じる歩行の適応学習の出現が認められず，歩行の適応学習に対するこの脳部位の重要な役割が明らかとなった．参考までに，ネコの歩行を対象としたこの実験で使用したトレッドミルとは，前述したヒトの実験に使用する機器とは異なり，ベルトは左右に加えて，一方のベルトはさらに前肢用と後肢用で分離されている．

ネコの歩行でのこの結果と相容れるように，ヒトでも，小脳機能が欠損した患者では，健常なヒトで観察される分離条件での歩行の適応学習と，その後の通常条件での後効果（すなわち，脱適応）が生じない（MortonとBastian, 2006）[12]．図7-6に健常者（A，Bともに，上段）と小脳疾患を有する患者（同下段）における分離条件への適応学習時の歩行パターンの比較を示す．Aに示すステップ長の左右差とBに示す両脚支持時間の左右差はともに，健常者では分離条件への暴露にともなう0からの逸脱（すなわち，左右非対称な運動パターン）と，その後の0に向かう段階的な変化が観察され，また，その後の通常条件での歩行では，分離条件への暴露時とは逆方向への逸脱と最終的な0への収束が見て取れる．すなわち，適応学習と後効果の出現が認められる．一方で，小脳疾患を有する患者ではこれらのパラメータにおいて，ベルト速度の変化に依存した一過性の変化は生じるものの，時間経過にともなうゆっくりとした変化や後効果の出現は認められなかった．

歩行の適応学習における小脳の役割について調べた研究ではまた，健常なヒトを対象に電気生理学的実験手法を用いた検討も行われてきた．Jayaramら（2011）[8]は，分離条件での歩行により十分な適応学習が生じた状況下で，経頭蓋磁気刺激（TMS：Transcranial magnetic stimulation）法を用いて大脳皮質一次運動野を刺激し，下肢筋における筋電位の変化として観察される運動誘発電位（MEP：Motor evoked potential）の振幅変化について調べた．足関節背屈筋である前脛骨筋に誘発される

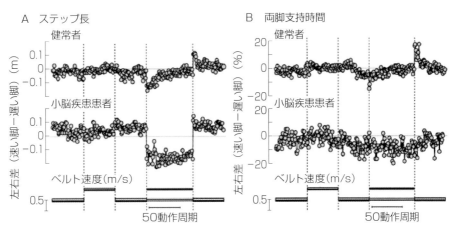

図7-6　健常者と小脳疾患患者における左右分離型トレッドミル上での歩行の適応学習の比較.
（Morton SM, Bastian AJ.: Cerebellar contributions to locomotor adaptations during splitbelt treadmill walking. J Neurosci. Sep 6; 26(36): 9107-16, 2006.より）

MEPは，分離条件で一定時間歩行し適応学習が成立した状況下では，大脳皮質一次運動野への刺激に5ミリ秒先行して小脳にTMS刺激（条件刺激）を適用した場合，この条件刺激がない場合と比べて振幅の増大が認められた（図7-7，上段における前と後の比較，灰色の線：小脳への条件刺激なし，黒色の線：条件刺激あり）．小脳からの出力はすべてプルキンエ細胞から生じる抑制性の出力であることから，条件刺激の付加により認められたMEP振幅の増大は，すなわち，歩行の適応学習によって小脳に由来する抑制の減弱（脱抑制）を示す結果であると推察される．実際に，生じた適応学習の程度を示す行動科学的指標（ステップ長の左右非対称性）の変化とMEP振幅の変化に反映される脱抑制の程度には顕著な正の相関が認められた．また，単に通常条件の一定した速度での歩行後や（図7-7下段），常に通常条件ではあるものの数秒ごとに速度が切り替わる（すなわち，速度変化をともなうが被験者にとっての新規の課題条件ではない）条件での歩行後（図7-7中段）では小脳への条件刺激の効果は観察されず，すなわち，抑制の程度に変化が生じていないことが見て取れる．

　前述のJayaramらによるまた別の実験では（Jayaramら，2012）[9]，経頭蓋直流電気刺激（tDCS：Transcranial direct current stimulation）を用いて小脳の興奮性を操作的に変更することで生じる歩行パターンの行動科学的変化に着目し，歩行の適応学習に対する小脳の貢献について検討している．このtDCS法では，数センチ四方の電極を頭皮上に配置し，ごく微弱な電流を与えることで，直下の脳部位における興奮性変化が起こる．刺激には陽極刺激と陰極刺激の2種類があり，大脳皮質一次運動野に対する刺激の例では，陽極刺激の後ではTMSにより筋に誘発されるMEPの振幅が増大し，陰極刺激では逆に減少する（NitscheとPaulus, 2000）[13]．分離条件での歩行の適応学習中の小脳半球にtDCSを適用すると，陽極刺激では適応学習が早まり，陰極刺激の使用では適応学習の速度が遅くなった．この結果について非常に興味深いことに，ステップ長の左右非対称性により示される歩行の空間的パラメータには，刺激

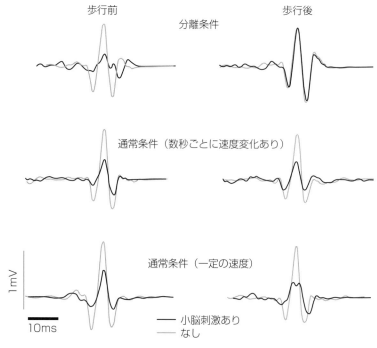

歩行前　歩行後

分離条件

通常条件（数秒ごとに速度変化あり）

通常条件（一定の速度）

1mV

10ms　小脳刺激あり
　　　なし

図7-7　左右分離型トレッドミルの分離条件での歩行の適応学習前後で前脛骨筋に誘発される運動誘発電位（MEP）．黒線：大脳皮質運動野への経頭蓋磁気刺激（TMS）に5ミリ秒先行して小脳皮質への条件刺激をともなう，灰色：条件刺激をともなわない．
（Jayaram G, Galea JM, Bastian AJ, Celnik P.: Human locomotor adaptive learning is proportional to depression of cerebellar excitability. Cereb Cortex. Aug; 21 (8): 1901-1909, 2011.より）

条件の違いによる適応学習の生じ方に変化が認められた一方で，左右脚の位相関係に反映される時間的パラメータでは，刺激条件間で適応学習の生じ方に顕著な違いが観察されなかった．著者らは，歩行の適応学習に内在する中枢神経系のメカニズムについて，時間的調節と空間的調節の双方で異なる経路が関与する可能性について言及している（Jayaramら，2012）[9]．この研究では，加えて，脱適応の局面ではどのパラメータにもtDCSの刺激条件の違いによる脱適応効果の違いは観察されなかった．

3. 分離条件での適応学習に基づいたトレーニング介入の可能性

　前述したように，歩行の適応学習には小脳機能が顕著な役割を果たす一方で，大脳皮質の貢献は大きくは認められない（Reismanら，2009）[23]．逆の視点からすれば，仮に大脳皮質への障害に由来する運動機能の低下が認められたとしても，依然として適応学習を通した運動パターンの変化を生じさせることは可能であり，したがってここでは，左右分離型トレッドミルによる歩行環境の変化を使用した研究における第2の方向性として，脳卒中片麻痺歩行に対するトレーニング介入方法としての観点から話を展開する．通常，健常な歩行では左右の脚の運動は時間的に，互いに対してちょう

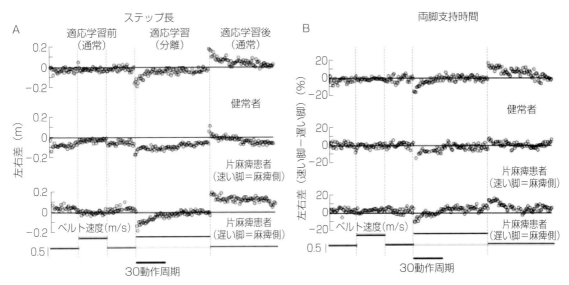

図7-8　健常者と脳卒中片麻痺患者における左右分離型トレッドミル上での歩行の適応学習の比較.
（Reisman DS, Wityk R, Silver K, Bastian AJ.: Locomotor adaptation on a split-belt treadmill can improve walking symmetry post-stroke. Brain. Jul; 130 (Pt 7): 1861–1872, 2007.より）

ど半周期ずれ，空間的には左右対称に近い運動が成立するところ，片麻痺歩行では麻痺側で筋力の低下に由来する立脚時間やステップ長の短縮が現れる．Reismanら（2007）[22] は左右分離型トレッドミルにおける左右のベルト速度がそれぞれ0.5 m/sと1.0 m/sの分離条件での15分間の歩行により，脳卒中片麻痺患者の歩行に生じる運動パターンの変化について検討した．図7-8（上段：健常者，中段：片麻痺患者（分離条件下の速いベルト側に麻痺側），下段：片麻痺患者（同，遅いベルト側に麻痺側））に示すように，左の図に示すステップ長と右の図に示す両脚支持時間の左右差において，ともに，健常者に見られる分離条件での適応学習とその後の通常条件での後効果の出現が脳卒中片麻痺患者でも同様に認められた．また，この実験に参加した被験者全体の結果として，ステップ長と両脚支持時間の左右差が分離条件への適応学習後では著しく減少する傾向があった．大脳皮質への障害を経ても，顕著な適応学習効果と後効果の出現が生じるとのこれらの結果は，大脳皮質における半球を完全に切除したヒトでもなお，確認されている（Choiら，2007）[5]．大脳半球切除術（外科的手術による一方の大脳半球の完全切除）を経た10名の子ども及び若年者を対象とした研究において，分離条件に対する歩行の適応学習が依然として観察され，結果，その後の通常条件での後効果の出現も認められた．

　実際のトレーニング介入としての使用の観点でいえば，トレッドミル上での運動により生じた適応学習効果が，日常生活場面での歩行でも使用可能か検討することは非常に重要だろう．Reismanら（2009）[23] の研究では脳卒中片麻痺患者を対象に，分離条件での歩行の適応学習を対象に，その後の地上歩行に対する汎化（あるいは，共有）の可否を調べた．分離条件での適応学習により，その後の通常条件のトレッドミル上での歩行でステップ長や両脚支持時間の左右差として生じた後効果は，その後の地面

歩行でも顕著に現れた．すなわち，運動パターンが条件間（トレッドミルから地面歩行に対して）で汎化されたことになる．汎化の程度は被験者群によって大きく異なり，汎化指数（Transfer Index）として示された数値では，平均で，健常者で30％前後のところ，脳卒中片麻痺患者では60％程度と顕著に大きかった．

　これらの結果を踏まえて，実際のトレーニング介入としての分離条件の使用では，脳卒中片麻痺患者では罹患した障害の具合により麻痺の程度が異なり，したがって，通常歩行の時点で個人ごとに程度の異なる非対称性を有することから，課すべき速度条件については個別に詳細な検討を経ることが必要だろう．また，これらの研究はあくまでも被験者が新規に経験する環境としての分離条件での歩行に基づいており，生じた適応学習や後効果の出現は一過性の現象である．一方で，これらの環境に対する繰り返しの暴露では中枢神経系における新たな運動プログラムの確立が期待されることから（Reismanら，2010）[24]，今後，個人の歩行特性に対応した速度条件の検討とともに，運動の時間や繰り返しの暴露の仕方など，より踏み込んだ検討が必要だろう．

4. 適応学習の汎化にみるロコモーション動作の課題特異性

　左右分離型トレッドミルを使用したロコモーション動作の調節に関する近年の研究報告における第3の大きな方向性として，以下に，歩行を中心としたヒトのロコモーションを司る中枢神経機構の課題依存性を検討した例を紹介する．近年，動物モデルを対象とした直接的な実験手法により明らかとなってきたように，ロコモーションを司る中枢神経機構には「運動モード」の詳細を反映した課題特異性が存在する（BerkowitzとStein，1994[1]，Cabelguenら2003[3]，McLeanら2008[11]，Talpalarら2013[26]，など）．例えば，ゼブラフィッシュの水泳動作を対象としたMcLeanら（2008）[11]では，水泳の動作周波数に依存した脊髄介在ニューロンの活動特性が明らかとなった．動作周波数が高くなる（動作速度が速くなる状況と相容れる）につれて筋への最終共通路であるα運動ニューロンの活動は付加的に生じるのに対し，その前段階である介在ニューロンの活動はあくまでも動作特異的だった．すなわち動作周波数が高い状況下では，α運動ニューロンでは，低い動作周波数の下で活動が認められた細胞の活動は依然として残ったまま他のα運動ニューロンの活動が追加で生じるのに対し，介在ニューロンの活動はあくまでも，特定の周波数帯でのみ確認され，他の周波数帯においては活動しないよう強固な抑制を受けるとの結果が観察された．また，マウスのステッピング動作を対象としたTalpalarら（2013）[26]でも，類似の結果が観察された．ステッピング動作での左右肢の交互性運動に関与する脊髄介在ニューロンの活動には，ステッピングの速さに対する特異性があり，特定のサブタイプを遺伝子ノックアウトすると速い動作のみが阻害され，また別のサブタイプの遺伝子ノックアウトでは遅い動作のみが阻害された．すなわち，ロコモーションの脊髄歩行中枢における課題特異性が確認された．

　左右分離型トレッドミルを用いたヒトでのロコモーションを司る中枢神経機構の課題特異性の検討について，運動パターンの適応学習に基づいて調べた例が近年，数多く報告されている．例えば，ChoiとBastian（2007）[5]は，歩行の方向に依存した神経

基盤の存在について報告している．前向き歩行と後ろ向き歩行のそれぞれについて，分離条件で動作するベルト上で歩行することで適応学習が生じ，その後の通常条件のベルト上では後効果が顕在化する点はこれまでに紹介してきた研究と変わらないが，興味深いことに，前向き歩行で適応学習が生じた状態で後ろ向き歩行をしても後効果の出現は認められず，後ろ向き歩行で適応学習が生じた後の前方向への歩行でもまた，後効果は顕在化しなかった．この研究ではさらに，前述したような歩行パターンの適応学習が右と左の脚に個別に生じるのか，もしくは，両方の脚に共通して生じるのか調べるために，一方のベルトは前方に，他方のベルトは後方に動作する条件下で歩行する「ハイブリッド歩行」を採用した．この非常に特殊な力学的条件下でもヒトはなお歩行ができ，また顕著な適応学習が起こる．適応学習が成立した状態で，その後，前向きの通常条件での歩行を課すと，ハイブリッド歩行での前向き側の脚でのみ後効果が生じ，同様に，その後に後ろ向きの通常条件での歩行を課すと，ハイブリッド歩行での後ろ向き側の脚でのみ後効果が生じた．これらの結果より，ヒトでの歩行の制御に関与する神経基盤は左右の脚それぞれに独立して存在し，したがって，個別にトレーニングが可能との見解を示すものである．

　また，以下では，ヒトのロコモーションにおける2大モードである歩行と走行に焦点をあてて検討した著者らの一連の研究を紹介する．ヒトの歩行と走行はともに下肢の重複した関節や筋の動作によって実現するが，一方で，左右分離型トレッドミル上でのそれぞれの運動で生じる適応学習効果は互いに共有されないことが明らかとなった（Ogawaら，2012）[16]．左右のベルト速度がともに1.5 m/sの通常条件で動作するベルト上での運動は，歩行にとってはやや速く，走行ではゆったりとした動作となるが，ともに安定した動作ができる．左右のベルトがそれぞれ2.0 m/sと1.0 m/sの分離条件で動作する条件下で10分間にわたって歩行と走行することで適応学習が生じると，その後の通常条件（1.5 m/s）では，歩行の適応学習が生じた状態では歩行に（図7-9Aの①），走行の適応学習が生じた状態では走行に（図7-9Bの⑤），力の制動成分に著しい左右非対称性（後効果）が生じることは前述の通りである．一方で，歩行，走行のそれぞれに適応学習が成立した状態で反対の課題，すなわち，歩行の適応学習後に走行を行い（図7-9Bの③），また走行の適応学習後に歩行を行うと（図7-9Aの⑦），顕在化した後効果の大きさは著しく小さかった．この結果について，また別の切り口から見てみよう．歩行における適応学習後の走行では後効果が小さいことは前述の通りであり，また，60秒間の走行を通しても大部分で力の左右差が生じない，通常通りの走行ができていることが結果に見て取れる（図7-10左の③）．ところが，その後に歩行を開始すると，大きな力の左右非対称性が生じる（同，④）．同様に，走行での適応学習後の60秒間にわたって歩行は概ね通常通りの動作を実現できるが（図7-10右の⑦），その後に走行に転じることで大きな後効果の出現が認められる（同，⑧）．すなわち，歩行と走行に生じた適応学習の効果の保存は，互いの運動遂行による影響を受けない．これらの結果を総合すると，前向き歩行と後ろ向き歩行における結果の解釈と同様に，歩行と走行は下肢の重複した関節や筋の運動によって実現する一方で，中枢神経系における制御基盤については各々に独立性が高いことを示している．

　歩行と走行ではまた，ヒトの移動運動としての速度とは無関係に，各々に特有の制

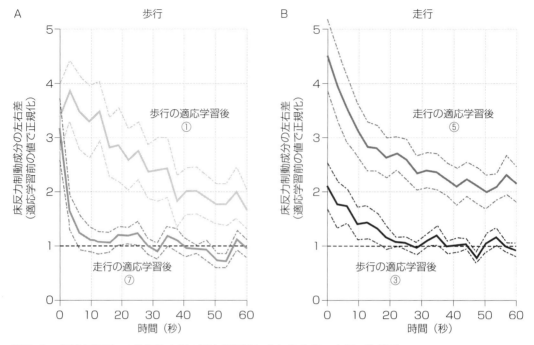

図7-9　分離条件下での歩行と走行の適応学習後に生じる歩行，走行の後効果.
（Ogawa T, Kawashima N, Ogata T, Nakazawa K.: Limited transfer of newly acquired movement patterns across walking and running in humans. PLoS One. 7 (9): e46349, 2012.より）

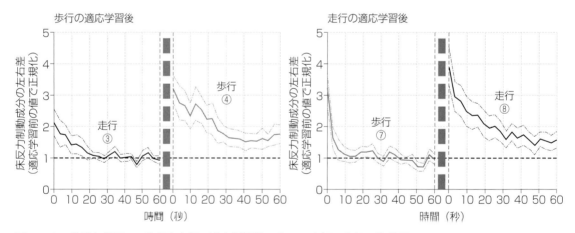

図7-10　分離条件下での歩行と走行の適応学習後に生じる歩行，走行の後効果.
（Ogawa T, Kawashima N, Ogata T, Nakazawa K.: Limited transfer of newly acquired movement patterns across walking and running in humans. PLoS One. 7 (9): e46349, 2012.より）

御が行われていることもまた，著者らがその後の研究で報告している（Ogawaら 2015）[17]．一定の加速度で加速するトレッドミル上で歩行すると，一定の速度下で歩行から走行へのモード転換が起こる．運動のエネルギー効率の観点からすれば，この転換点よりも高い速度帯では走行が，低い速度帯では歩行の遂行がもう一方と比べて

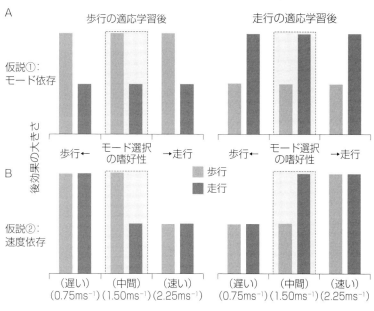

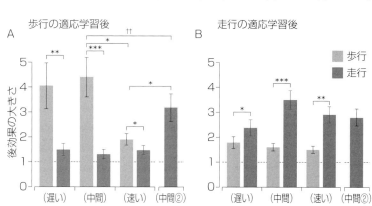

図7-11　上：歩行と走行の遂行に内在する神経基盤について，仮説①：モード依存性制御と，仮説②：速度依存性制御にともなって想定する実験結果と，下：本研究により実際に得られた結果として，分離条件での歩行と走行の適応学習後に異なる速度の歩行，走行に生じる後効果.
（Ogawa T, Kawashima N, Obata H, Kanosue K, Nakazawa K.: Mode-dependent control of human walking and running as revealed by split-belt locomotor adaptation. J Exp Biol. Oct; 218 (Pt 20): 3192-3198, 2015.より）

より効率的である（PrilutskyとGregor, 2001）[19]．Ogawaら（2015）[17] は左右のベルト速度がそれぞれ2.0 m/sと1.0 m/sの分離条件で歩行と走行それぞれの適応学習を成立させ，その上で，0.75 m/s, 1.50 m/s, 2.25 m/sの歩行と走行に対する適応学習効果の汎化の有無を観察した．この実験に参加した被験者における歩行から走行への転換点は1.681 ± 0.183 m/sであり，0.75 m/s, 1.50 m/s, 2.25 m/sの各速度とはすなわち，歩行がより有利に働く（0.75 m/s），どちらも同等に遂行できる（1.50 m/s），走行がより有利に働く速度（2.25 m/s）として位置づけられる．その上で，この研究における仮説を図7-11（上）に示す．1つの可能性として，分離条件下における高い速度での移動に有利な走行での適応学習では，その後の通常条件では歩行と走行の違いに関係なく移動速度に依存して後効果が出現し（すなわち，高い速度では歩行と走行でともに大きな，低い速度では双方ともに小さな後効果），低い速度での移動に有利な歩行での適応学習は，その後の，通常条件で歩行と走行ともに低い速度では同等に大きく，高い速度では同等に小さい後効果を生じさせる（図7-11上のB）．すなわち，

「速度依存性」の制御戦略を取っていることになる．もう1つの可能性としては，どの速度下でも，歩行で適応学習を生じさせた場合では歩行で，走行で適応学習した場合では走行で大きな後効果が生じる（図7-11上のA）．すなわち，「モード依存性」の制御戦略となる．結果として，歩行で適応学習を起こすとどの速度下でも後効果は歩行で大きく，走行で適応学習を起こすと同様に走行で後効果が大きかったことから，歩行と走行はともに移動速度とは無関係に歩行は歩行として，走行は走行としての「モード依存性」の制御戦略を採用していることが明らかとなった．

　歩行と走行におけるモード間の違いが明らかとなった一方で，歩行と走行，それぞれのモード内でもさらなる課題特異性が存在する．Vasudevan と Bastian（2010）[27] は歩行内で，また，Ogawa ら（2018）[18] は走行内での移動の速度帯に依存した神経基盤の存在可能性について調べた．走行を対象とした Ogawa ら（2018）[18] の研究では，左右のベルト速度がそれぞれ 2.0 m/s と 1.0 m/s の分離条件，さらに 3.0 m/s と 2.0 m/s の分離条件での走行を行い，その後，複数の速度を対象に後効果の出現の程度について検討した．床反力の制動成分（図7-12左）と駆動成分（同，右）の解析では，ともに速度に依存して後効果の大きさは異なった．とりわけ，制動成分では分離条件での遅いベルト側の速度で，また，駆動成分では速いベルト側の速度で最も大きな後効果の出現が認められ，走行という運動モードについて，細かな速度ごとに固有の神経基盤が制御に関与する結果が示された．

　左右分離型トレッドミル上での適応学習の応用により，ヒトのロコモーションに内在する神経基盤の課題依存性について，歩行と走行のモードの違いに加えて，速度ごとの違いや，進行方向，さらには左右の脚における制御戦略の違いなど，より細分化された課題条件間の特異性が明らかとなってきた．今後の課題として，さらに細分化された課題条件についてさらに検討する必要性も認められる一方で，トレーニング戦略の構築などを念頭に置くと，課題間の特異性と共通性を整理して理解する必要があるだろう．いずれにせよ，今後も引き続き様々な課題条件設定での検討を繰り返し，より体系化された見解を確立していることが必要である．

まとめ

　この章ではヒトのロコモーションにおける外部環境の変化に対応した運動パターンの調節について，左右分離型トレッドミルを使用した多様な実験系を中心に紹介してきた．とはいえ，歩行の神経基盤に関する基礎的な研究が1900年の初めごろには既に存在していたことを考慮すれば，歩行をはじめとするヒトのロコモーションでの適応学習の研究は最近になってようやく始まったばかりである．今後，動物モデルで調べられる詳細なメカニズムとの関連性やヒトでの電気生理や行動科学的側面からの検討など，適応学習が生じる基礎的メカニズムについて調べるべき課題が山積している．一方，左右分離型トレッドミルの使用は，スポーツでのパフォーマンス向上やリハビリでの動作パターンの改善など，応用的な側面でも効果を発揮できる可能性が想定される．基礎と応用の双方の面において今後もさらなる検討が必要だろう．

[小川　哲也]

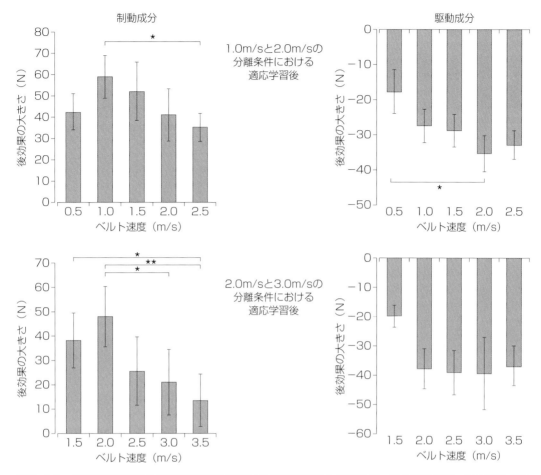

図7-12　分離条件での走行の適応学習後における走行速度ごとの後効果．左：制動成分，右：駆動成分，上：1.0m/sと2.0m/sの分離条件における適応学習後，下：2.0m/sと3.0m/sの分離条件における適応学習後．
（Ogawa T, Obata H, Yokoyama H, Kawashima N, Nakazawa K.: Velocity-dependent transfer of adaptation in human running as revealed by split-belt treadmill adaptation. Exp Brain Res. Apr; 236 (4): 1019-1029, 2018.より）

［文　献］

1) Berkowitz A, Stein PSG.: Activity of descending propriospinal axons in the turtle hindlimb enlargement during two forms of fictive scratching: phase analysis. J Neurosci 14: 5105-5119, 1994.

2) Blanchette A, Bouyer LJ.: Timing-specific transfer of adapted muscle activity after walking in an elastic force field. J Neurophysiol. Jul; 102 (1) : 568-577, 2009.

3) Cabelguen JM, Bourcier-Lucas C, Dubuc R.: Bimodal locomotion elicited by electrical stimulation of the midbrain in the salamander notophathalmus viridescens. J Neurosci 23: 2434-2439, 2003.

4) Choi JT, Vining EP, Reisman DS, Bastian AJ.: Walking flexibility after hemispherectomy: split-belt treadmill adaptation and feedback control. Brain. Mar; 132 (Pt 3): 722-733, 2009.

5) Choi JT, Bastian AJ.: Adaptation reveals independent control networks for human walking. Nat Neurosci. Aug; 10 (8): 1055–1062, 2007.

6) Dietz V, Zijlstra W, Duysens J.: Human neuronal interlimb coordination during split-belt locomotion. Exp Brain Res 101 (3): 513–520, 1994.

7) Gordon KE, Ferris DP.: Learning to walk with a robotic ankle exoskeleton. J Biomech 40 (12): 2636–2644, 2007.

8) Jayaram G, Galea JM, Bastian AJ, Celnik P.: Human locomotor adaptive learning is proportional to depression of cerebellar excitability. Cereb Cortex. Aug; 21 (8): 1901–1909, 2011.

9) Jayaram G, Tang B, Pallegadda R, Vasudevan EV, Celnik P, Bastian A.: Modulating locomotor adaptation with cerebellar stimulation. J Neurophysiol. Jun; 107 (11): 2950–2957, 2012.

10) Lam T, Anderschitz M, Dietz V.: Contribution of feedback and feedforward strategies to locomotor adaptations. J Neurophysiol. Feb; 95 (2): 766–773, 2006.

11) McLean DL, Masino MA, Koh IYY, Lindquist WB, Fetcho JR.: Contimuous shifts in the active set of spinal interneurons during changes in locomotor speed. Nat Neurosci 11: 1419–1429, 2008.

12) Morton SM, Bastian AJ.: Cerebellar contributions to locomotor adaptations during splitbelt treadmill walking. J Neurosci. Sep 6; 26 (36): 9107–9116, 2006.

13) Nitsche MA, Paulus W.: Excitability changes induced in the human motor cortex by weak transcranial direct current stimulation. J Physiol. Sep 15; 527 Pt 3: 633–639, 2000.

14) Ogawa T, Kawashima N, Ogata T, Nakazawa K.: Predictive control of ankle stiffness at heel contact is a key element of locomotor adaptation during split-belt treadmill walking in humans. J Neurophysiol. Feb; 111 (4): 722–732, 2014.

15) Ogawa T, Kawashima N, Obata H, Kanosue K, Nakazawa K.: Distinct motor strategies underlying split-belt adaptation in human walking and running. PLoS One. Mar 16; 10 (3): e0121951, 2015.

16) Ogawa T, Kawashima N, Ogata T, Nakazawa K.: Limited transfer of newly acquired movement patterns across walking and running in humans. PLoS One. 7 (9): e46349, 2012.

17) Ogawa T, Kawashima N, Obata H, Kanosue K, Nakazawa K.: Mode-dependent control of human walking and running as revealed by split-belt locomotor adaptation. J Exp Biol. Oct; 218 (Pt 20): 3192–3198, 2015.

18) Ogawa T, Obata H, Yokoyama H, Kawashima N, Nakazawa K.: Velocity-dependent transfer of adaptation in human running as revealed by split-belt treadmill adaptation. Exp Brain Res. Apr; 236 (4) : 1019–1029, 2018.

19) Prilutsky BI, Gregor RJ.: Swing- and support-related muscle actions differentially trigger human walk-run and run-walk transitions. J Exp Biol. Jul; 204 (Pt 13): 2277–2287, 2001.

20) Prokop T, Berger W, Zijlstra W, Dietz V.: Adaptational and learning processes during human split-belt locomotion: interaction between central mechanisms and afferent input. Exp Brain Res 106 (3): 449–456, 1995.

21) Reisman DS, Block HJ, Bastian AJ.: Interlimb coordination during locomotion: what can be adapted and stored? J Neurophysiol. Oct; 94 (4): 2403–2415, 2005.

22）Reisman DS, Wityk R, Silver K, Bastian AJ.: Locomotor adaptation on a split-belt treadmill can improve walking symmetry post-stroke. Brain. Jul; 130 (Pt 7): 1861-1872, 2007.

23）Reisman DS, Wityk R, Silver K, Bastian AJ.: Split-belt treadmill adaptation transfers to overground walking in persons poststroke. Neurorehabil Neural Repair. Sep; 23 (7): 735-744, 2009.

24）Reisman DS, Bastian AJ, Morton SM.: Neurophysiologic and rehabilitation insights from the split-belt and other locomotor adaptation paradigms. Phys Ther. Feb; 90 (2): 187-195, 2010.

25）Savin DN, Tseng SC, Morton SM.: Bilateral adaptation during locomotion following a unilaterally applied resistance to swing in nondisabled adults. J Neurophysiol. Dec; 104 (6): 3600-3611, 2010.

26）Talpalar AE, Bouvier J, Borgius L, Fortin G, Pierani A, Kiehn O.: Dual-mode operation of neuronal networks involved in left-right alternation. Nature. 500 (7460): 85-88, 2013.

27）Vasudevan EV, Bastian AJ.: Split-belt treadmill adaptation shows different functional networks for fast and slow human walking. J Neurophysiol. Jan; 103 (1): 183-191, 2010.

28）Yanagihara D, Kondo I. Nitric oxide plays a key role in adaptive control of locomotion in cat. Proc Natl Acad Sci U S A. Nov 12; 93 (23): 13292-13297, 1996.

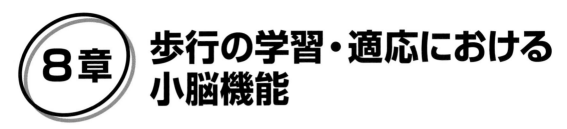

歩行の学習・適応における小脳機能

歩行運動は日常的に行われる基本的な運動の1つであり，多様に変動する環境の中で環境との力学的相互作用を生じながら適応的に生成されている．力学的には身体の質量中心を円滑かつ安定に移動させることを主たる目的としているといえるが，そのためには，床面と肢との力学的相互作用を適切に形成することが必要不可欠である．ところで，ヒトおよび多くの動物は空間自由度より大きい関節自由度をもち，その関節運動を担う骨格筋はさらに冗長な自由度を有しているといえる．冗長多自由度を有する多数の筋活動の時間・空間的パターンを同時並列的かつ協調的に制御してはじめて，円滑な歩行運動が遂行されるといえる．小脳は脊髄とクローズドループを形成しており，筋活動の時間・空間的な制御に貢献している．関節運動において見られる協調構造は運動学シナジー（kinematic synergy）と称されるが，肢内協調（intralimb coordination）および肢間協調（interlimb coordination）などの運動学シナジーの生成に脊髄小脳ループ（spinocerebellar loop）は重要な役割を果たしている．また，小脳におけるシナプス可塑性は外乱や環境の変化に対する適応制御に非常に重要な役割を果たしている．本稿では，歩行制御系の中での小脳の位置づけならびに歩行の適応・学習に関わる小脳における神経機序について概説する．

1. 歩行制御系における脊髄小脳ループ

小脳は大きく3つの領域に分類され，正中に位置する虫部，その外側の中間部（傍虫部），半球部から構成される．これらの中で，虫部と中間部は脊髄小脳（spinocere-bellum）と呼ばれており，脊髄との入出力関係が強く，歩行の制御系において，いわゆる脊髄小脳ループ（spinocerebellar loop）を形成している[2]（図8-1）．歩行におけるリズムパターンの生成は，脊髄内に存在する中枢パターン発生器（Central Pattern Generator；CPG）によるが，歩行中，脊髄のCPGの活動に関する情報は遠心性コピー（efference copy）として主として腹側脊髄小脳路（ventral spinocerebellar tract：VSCT）を介して小脳に送られる．一方，各種体性感覚系の受容器由来の情報は背側脊髄小脳路（dorsal spinocerebellar tract：DSCT）を介して小脳にフィードバックされる．背側脊髄小脳路がどのような情報を符号化して小脳に送っているのかについてはBoscoら[3,4]によって知見が報告されている．麻酔下のネコにおいて背側脊髄小脳路ニューロンの記録を行い，後肢を受動的に動かした際の発火活動について解析したところ，多くのニューロン活動は後肢の大腿，下腿，足関節のうちのどれか1つの関節の角度変位というよりは複数の関節の変位に関係性を有し，ニューロン活動の発

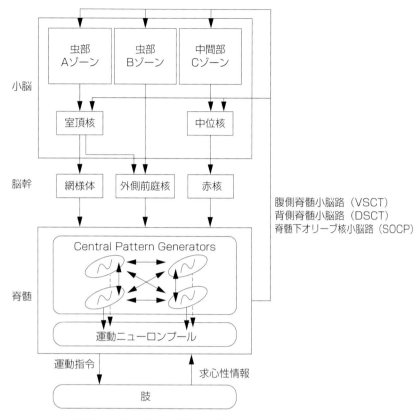

図8-1　歩行制御に関わる脊髄小脳ループ.

火頻度は肢軸の向きや長さおよびその両方と相関が高いことを示した[3]. さらに, 上丘の前縁と乳頭体の後縁を結ぶ前額断（precollicular-postmammillary level）で上位脳を離断した除脳ネコの中脳歩行誘発野を電気刺激してトレッドミル上での歩行を誘発し, 背側脊髄小脳路ニューロンの活動を記録・解析した結果, 背側脊髄小脳路ニューロンの活動は実際の歩行時には肢の受動的な運動時（運動学的には肢の動きは歩行時と同様になるように実験を行っている）とは特に接地相において異なり, 背側脊髄小脳路ニューロンは肢軸の向きだけでなく肢にかかる負荷を符号化している可能性を見出した[4]. 近年, Fedirchukら[6]は, 上丘の前縁と乳頭体の後縁を結ぶ前額断（precollicular-postmammillary level）で上位脳を離断した除脳ネコにおいて, 後肢の筋群を支配している神経線維を切除し筋収縮ならびにそれに伴う感覚神経の活動が生じないようにした（deafferentation）状態で, 中脳歩行誘発野を電気刺激して仮想歩行（fictive locomotion）を誘発し, 腹側および背側脊髄小脳路のニューロン活動を記録・解析した. 中脳歩行誘発野の電気刺激に伴うfictive locomotion時に, 腹側脊髄小脳路のすべてのニューロンは周期的な活動を呈したが, 記録された81個の背側脊髄小脳路のニューロンのうち実に57個のニューロンにおいても周期的な活動パターンが認められた. すなわち, 背側脊髄小脳路に含まれるニューロンには, 歩行時において腹側脊髄小脳路のニューロンと同様にCPGからの律動的な入力を受けているものが多いこ

とが判明した[6]．これらの所見から，背側脊髄小脳路のニューロンによって小脳に送られる情報の役割として，実際の歩行運動の結果として生じる感覚情報（reafference：再帰性感覚）と環境からの外乱による感覚情報を区別するために寄与しているという可能性を提案している[20]．

　上述した背側脊髄小脳路および腹側脊髄小脳路は小脳皮質に苔状線維系として入力され，顆粒細胞およびその軸索である平行線維を経由してプルキンエ細胞に伝達される．プルキンエ細胞は苔状線維系の入力を小脳皮質からの出力として変換し，小脳核，脳幹下行路の種々のニューロンを介して脊髄内の介在ニューロンあるいは運動ニューロンの活動を調節する（図8-1）．それでは，このような苔状線維系由来で顆粒細胞－平行線維からプルキンエ細胞に対する興奮性シナプス伝達が損なわれた際に，歩行においてどのような運動機能の障害が生じるのであろうか．グルタミン酸受容体デルタ2型（GluD2）は中枢神経系において，小脳プルキンエ細胞に特異的に発現している．*ho15J*マウスは，常染色体劣性遺伝系統の変異マウスであり，GluD2タンパク質のN末端をコードするexon2が欠損している[21]．平行線維とプルキンエ細胞間シナプスの電子顕微鏡による形態解析の結果から，野生型マウスのプルキンエ細胞のほぼすべてのスパインは平行線維終末とシナプスを形成していたが，*ho15J*マウスにおいては多くのフリースパインが観察され，*ho15J*マウスは平行線維―プルキンエ細胞間シナプス数が野生型マウスの約40%にまで減少していた（図8-2）[21]．トレッドミル歩行時における後肢の動作学的解析から，*ho15J*マウスは歩行周期を通して大転子高が野生型マウスよりも低いこと，とりわけ足関節の過度な屈曲が引き起こされており，その結果として遊脚相においてつま先が過度に挙上されていたことが示された（図8-2）[21]．

　Cbln1は平行線維終末から分泌されGluD2の最アミノ末端に結合することによって，平行線維―プルキンエ細胞シナプスの形成と維持を制御するシナプスオーガナイザーの一種として知られている[14]．Cbln1遺伝子ノックアウトマウスにおいては，平行線維―プルキンエ細胞シナプスの数が正常野生型の約20%まで減少しており，これは*ho15J*マウスと同様に脊髄小脳路由来の末梢から小脳への情報伝達において，顆粒細胞―平行線維を介したプルキンエ細胞への情報伝達が著しく損なわれていることを意味する．そこで，Cbln1遺伝子ノックアウトマウスのトレッドミル歩行時の後肢の動作を解析してみると，足関節のみならず膝関節における角度変位が正常野生型と比較して過度に屈曲して変位しており，遊脚相においてはつま先の挙上が大きくなっていた[22]．ところで，成熟したCbln1遺伝子変異マウスの小脳に組換えCbln1を投与すると，平行線維―プルキンエ細胞シナプスは一過性に回復するが[10]，それに時間的に相関して歩行動作も正常野生型のものに近づき[22]，回転棒課題における滞在時間も回復することが報告されている[10]．このような所見は，小脳皮質における神経回路においてはプルキンエ細胞への苔状線維―顆粒細胞―平行線維系の情報伝達が，そして脊髄小脳ループとしては腹側および背側脊髄小脳路を経由した脊髄からの情報が，歩行のオンラインでの制御に重要な働きを持つことを強く支持する．

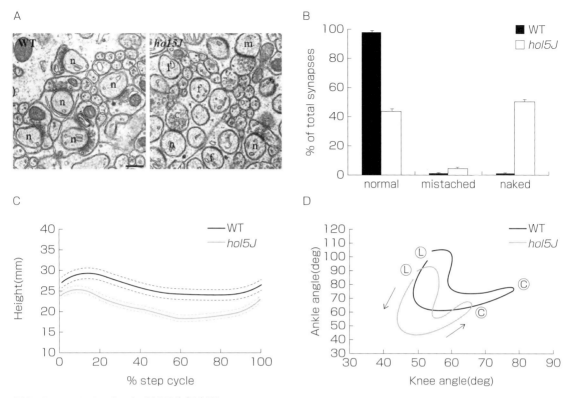

図8-2　*ho15J*マウスにおける歩行失調.
　A；小脳皮質分子層の電子顕微鏡画像　n：正常型スパイン，f：フリースパイン，m：ミスマッチ型スパイン　B；平行線維―プルキンエ細胞シナプスにおける正常型，フリー（naked），ミスマッチ型スパインの割合　C；1歩行周期における大転子高の変位　点線は標準誤差を表す　D；1歩行周期における膝関節と足関節の角度変位パターン（L：離地，C：接地）
（Takeuchi E, Sato Y, Miura E, Yamaura H, Yuzaki M, Yanagihara D.: Characteristics of gait ataxia in *δ*2 glutamate receptor mutant mice, ho15J. PLoS ONE, 7 (10): e47553, 2012.より引用・改変）

2．運動学習としての回転棒課題と小脳障害

　　正常野生型マウス，または正常無処置のラットを回転する棒上に乗せて歩かせると，最初はすぐに落下してしまうが，おおよそ10回以内の試行で安定して棒上にて歩行することができるようになり，これは回転棒課題として広く用いられている．

　　代謝型グルタミン酸受容体1型（metabotropic glutamate receptor subtype 1：mGluR1）は小脳プルキンエ細胞に強く発現し，平行線維―プルキンエ細胞間の興奮性シナプスにおける長期抑圧に必要である[1]．また，mGluR1ノックアウトマウスでは，下オリーブ核から発する登上線維とプルキンエ細胞とのシナプス形成に発達異常が生じる[12]．幼若動物においては，プルキンエ細胞はいくつかの登上線維によっていわゆる多重支配を受けているが，発達に伴って余剰な登上線維シナプスは除去され，成熟後ではプルキンエ細胞は1本の登上線維によって単支配される．mGluR1ノックアウトマウスでは，成熟後もプルキンエ細胞に対する登上線維の多重支配が残存してしま

図8-3 mGluR1ノックアウトマウス，レス
キューマウスにおける回転棒課題での運動学習．
mGluR1レスキューマウスは小脳プルキンエ
細胞特異的にmGluR1を発現するトランスジー
ンがヘミ（hemizygous）である．mGluR1レ
スキューマウスの小脳におけるmGluR1の発
現量はウエスタンブロットの結果から野生型の
1/80である．一方，mGluR1レスキューマウ
ス（Tg/Tg）はこのトランスジーンについてホ
モ（homozygous）であり，mGluR1発現量は
野生型の1/40となる．ヘミ，ホモともに小脳
長期抑圧は野生型と同様に発現するが，回転棒
課題での成績には大きな影響が観察され，ホモ
のmGluR1レスキューマウス（Tg/Tg）にお
ける回転棒課題の成績は野生型との間に統計的
有意差はない．mGluR1レスキューマウスに
おいて，回転棒課題での成績の向上といういわ
ば運動学習の効率にmGluR1の発現量が関係
している結果が示されたことは大変興味深い．
(Ichise T, Kano M, Hashimoto K, Yanagihara
D, Nakao K, Shigemoto R, Katsuki M, Aiba
A.: mGluR1 in cerebellar Purkinje cells essen-
tial for long-term depression, synapse elimi-
nation, and motor coordination. Science 28:
1832-1835, 2000.より引用・改変)

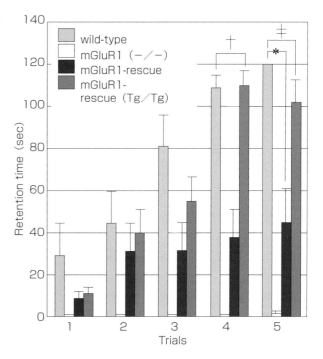

う[12]．回転棒課題において，mGluR1ノックアウトマウスはまったく学習することが
できないが，mGluR1レスキューマウス（小脳プルキンエ細胞に特異的に発現するL7
プロモータによってmGluR1cDNAを発現するトランスジーンをmGluR1ノックアウ
トマウスに導入し，体細胞の中でプルキンエ細胞だけがmGluR1を発現するマウス：
mGluR1レスキューマウスでは，長期抑圧も正常に発現し，登上線維の多重支配の残
存も観察されない）においては，小脳プルキンエ細胞におけるmGluR1の発現量に関
係した学習効率の回復を呈する傾向を示していた（図8-3）[9]．

　常染色体優性遺伝性小脳失調症（autosomal dominant cerebellar ataxia）として最
初に遺伝子が同定された脊髄小脳失調症1型（spinocerebellar ataxia type 1：SCA1）
は，3塩基反復配列の伸長を病原性変異とするトリプレットリピート病であり，特に
CAGコドンがグルタミンをコードし遺伝子産物としてポリグルタミン鎖の異常伸長
をきたす．伸長したポリグルタミン鎖は細胞内に蓄積すると，様々な細胞毒性を有し
て神経細胞の変性をもたらすと考えられている．正常野生型のマウスにレンチウイル
スベクターを用いてSCA1を発症させると，上述のmGluR1の活性化により生じる興
奮性シナプス電位変化における緩徐成分や平行線維―プルキンエ細胞における長期抑
圧の発現が障害されるが，回転棒課題での成績も著しく低下することが報告されてい
る[19]．

　前述したように，GluD2は中枢神経系において小脳プルキンエ細胞に特異的に発現
している．GluD2ノックアウトマウスは，平行線維―プルキンエ細胞シナプスの減少，
登上線維シナプスの発達異常，長期抑圧の欠損，重篤な歩行失調と多くの小脳障害を

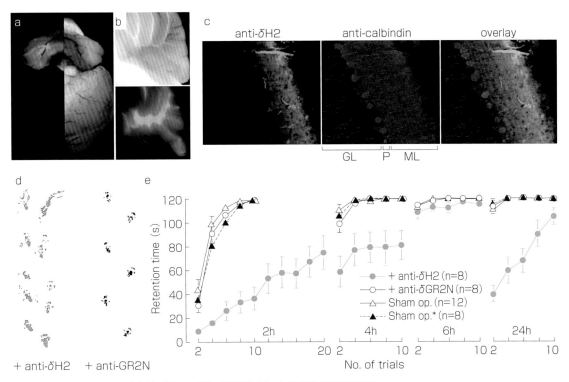

図8-4　グルタミン酸受容体デルタ2型の機能阻害による運動学習の障害.
　A-C：小脳虫部に注入されたGluD2阻害抗体（anti-δH2）を蛍光色素で標識し，その局在を観察した．An-
ti-calbindinはcalbindinがプルキンエ細胞に強く発現していることから対比染色のために用いられ，GluD2
と二重染色された．GL：顆粒細胞層，P：プルキンエ細胞層，ML：分子層．D：GluD2阻害抗体の注入に
よって生じる軽微な歩行失調．後肢の足跡を示している．E：GluD2阻害抗体注入後の回転棒課題の成績
（Hirai H, Launey T, Mikawa S, Torashima T, Yanagihara D, Kasaura T, Miyamoto A, Yuzaki M.: New role
of δ2-glutamate receptors in AMPA receptor trafficking and cerebellar function. Nat. Neurosci 6: 869-876,
2003.より引用・改変）

　有する[13]．GluD2の阻害抗体（anti-δH2）を作製し，成熟した正常な小脳皮質神経回
路および歩行運動の学習・記憶におけるこの受容体の機能を調べると，GluD2の活性
化がAMPA型グルタミン酸受容体のクラスタリングの調節，長期抑圧の発現に関与
していることが証明された[8]．この抗体を成熟野生型マウスの小脳虫部直上のクモ膜
下腔に注入したところ（図8-4a, b），マウスは軽微な歩行失調を示した（図8-4d）[8]．
抗体注入の1時間後に灌流固定し，抗体の局在を調べたところ，抗体は小脳に限局し
て皮質内に浸透し，プルキンエ細胞樹状突起上のGluD2と特異的に結合していた（図
8-4c）．図8-4eは阻害抗体注入後の回転棒課題における成績を示している．阻害抗体
を投与した2, 4時間後においては，マウスは歩行失調のために学習も障害されてい
た[8]．しかしながら，急性の歩行失調が観察されなくなった6時間後においては，コ
ントロール群（阻害効果を有しないIgG抗体（anti-δGRN2）を注入したグループや
sham operationのみのグループ）のマウスと同様に棒上で安定して歩行することが
できた．抗体を投与してから24時間後に，もう一度回転棒課題を行い，前日に学習

したことを記憶しているか否か調べたところ，コントロール群のマウスは試行の始め
から安定に歩行していた（すなわち記憶していた）が，GluD2の阻害抗体を注入され
たマウスは，棒上にうまく乗れず，再学習が必要であった[8]．これらの結果は，GluD2
が関与するシグナル伝達系が歩行における学習・記憶の保持に関わっている可能性を
示唆している．

　長期抑圧の発現には，下オリーブ核を発する登上線維終末からプルキンエ細胞への
興奮性シナプス伝達およびそれに伴う細胞内へのカルシウムイオンの流入が必要不可
欠であるが，遺伝子改変技術によりこの登上線維―プルキンエ細胞間のシナプス伝達
を阻害したマウスでは，回転棒課題における学習が障害されており，ジストニア
(dystonia) 様の姿勢を示すことが最近報告されている[23]．

3. splitbelt treadmill上での歩行の適応学習と小脳の役割

　歩行運動は，複数の肢の，多数の筋の活動の，時間的・空間的パターンを協調的に
制御した結果，円滑かつ安定に遂行される．予測できない外乱を歩行中に加えれば，
それに対する肢間協調の動態を観察することができ，さらに，外乱が毎歩，一定の部
位に一定の強さで加えられるようにすれば，外乱を予測して適応する過程，すなわち
歩行における運動学習を調べることができる．分離型トレッドミル（splitbelt
treadmill），すなわちベルトが分離されていて，各ベルトを独立に制御できるトレッ
ドミル（ヒトの場合，左右2つのベルトで構成されている．四足動物の場合には2―
4つのベルトで構成されている．）は，そのような研究目的に適合した実験システム
といえる．Bastianらは，分離型トレッドミルを用いて健常人に対する外乱歩行を解
析し，比較的ゆっくりとした適応過程が健常者において観察されることを見出し
た[15, 17]．健常者では，外乱適応後に左右ベルトの速度を同じにすると，左右の両脚支
持相の持続時間が逆転する，いわゆる後効果が生じる．しかしながら，小脳疾患患者
では，分離型トレッドミルにおける外乱歩行において誘発される緩やかな適応（彼ら
は，predictive feedforward adaptationsと呼んでいる）が生じないか，あるいは障害
されていた[15, 16]．

　上丘の前縁と乳頭体の前縁を結ぶ前額断（precollicular-premammillary）で上位脳
を離断した除脳ネコは，自発歩行能（ネコは中脳歩行誘発野などの電気刺激なしでベ
ルトの速度に応じて自発的に歩行する）を有する．左前肢下のベルトの速度のみを他
のベルトの約2倍の速度で駆動すれば，左前肢には毎歩接地するたびに他の3つの肢
とは異なる速度で後方に伸展されるという外乱が加えられる．この外乱を加えた歩行
の初期には，各肢の歩行周期持続時間は安定せず，大きく変動し，定常的な肢間協調，
すなわち一定の歩行パターンを示すことができない[11, 24, 25]．ところで，外乱のないト
レッドミル歩行および床上での歩行では，プルキンエ細胞の登上線維の入力に伴う複
雑スパイクは，発火頻度においても1 Hz以下と非常に低く，歩行周期の特定の位相
との関係も示さないことが報告されている[25]．分離型トレッドミルにおける外乱歩行
時に虫部第Ⅴ葉からプルキンエ細胞の活動を記録した結果，複雑スパイクの確率が，
通常の歩行時と比較して位相特異的に高くなることが報告されている[25]．この外乱歩

行を100—200歩続けると，徐々に各肢の歩行周期は安定し，新しい歩行パターンすなわち四肢間の位相関係が形成される[11, 24]．これは，外乱歩行の適応学習により，新しい肢間協調（interlimb coordination）を獲得したことを意味している．外乱に適応した後では，外乱が加えられた左前肢では接地相の持続時間が，右前肢では遊脚相の持続時間が短縮し，両側前肢の歩行周期を一致させていた．ところで，外乱歩行に適応した後で外乱を取り除く，すなわち左右のベルト速度を同一にしても，除脳ネコの歩行パターンは，すぐに外乱を加えていない通常の歩行時の歩行パターンへと回復せず，いわゆる後効果（aftereffect）が観察される．後効果の存在は，ヒトにおける分離型トレッドミルでの適応と同様な現象であり，運動およびそれにより生じる感覚にかかわる情報処理過程が一時的にせよ保存・記憶されていること，さらにそれを利用したフィードフォワード制御系が働いていることを示唆する．分離型トレッドミルにおける外乱歩行の際に，小脳における長期抑圧の発現を一酸化窒素合成阻害剤等を微量注入することにより薬理学的に阻害すると外乱に対する歩行の漸進的な適応および後効果は観察されない[24]．このような分離型トレッドミルにおける適応現象は，最近，マウスでの四足歩行[5]や，ラットにおける後肢2足歩行[7]においても確認されている．Careyのグループ[5]は，分離型トレッドミル上でマウスを歩行させた際に正常野生型マウスでは左右前肢間で肢間協調の適応的変化が生じるが，遺伝的にプルキンエ細胞が細胞死するマウス（Purkinje cell degeneration mice）や小脳の形態形成に重篤な障害を有するマウス（reeler mice）ではその適応が障害されていたことを報告している．その一方で，大脳皮質1次運動野および体性感覚野の前肢領域を吸引除去したマウスでは，正常野生型マウスと同様な適応が生じていた．これらの結果は，分離型トレッドミルにおける適応には，小脳が重要な役割を果たしている一方で，大脳皮質運動関連領域の寄与は高くないというBastianのグループが報告している大脳皮質の脳梗塞疾患患者における研究結果[18]および，上丘の前縁と乳頭体の前縁を結ぶ前額断で上位脳を離断した除脳ネコにおける研究結果[24]とも矛盾しない．最近，我々の研究室では正常野生型のラットにおいて後肢2足による歩行を分離型トレッドミル上で行わせることに成功し，左右のベルト速度を変更した際の適応を確認するとともに，神経筋骨格モデルを用いた動力学シミュレーションによってその適応を再現することに成功している[7]．

　以上より，小脳は歩行における適応・学習，すなわち，多様に変化する外部環境に対して適切な肢内および肢間協調の生成に重要な役割を果たしていると考えられる．

［柳原　大］

［文　献］
1) Aiba A, Kano M, Chen C, Stanton ME, Fox GD, Herrup K, Zwingman TA, Tonegawa S.: Deficient cerebellar long-term depression and impaired motor learning in mGluR1 mutant mice. Cell 79: 377-388, 1994.
2) Arshavsky YI, Gelfand IM, Orlovsky GN.: The cerebellum and control of rhythmical movements. Trends in Neurosci 6: 417-422, 1983.
3) Bosco G, Rankin A, Poppele RE.: Representation of passive hindlimb postures in cat

spinocerebellar activity. J Neurophysiol 76: 715–726, 1996.

4) Bosco G, Eian J, Poppele R.: Phase-specific sensory representations in spinocerebellar activity during stepping: evidence for a hybrid kinematic/kinetic framework. Exp Brain Res 175: 83–96, 2006.

5) Darmohray DM, Jacobs JR, Marques HG, Carey MR.: Spatial and temporal locomotor learning in mouse cerebellum. Neuron 102: 217–231, 2019.

6) Fedirchuk B, Stecina K, Kristensen KK, Zhang M, Meehan CF, Bennett DJ, Hultborn H.: Rhythmic activity of feline dorsal and ventral spinocerebellar tract neurons during fictive motor actions. J Neurophysiol 109: 375–388, 2013.

7) Fujiki S, Aoi S, Funato T, Sato Y, Tsuchiya K, Yanagihara D.: Adaptive hindlimb split-belt treadmill walking in rats by controlling basic muscle activation patterns via phase resetting. Scientific Reports 8: 17341, 2018.

8) Hirai H, Launey T, Mikawa S, Torashima T, Yanagihara D, Kasaura T, Miyamoto A, Yuzaki M.: New role of δ2-glutamate receptors in AMPA receptor trafficking and cerebellar function. Nat Neurosci 6: 869–876, 2003.

9) Ichise T, Kano M, Hashimoto K, Yanagihara D, Nakao K, Shigemoto R, Katsuki M, Aiba A.: mGluR1 in cerebellar Purkinje cells essential for long-term depression, synapse elimination, and motor coordination. Science 28: 1832–1835, 2000.

10) Ito-Ishida A, Miura E, Emi K, Matsuda K, Iijima T, Kondo T, Kohda K, Watanabe M, Yuzaki M.: Cbln1 regulates rapid formation and maintenance of excitatory synapses in mature cerebellar Purkinje cells in vitro and in vivo. J Neurosci 28: 5920–5930, 2008.

11) Ito S, Yuasa H, Luo ZW, Ito M, Yanagihara D.: A mathematical model of adaptive behavior in quadruped locomotion. Biol Cybern 78: 337–347, 1998.

12) Kano M, Hashimoto H, Kurihara H, Watanabe M, Inoue Y, Aiba A, Tonegawa S.: Persistent multiple climbing fiber innervations of cerebellar Purkinje cells in mice lacking mGluR1. Neuron 18: 71–79, 1997.

13) Kashiwabuchi N, Ikeda K, Araki K, Hirano T, Shibuki K, Takayama C, Inoue Y, Kutsuwada T, Yagi T, Kang Y, Aizawa S, Mishina M.: Impairment of motor coordination, Pukinje cell synapse formation, and cerebellar long-term depression in GluRδ2 mutant mice. Cell 81: 245–252, 1995.

14) Matsuda K, Miura E, Miyazaki T, Kakegawa W, Emi K, Narumi S, Fukazawa Y, Ito-Ishida A, Kondo T, Shigemoto R, Watanabe M, Yuzaki M. : Cbln1 is a ligand for an orphan glutamate receptor δ2, a bidirectional synapse organizer. Science 328 (5976): 363–368, 2010.

15) Morton SM, Bastian AJ.: Cerebellar contributions to locomotor adaptations during splitbelt treadmill walking. J Neurosci 26: 9107–9116, 2006.

16) Morton SM, Bastian AJ.: Mechanisms of cerebellar gait ataxia. The Cerebellum 6: 79–86, 2007.

17) Reisman DS, Block HJ, Bastian AJ.: Interlimb coordination during locomotion: What can be adapted and stored? J. Neurophysiol 94: 2403–2415, 2005.

18) Reisman DS, Wityk R, Silver K, Bastian AJ.: Locomotor adaptation on a split-belt treadmill can improve walking symmetry post-stroke. Brain 130: 1861–1872, 2007.

19) Shuvaev AN, Hosoi N, Sato Y, Yanagihara D, Hirai, H.: Progressive impairment of cerebellar mGluR signaling and its therapeutic potential for cerebellar ataxia in spinocer-

ebellar ataxia type 1 model mice. J Physiol 595 (1): 141−164, 2017.

20）Stecina K, Fedirchuk B, Hultborn H.: Information to cerebellum on spinal motor networks mediated by the dorsal spinocerebellar tract. J Physiol 591: 5433–5443, 2013.

21）Takeuchi E, Sato Y, Miura E, Yamaura H, Yuzaki M, Yanagihara D.: Characteristics of gait ataxia in $\delta2$ glutamate receptor mutant mice, ho15J. PLoS ONE 7 (10): e47553, 2012.

22）Takeuchi E, Ito-Ishida A, Yuzaki M, Yanagihara D.: Improvement of cerebellar ataxic gait by injecting Cbln1 into the cerebellum of cbln1-null mice. Scientific Reports 8: 6184, 2018.

23）White JJ, Sillitoe RV.: Genetic silencing of olivocerebellar synapses causes dystonia-like behaviour in mice. Nat Commun 8: 14912, 2016.

24）Yanagihara D, Kondo I.: Nitric oxide plays a key role in adaptive control of locomotion in cat. Proc. Natl. Acad. Sci. USA 93: 13292−13297, 1996.

25）Yanagihara D, Udo M.: Climbing fiber responses in cerebellar vermal Purkinje cells during perturbed locomotion in decerebrate cats. Neurosci Res 19: 245−248, 1994.

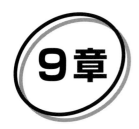

9章 随意運動における制御と学習の計算論的神経科学

　一般に学習とは経験を通して成績を向上させる過程であり，特に運動学習とは運動制御に関する学習のことを指す．運動学習はスキル獲得（skill acquisition）とスキル保持（skill maintenance）に大別される[14]．スキル獲得とは与えられた課題における運動の目標を素早く同定し，感覚刺激や状態に応じて適切な動作を選択し，そしてその動作を正確に実行するスキルを獲得することと定義される．例として，系列学習（sequence learning）[11]，新奇学習（de novo learning）[3,23]，またブレイン・マシン・インターフェイス[10,28]などが挙げられる．一方，スキル保持とは新規の条件において，すでに獲得したスキルの成績を保持することと定義される．スキル保持は運動適応（motor adaptation）とも呼ばれ，以下で見るように，上腕の到達運動，眼球運動，歩行運動，発話運動における運動適応に関して多くの研究がある．

　幾多の心理物理実験から運動制御や運動学習において法則性があること，また動物の電気生理学実験から神経活動が部位ごとの特徴を持つことが知られている．これら行動の法則性や神経活動の特徴に基づき，運動制御と運動学習において計算論モデルはデータとの定量的な比較をすることができる．そのため，運動制御と運動学習は計算論モデルとの相性が良い分野であり，モデル構築を通して運動制御と運動学習の神経メカニズムの深い理解が得られている．本章では運動制御の計算論モデルとして内部順モデルと最適フィードバック制御モデル（9.1項），運動学習の計算論モデルとして状態空間モデル（9.2項），そして運動関連部位の神経モデルとして第一次運動野の空間表現モデルと小脳のカルマンフィルタモデル（9.3項）を，それぞれ紹介する．限られた紙面のため，説明のわかりやすさの代わりに幾分数式の正確さや定義を犠牲にしたところがある．数式の導出や参考文献に関しては教科書[29]もしくは拙著[33]を参照されたい．

1. 運動制御の計算論モデル

　ヒトの行う運動は決して不規則ではなく，法則性を持っていることが知られている．上腕の到達運動では直線状の軌跡と釣鐘型の速度形状[1]や運動時間に関するFittsの法則[6]，描画運動では運動速度と曲率の間の冪乗則[17]，そして眼球運動ではサッカードにおける主系列[2]や与えられた視線方向に対して捻じれを決めるListingの法則[12]などが知られている．これら法則性の背後には，運動制御に関する何らかの最適原理が潜んでいると考えられる．本節では最適化モデルの代表例として最適フィードバック制御モデル[40]を紹介し，その中で状態予測器である内部順モデルの役割を説明する．

（1）内部順モデル

　運動制御における問題の1つに感覚信号の時間遅れがある（図9-1A上図）[21]．感覚受容器で検出された刺激は複数の神経線維と神経細胞を経て中枢神経系に到達する際に，感覚受容器，シナプスや神経伝達における時間遅れが生じる．すなわち「脳は常に過去の身体状態を観測している」わけである．同様に運動生成においても，中枢神経系からの運動制御信号は，シナプスや神経伝達に加え，神経筋結合部や筋電における時間遅れが生じる．この感覚フィードバックの時間遅れは，特に素早い運動において無視することができず，遅れのある感覚信号を基にフィードバックを行うと，運動が振動的で不安定になることが知られている[42]．

　時間遅れ問題の1つの解として，時間遅れのある感覚フィードバックと運動制御信号の遠心性コピーから，現在の身体状態を予測する「内部順モデル」という機構が提案されている（図9-1A下図）[42]．内部順モデルとは，前の状態と制御信号から現在の状態への遷移を計算するモデルである．内部順モデルの「順」とは運動方程式を因果律の順方向に解くこと，「モデル」とは身体や外界を模擬するものという意味である．内部順モデルによって現在の身体状態を予測することで，時間遅れの下での安定的な制御が可能となるのである[19]．内部順モデルの機能に関しては，自己の随意運動によって引き起こされる感覚フィードバック信号の打ち消し（sensory reafference cancellation）や，内部順モデルの予測値と感覚フィードバック信号による最適推定計算などといった，複数提案されているが，その本質は状態予測の計算である．主にヒトの心理物理・脳機能イメージング・脳刺激実験から，内部順モデルの予測計算は小脳で行われていると考えられている．時間遅れ問題のもう1つの解として，望ましい運動（理想軌道という）が予め与えられたとして，その理想軌道を実現するために必要な運動制御信号を計算する内部逆モデルという機構も提案されている[12]．制御信号の時系列をフィードフォワード的に計算することで，時間遅れのある感覚フィードバックに頼らず，素早い運動が可能となるのである．

　内部順モデルを若干の数式を用いて定式化してみよう．時刻tにおける身体状態と制御信号をそれぞれx_tとu_tで表すことにすると，少し後の時刻$t+1$における身体状態x_{t+1}は

$$x_{t+1} = Ax_t + Bu_t \qquad (1)$$

と書くことができる．ここで行列AとBは，それぞれ現在の状態と制御信号が次の時刻の状態に与える寄与を決める係数行列である．したがって，これらの行列を知ることで，内部順モデルの具体的な計算ができることになる．時刻tと$t+1$における身体状態の推定値を$\hat{x}_t$と$\hat{x}_{t+1}$と書くことにすれば，

$$\hat{x}_{t+1} = \hat{A}\hat{x}_t + \hat{B}u_t \qquad (2)$$

により身体の動力学（1）を模擬することができ，時間遅れのある感覚フィードバック信号に頼らなくても，過去の状態の推定値から現在の状態を予測できる．内部順モデル（2）に現れる行列$\hat{A}$と$\hat{B}$は，必ずしも実際の動力学（1）の行列AとBと同じと

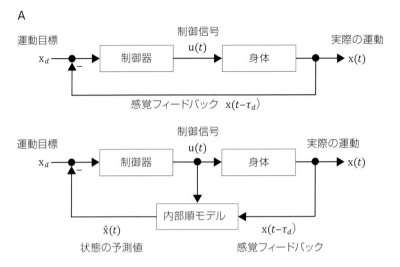

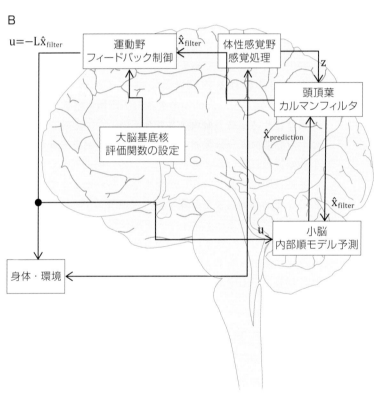

図9-1.（A）感覚フィードバック信号の時間遅れ（上図）と内部順モデルによる状態予測（下図）.（B）最適フィードバック制御モデルの計算要素と脳部位の対応関係.

は限らないことに注意されたい．内部順モデルの学習とは，実際の動力学を正確に模擬するよう，行列$\hat{A}$と$\hat{B}$を学習することである．内部順モデルは単に状態予測に使われるだけではない．以下に説明する最適フィードバック制御モデルでは，予測と感覚

フィードバックを統合する最適推定と，フィードバックゲインを決める最適制御に内部順モデルが重要な役割を果たすことを見ていくことにする.

(2) 最適フィードバック制御モデル

　随意運動の特徴として目的指向性，すなわち運動が何らかの目的を達成するために行われるという性質がある. そのため随意運動では，時々刻々得られる感覚フィードバックを用いて，身体の状態を推定し，運動課題の目的を効率よく達成する制御信号を生成する必要がある. 確率論的最適制御で発展されてきた線形二次ガウス型（linear-quadratic-Gaussian, LQG）制御を，生物の制御則として定式化したのが，最適フィードバック制御モデル（optimal feedback control (OFC) model）である[40]. 制御信号の強さに比例するノイズ（信号依存性ノイズ）の影響下で，OFC モデルは与えられた課題をなるべく正確にかつ効率よく制御することを提案する. 具体的には，身体状態 x_t に関する運動方程式（1）に加えて，身体状態 x_t から感覚フィードバック信号 z_t が生成される過程を記述する観測方程式

$$z_t = Cx_t \tag{3}$$

が与えられたとき，以下の評価関数

$$E\left[\frac{1}{2}\sum_{t=0}^{T-1}\left(x_t^{\top}Q_t x_t + u_t^{\top}Ru_t\right) + \frac{1}{2}x_T^{\top}Q_T x_T\right] \tag{4}$$

を最小にするような制御則を提案する. この評価関数において $x_t^{\top}Q_T x_T$ は運動中の状態誤差，$u_t^{\top}Ru_t$ は制御信号のコスト，そして $x_T^{\top}Q_T x_T$ は運動終了時の状態誤差をそれぞれ表している. $E[\cdot]$ はノイズに関する平均値をとる操作であり，ノイズのため試行毎の運動のばらつきがあるが，そのばらつきの下での期待値を最小にする制御則を求める. 第一項に現れる行列 $\{Q_t\}_{t=0}^{T}$ を課題に応じて適切に設定することで，様々な運動課題における最適制御を記述できる. OFC モデルにおける制御則の導出は幾分煩雑ではあるため原論文[41]を参照されたいが，以下に見るように制御則は比較的簡単である.

　OFC モデルでは，状態 x_t は直接観測できないため，与えられた感覚フィードバック信号を用いて状態を推定する必要がある. 時刻 t の状態推定値 $\hat{x}_t$ と制御信号 u_t，それに感覚フィードバック信号 z_t が与えられたとして，次時刻の状態推定値 $\hat{x}_{t+1}$ は

$$\hat{x}_{t+1} = \hat{A}\hat{x}_t + \hat{B}u_t + K_t\left(z_t - C\hat{x}_t\right) \tag{5}$$

と与えられる. これは推定理論でカルマンフィルタと呼ばれる逐次推定の式であり，第一項の内部順モデルによる予測値（$\hat{A}\hat{x}_t + \hat{B}u_t$）と第二項のイノベーション項（$z_t - C\hat{x}_t$）をカルマンゲイン行列 K_t で重み付け和を取ったものである. イノベーション項は観測された感覚フィードバック信号（z_t）と，その予測値（$C\hat{x}_t$）の間の差であり，予測がどれくらい良かったかの指標となる. したがって，式（5）は予測と感覚フィードバック信号を用いて統計的に最適に（つまり分散が最小となるように），推定値を決めるものである. 制御則は最適推定値を用いて，

$$u_t = -L_t \hat{x}_t \tag{6}$$

となる．ここで行列L_tはフィードバックゲイン行列である．この制御則ではカルマンフィルタの推定値に基づくフィードバック制御なので，内部フィードバック制御と呼ばれる．まとめると，OFCモデルでは（1）評価関数の設定（式（4）），（2）内部順モデルによる状態予測（式（2）），（3）カルマンフィルタによる状態推定（式（5）），そして（4）内部フィードバック制御（式（6））の各計算要素が含まれる．これらの計算要素はそれぞれ（1）大脳基底核，（2）小脳，（3）頭頂連合野，そして（4）皮質運動野で計算されていると考えられている（図9–1B）[30]．

　先に述べた内部順モデルは，OFCモデルにおいて以下に説明する3つの計算論的役割を果たす[注1]．1つは，上記に述べたように，感覚フィードバック信号の遅れを補正する状態予測である．次にカルマンゲイン行列K_tを決める際に用いられる共分散行列Σ_tの更新式

$$\Sigma_{t+1|t} = \hat{A}\Sigma_{t|t}\hat{A}^\top + \Omega^W \tag{7}$$

で内部順モデルの知識（つまり行列$\hat{A}$）が必要となる．最後に，フィードバックゲイン行列L_tの計算に必要な行列S_tの更新式

$$S_t = Q_t + \hat{A}^\top S_t \hat{A} - \hat{A}^\top S_{t+1}\hat{B}\left(R + \hat{B}^\top S_{t+1}\hat{B}\right)^{-1}\hat{B}^\top S_{t+1}\hat{A} \tag{8}$$

でも内部順モデルの行列$\hat{A}$と$\hat{B}$が現れる．先に述べたように，内部順モデルの行列$\hat{A}$と$\hat{B}$は，必ずしも実際の身体力学の行列AとBと同じではなく，あくまで脳内における身体の力学モデルと考えられる．OFCモデルにおいて，内部順モデルは（1）状態予測，（2）カルマンゲイン，そして（3）フィードバックゲインの計算に不可欠である．言い換えれば，適切に制御するためには身体の力学を知る必要がある．9.3項で見るように，内部順モデルの状態予測計算は小脳で行われていると考えられている．一方，カルマンゲインやフィードバックゲインの計算がどの部位でどのように計算されているかに関しては，ほとんど議論もされておらず見過ごされているようだが，この計算はOFCモデルの要であり，今後の研究が待たれる．

　OFCモデルとその拡張版である無限時間最適制御モデル[26]は，（1）運動課題に応じた柔軟な運動修正，（2）再最適化としての運動適応，そして（3）運動中の意思決定といった，様々な心理物理実験を説明できる．まず，課題に応じて評価関数を柔軟に設定することで，課題の達成に影響を与えるような外乱に対しては運動を修正するが，そうではない外乱に対しては運動を修正しないことが予言される．OFCモデルの予言通り，標的が小さい課題の場合には与えられた外乱によりはずれた運動を修正して標的に向かうが，標的が大きい課題の場合には軌道がはずれても標的に当たるの

注1　話を単純化するため，ここではLQGモデルの更新式を示した．OFCモデルでは，信号依存性ノイズがあるため，2つの更新式が独立ではなく連立している．しかし，カルマンゲインとフィードバックゲインを決めるために行列AとBの知識が必要となる点は同じである．

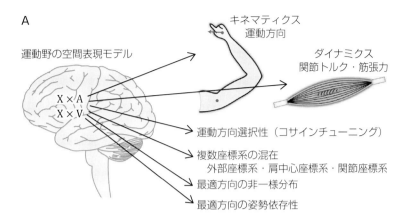

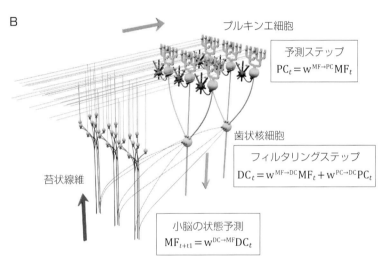

図9-2.（A）第一次運動野の空間表現モデルが説明する様々な性質.（B）小脳神経活動の線形変換と線形予測，そして対応するカルマンフィルタの計算.

で運動を修正しないことが示されている[24].　また，右手と左手が独立に運動する課題では片方の手に与えられた外乱がもう一方の手の運動に影響を与えないが，両手を協調させる運動課題では，外乱の与えられていない方の手でも運動を修正することが報告されている[4].　次に，外力粘性場への運動適応を新奇な環境への再最適化として定式化した研究がある[9].　従来，運動適応は課された外乱を打ち消すように運動を適応されることと考えられてきた.　しかし，十分に適応した後でも運動軌道は本来の直線的な軌道を示さず，若干曲がった軌道を示す.　この曲がった軌道は，外力粘性場が課された条件で運動を最適化しなおした結果と解釈できることが示された.　最後に，障害物を避ける経路を運動中に決める意思決定問題をモデル化した研究がある[25].　障害物の向こうにある標的に運動を行う際，障害物の右側もしくは左側の経路のどちらを選択するかというのは，運動中のオンラインの意思決定問題である.　運動に外乱が加

えられない場合，被験者は障害物の右側の軌道をとる運動を行うとしよう．運動中に外乱が加えられたとして，その外乱が十分小さいときには右側の軌道に戻るように運動を修正する．一方，外乱が大きい場合には，元の右側の軌道に戻らず，左側の軌道を選択して標的に達する．これは複数の運動計画に対する評価関数を常に比較して，どの運動計画が最も適切かを時々刻々比較することで，運動中の意思決定を行っていることを支持している．これはOFCモデルの評価関数が脳内で表現されていることを示唆する．このようにOFCモデルは様々な運動制御過程を統一的に説明し，多くのヒト心理物理実験を説明するため，現時点では運動制御の標準的なモデルと考えられている．

2. 運動学習の計算論モデル

　ここでは運動学習を記述する他の計算モデルとして，状態空間モデルを紹介しよう．一般に運動学習では学習信号として，それぞれ運動の誤差（例：どれくらい標的を外したか）もしくは運動の成否（標的に到達できたかどうか）として運動学習を記述する．運動誤差に基づく運動適応を記述する計算モデルとして状態空間モデルを紹介し，運動適応での運動記憶が脳内でどのように表現されているかを議論しよう．

（1）運動誤差に基づく運動適応
　運動学習と聞いて初めに連想されるのは，運動後に観察された運動誤差から制御信号を修正して，次の試行で運動を改善する学習だろう．このような実験をモデル化したものとして，通常の環境で行っていた運動を新奇の環境でもできるように運動を適応させる，運動適応のパラダイムがある．プリズムによる視野変位やコリオリ力といった力学的摂動[16]に対する上腕運動の適応，標的へのゲインの変化に対するサッカード適応[18]や前庭動眼反射の適応[20]，左右の脚に異なる速さのトレッドミルに対する歩行運動の適応[22]，聴覚刺激の操作や顎位置の力学的摂動に対する発話運動の適応[7]など，さまざまな運動適応課題が調べられている．上腕の到達運動に関しては，外力粘性場[31]や視覚運動回転変換[15]に関する運動適応が代表的な実験パラダイムである．このような運動適応過程を記述するために，状態空間モデルが広く使われている[5,34,39]．状態変数としてk回目の試行における運動記憶x_kを導入し，実験的に何らかの外乱u_kが加えられた際に，$k+1$回目の試行における運動記憶x_{k+1}がどのように変化するかを記述する過程方程式を

$$x_{k+1} = Ax_k + Bu_k \qquad (9)$$

とし，運動記憶x_kに応じてどのように運動出力z_kが生成されるかの観測方程式を

$$z_k = Cx_k \qquad (10)$$

として導入する[注2]．ここで，外乱u_kは標的と実際の身体位置の間の誤差などといった，運動誤差と考えてよい．また，行列AとBとはそれぞれ記憶率（retention factor）と学習率（learning rate）である．

　このモデルにおいて，実際に観測できる量は外乱u_kと運動出力z_kであり，運動記憶x_kは直接観測できないことに注意しよう．また，行列A, B, Cは与えられた実験データ（すなわち外乱と運動出力）から推定されるものである．このように状態空間モデルの入出力からモデルを推定することを，工学分野ではシステム同定と呼ぶ．運動適応過程のシステム同定により状態変数の表現を決めることで，脳内で運動記憶がどのように蓄えられているかが分かる．また，試行を重ねるごとに運動記憶がどのように変化するかも理解できる．このように，状態空間モデルを用いた運動適応のモデル化を通して，与えられた実験データから背後にある運動記憶の表現と変化を理解することができる．

　状態空間モデルを用いて，(1) 運動適応の汎化，(2) 複数の時間スケールを持つ運動記憶過程，そして (3) 運動記憶の神経基盤の脳機能イメージングといった研究がなされている．運動適応の汎化とは，ある条件での運動適応が，他の条件での運動にどのように汎化されるかということを指す．具体的には，運動記憶xが複数の運動方向に対する成分からなるとすると，ある運動方向で観測された運動誤差が他の方向の運動記憶にどのように影響を与えるかということである．したがって，式 (9) における行列Bの形を調べればよい．興味深いことに，外力粘性場の運動適応では広い汎化[5, 39]が，視覚運動回転適応では狭い汎化[34]が報告された．脳内でこれらの運動適応が異なる部位で処理されていることを示唆されており，小脳損傷患者の運動適応を調べた報告とも一致する[27]．次に，状態空間モデルにより，運動適応における複数の時間スケールの過程を明らかにした研究を紹介しよう．一般に運動適応における学習曲線は指数関数でよく近似されるが，よく観察してみると，学習の初期にはグンと適応が進み，その後しばらくはゆっくりと適応が進むという特徴がみられる．この特徴から，「速く学習するが速く忘れる」速い過程と，「遅く学習するがなかなか忘れない」遅い過程からなる状態空間モデルが提案された[32]．この多時間モデルは，運動適応の様々な性質，たとえば運動記憶の保持，前向性の干渉や自発回復といった性質をうまく説明することが示された．では，この多時間モデルの複数の過程が脳のどの部位で表現されているかという問題が残る．行動データの解析から得られた多時間モデルを説明変数として，同時に計測されたfMRI信号をモデルベース解析した研究では，前頭葉・頭頂葉・小脳に速い過程が，小脳に遅い過程がそれぞれ表現されていることを報告している[13]．このように，状態空間モデルによる行動データの解析から，脳内の運動記憶過程を明らかにすることができる．

注2　ここで状態空間モデル(1)と(9)では，異なる現象を表現していることに注意．(1)では連続時間の運動方程式を時間離散化したものであり，添字tのサンプリング時間はミリ秒程度である．一方，式(9)では試行間の状態遷移を記述しているので，添字kはk回目の試行を表す．また式(1)において状態変数x_tは時刻tにおける身体の状態を，式(9)において状態変数x_kはk回目の試行における運動記憶を記述する．状態空間モデルは様々な現象を統一的に記述できるので便利ではあるが，状態変数が何を表しているかに常に留意する必要がある．

3. 運動制御の神経回路モデル

　運動制御に関わる主要な脳部位は，大脳皮質では運動野・感覚野・頭頂連合野，皮質下では大脳基底核・小脳が挙げられる．各部位はそれぞれどのような計算論的役割を担い，部位間でどのような相互作用をするのであろうか．先に紹介したOFCモデルにおける各計算過程と脳部位を対応付ける計算論的神経解剖学によれば，大脳基底核では評価関数の設定と評価を，小脳では内部順モデル計算を，皮質運動野では内部フィードバック制御を行っていると提案されている．ではどのような神経表現とアルゴリズムを用いて，そのような計算を行っているのだろうか．ここでは特に一次運動野と小脳に関する計算論モデルを紹介しよう[35, 36]．

(1) 一次運動野の内部フィードバック制御計算：空間表現モデル

　一次運動野（primary motor cortex, M1）は，運動前野や体性感覚野から入力を受け脊髄運動回路に投射する，皮質運動野の最終出力部位である．運動制御におけるM1の機能的役割として，外部空間での運動を表現するとするキネマティクスの立場と，筋張力や関節トルクを表現するとするダイナミクスの立場の間で長い間論争が続いている[8, 38]．キネマティクスの立場ではポピュレーションベクトルの手法を用いて，M1集団神経活動から外部空間における運動が再構成できることが示されている．一方，ダイナミクスの立場では，M1神経活動のスパイクトリガー平均で一貫した筋活動がみられることが示されている．あるM1神経活動は外部空間での運動を，他の神経活動は筋活動を，それぞれ表現していると考えられ，M1の機能的理解に関して混乱した状況が続いていた．

　この論争の原因の一つとして，両者の立場を解釈する計算論モデルが提案されていなかったことが挙げられる．いままで身体の動力学として線形方程式(1)を考えてきたが，これは数式上の理想化である．実際の上腕は幾つかのリンクがつながった開nリンクモデルとみなすことができ，そのためコリオリ力や遠心力などを含む，複雑な非線形動力学を考える必要がある．そこで著者とSejnowskiは外部空間での運動と関節トルクを直接繋げる運動方程式として，水平面内の開nリンクモデルの運動方程式

$$\tau_i = \left[\sum_{j \geq i}^{n} \left(m_j X_{j,i-1} \times A_{j,0} + \frac{I_j}{r_j^2} X_{j,i-1} \times A_{j,j-1} \right) + B_i \left(\frac{X_{i,i-1} \times V_{i,i-1}}{r_i^2} - \frac{X_{i-1,i-2} \times V_{i-1,i-2}}{r_{i-1}^2} \right) \right]_z \quad (11)$$

を導出した[36]．この方程式はロボット工学でニュートン・オイラー方程式として知られるものの一般化である．記号の詳しい定義や導出は原論文に譲るとして，大まかに以下が分かればよい．右辺には各リンクの位置X，速度V，そして加速度ベクトルAがベクトル外積の形（X×VもしくはX×A）で含まれており，これらはキネマティクス量である．一方，左辺は関節トルクτであり，これはダイナミクス量である．すなわちニュートン・オイラー方程式は右辺のキネマティクスと左辺のダイナミクスを直接結び付ける方程式である．これまでは関節角に基づく運動方程式（ロボット工学ではオイラー・ラグランジュ方程式と呼ばれる）に基づく動力学計算を考えてきたが，

上記のような空間ベクトル表現に基づく動力学計算がM1で行われているとは考えられないだろうか．著者とSejnowskiはこのように考え，ニュートン・オイラー方程式に基づいて，M1の空間表現モデルを提案した[36]．

　右辺のキネマティクス量が身体の推定値と考えれば，この運動方程式は実現したい運動のために状態の推定値を関節トルクに変換する内部フィードバック制御の計算式（6）とみなすことができる．ここで右辺のキネマティクス量は，位置と速度（X×V），もしくは位置と加速度（X×A）というベクトル外積の形で入っていることに着目しよう．一般にリンク系のトルク計算は複雑であるが，もしこれらベクトル外積が計算できたとすると，トルクの計算はベクトル外積の重み付け和に単純化される．著者とSejnowskiは，1つのM1神経細胞の発火率がある1つのベクトル外積を表現していると仮定し，M1の機能的役割は「ニュートン・オイラー方程式に基づき，キネマティクス量をダイナミクス量に変換する内部フィードバック制御である」と提案した．以下に見ていくように，M1の空間表現モデルは，運動方向選択性，最適方向の非一様分布，姿勢変化に伴う最適方向の変化，複数座標系の混在，ポピュレーションベクトルによる外部運動と筋張力の再構成といった，M1で報告されている様々な性質を統一的に説明するのである（図9-2A）．また，これらベクトル外積を運動制御の基底関数としてとると，ヒト運動適応の実験結果も説明できることを報告した[37]．まとめると，M1の空間表現モデルは，M1神経活動とヒト行動実験を倹約的に説明するモデルといえる．

　この空間表現モデルは，M1の論争におけるキネマティクスとダイナミクスの立場を以下のように説明する．サルの電気生理学実験では，作業空間の中心から様々な方向への到達運動（center-out reaching）を行わせる．このとき，運動距離がそれほど大きくなければ，位置Xはほぼ一定とみなすことができ，ベクトル外積X×VとX×Aはそれぞれ速度と加速度の関数となり，キネマティクスを表現している．一方，式（11）から分かるように，ベクトル外積の重み付け和が関節トルクであるから，ベクトル外積は関節トルクと似た活動を示し，ダイナミクスの立場も支持する．したがって，キネマティクスとダイナミクスの立場は相反するものではなく，ベクトル外積の性質のある部分を強調しているに過ぎない．このように，ベクトル外積に基づく空間表現モデルは，M1における内部フィードバック制御計算の神経メカニズムを説明する．

（2）小脳の内部順モデル計算：カルマンフィルタモデル

　9.1項ではOFCモデルの重要な計算過程の1つとして，内部順モデルによる予測計算を説明した．様々な心理物理実験，脳機能イメージング，そして脳刺激実験から，小脳が内部順モデル計算を行っているとする，小脳内部順モデル仮説が広く受け入れられている．その一方，小脳内部順モデル仮説を直接支持する電気生理実験は驚くほど少ない．内部順モデル（2）もしくはカルマンフィルタ（5）が小脳の神経活動として，どのように解かれているのだろうか．

　以下では，手首運動課題中に記録したサル小脳神経活動を解析することで，小脳内部順モデル仮説を直接的に検証した著者らの最近の研究を紹介しよう[35]．画面上に呈示されたカーソルを手首運動で操作し，円の中心にあるカーソルを円周上の8つの標

的のうちの1つに動かす運動課題をサルに行わせる．その運動中に小脳細胞の神経活動を記録した．小脳神経活動として，小脳の入力である苔状線維（mossy fibers（MFs），94個），小脳皮質の出力であるプルキンエ細胞（Purkinje cells（PCs），83個），そして小脳の出力である歯状核細胞（dentate cells（DCŝ），73個）を含むデータセットを用いた．小脳の解剖学的な特徴として，苔状線維を入力とし，歯状核を出力とする，基本的に順向的な神経回路であることが挙げられる．小脳の神経活動がどのように変換されるかを調べるため，著者らはまず苔状線維からプルキンエ細胞への活動変換を調べた．驚くことに，時刻 t におけるプルキンエ細胞の神経活動（PC_t）は同じ時刻 t における苔状線維の神経活動（MF_t）の重み付け線形和

$$PC_t = w^{MF \to PC} MF_t \qquad (12)$$

としてよく近似できることが示された．また，歯状核細胞の神経活動（DC_t）は同じ時刻における苔状線維とプルキンエ細胞の神経活動の重み付け線形和

$$DC_t = w^{MF \to DC} MF_t + w^{PC \to DC} PC_t \qquad (13)$$

としても書ける．神経細胞の入出力特性や抑制性の介在神経細胞といった非線形性を含む要素があるにもかかわらず，式（12）や（13）のように神経活動が線形方程式で変換されるとは，予想外である．小脳皮質の代表的なモデルに閾値の非線形性を持つパーセプトロンモデルがあるが，実際の小脳の計算は実はもっと単純なのかもしれない．

　内部順モデルの本質は「ある時刻における出力が未来の入力を予測している」ことである．したがって，小脳が内部順モデルの予測計算をしているのであれば，小脳の出力である歯状核細胞の神経活動を用いて，小脳の入力である苔状線維の神経活動を予測できるはずである．時刻 t における歯状核細胞の神経活動（DC_t）を用いて，少し未来の時刻 $t+t_1$ における苔状線維の神経活動（MF_{t+t_1}）が与えられたとき，以下の線形方程式

$$MF_{t+t_1} = w^{DC \to MF} DC_t \qquad (14)$$

で予測できることが示された．したがって，式（14）は小脳内部順モデル仮説を直接的に支持する証拠といえる．

　本解析で得られた変換の方程式（12）と（13），そして予測の方程式（14）はすべて線形である．これらの方程式は最適推定のカルマンフィルタの式に似ている（図9-2B）．式（12）において，PCに投射するMF活動（MF_t）が現在の状態推定値に，PC活動（PC_t）が次時刻の状態予測値に，それぞれ対応するとすると，式（12）は内部順モデルの予測の式とみなせる．また式（13）において，DCに投射するMF活動（MF_t）を感覚フィードバック信号に対応すると仮定すると，DC活動（DC_t）は状態予測値と感覚フィードバック信号の重み付け和としてのカルマンフィルタとみなすことができる．もしこの同定が正しいとすると，小脳神経回路においてプルキンエ細胞は状態予測，歯状核細胞は状態予測値と感覚フィードバック信号を統合するフィルタリングの計算をしていると考えることができる．

結　語

　本章では運動制御の計算論モデル（内部順モデル，OFCモデル），運動学習の計算論モデル（状態空間モデル），そして神経回路モデル（M1空間表現モデル，小脳カルマンフィルタモデル）に関して，駆け足で説明した．行動データには法則性があり，また様々な運動関連部位の神経活動データが記録されていることから，運動制御と運動学習は計算論モデルとの相性が良い分野である．今後は計算論モデルに含まれる計算要素が神経系でどのように解かれているのか，モデルと神経活動のより詳細な対応関係を明らかにしていく必要がある．

［田中　宏和］

［文　献］

1) Abend W, Bizzi E, Morasso P.: Human arm trajectory formation. Brain 105 (Pt 2): p.331–348, 1982.

2) Bahill AT, Clark MR, Stark L.: The main sequence, a tool for studying human eye movements. Mathematical Biosciences 24 (3–4): p.191–204, 1975.

3) Balsters JH, Ramnani N.: Cerebellar plasticity and the automation of first-order rules. J Neurosci 31 (6): p.2305–2312, 2011.

4) Diedrichsen J.: Optimal task-dependent changes of bimanual feedback control and adaptation. Curr Biol 17 (19): p.1675–1679, 2007.

5) Donchin O, Francis JT, Shadmehr R.: Quantifying generalization from trial-by-trial behavior of adaptive systems that learn with basis functions: theory and experiments in human motor control. J Neurosci 23 (27): p.9032–9045. 2003.

6) Fitts PM.: The information capacity of the human motor system in controlling the amplitude of movement. J Exp Psychol 47 (6): p.381–391, 1954.

7) Houde JF, Jordan MI.: Sensorimotor adaptation in speech production. Science 279 (5354): p.1213–1216, 1998.

8) Humphrey DR.: Representation of movements and muscles within the primate precentral motor cortex: historical and current perspectives. Fed Proc 45 (12): p.2687–2699, 1986.

9) Izawa J, Rane T, Donchin O, Shadmehr R.: Motor adaptation as a process of reoptimization. J Neurosci 28 (11): p.2883–2891, 2008.

10) Jarosiewicz B, Chase SM, Fraser GW, Velliste M, Kass RE, Schwartz AB.: Functional network reorganization during learning in a brain-computer interface paradigm. Proc Natl Acad Sci U S A, 105 (49): p.19486–19491, 2008.

11) Karni A1, Meyer G, Jezzard P, Adams MM, Turner R, UngerleiderLG.Functional MRI evidence for adult motor cortex plasticity during motor skill learning. Nature 377 (6545): p.155–158, 1995.

12) Kawato, M.: Internal models for motor control and trajectory planning. Curr Opin Neurobiol 9 (6): p.718–727, 1999.

13) Kim S, Ogawa K, Lv J, Schweighofer N, Imamizu H.: Neural Substrates Related to Motor Memory with Multiple Timescales in Sensorimotor Adaptation. PLoS Biol 13 (12): p.e1002312, 2015.

14) Krakauer JW, Hadjiosif AM, Xu J, Wong AL, Haith A.: Motor Learning. Compr Physi-

ol 9 (2): p.613–663, 2019.

15) Krakauer JW, Pine ZM, Ghilardi MF, Ghez C.: Learning of visuomotor transformations for vectorial planning of reaching trajectories. J Neurosci 20 (23): p.8916–8924, 2000.

16) Lackner JR, Dizio P.: Rapid adaptation to Coriolis force perturbations of arm trajectory. J Neurophysiol 72 (1): p.299–313, 1994.

17) Lacquaniti F, Terzuolo C, Viviani P.: The law relating the kinematic and figural aspects of drawing movements. Acta Psychol (Amst) 54 (1–3): p.115–130, 1983.

18) McLaughlin SC.: Parametric adjustment in saccadic eye movements. Perception & Psychophysics 2 (8): p.359–362, 1967.

19) McNamee D, Wolpert DM.: Internal Models in Biological Control. Annual Review of Control, Robotics, and Autonomous Systems 2: p.339–364, 2019.

20) Melvill Jones G, Barlow HB, Gaze RM.: Plasticity in the adult vestibulo-ocular reflex arc. Philosophical Transactions of the Royal Society of London. B, Biological Sciences 278 (961): p.319–334, 1977.

21) More HL, Donelan JM.: Scaling of sensorimotor delays in terrestrial mammals. Proc Biol Sci 285 (1885), 2018.

22) Morton SM, Bastian AJ.: Cerebellar contributions to locomotor adaptations during splitbelt treadmill walking. J Neurosci 26 (36): p.9107–9116, 2006.

23) Mosier KM, Scheidt RA, Acosta S, Mussa-Ivaldi FA.: Remapping hand movements in a novel geometrical environment. J Neurophysiol 94 (6): p.4362–4372, 2005.

24) Nashed JY, Crevecoeur F, Scott SH.: Influence of the behavioral goal and environmental obstacles on rapid feedback responses. J Neurophysiol 108 (4): p.999–1009, 2012.

25) Nashed JY, Crevecoeur F, Scott SH.: Rapid online selection between multiple motor plans. J Neurosci 34 (5): p.1769–1780, 2014.

26) Qian N, Jiang Y, Jiang ZP, Mazzoni P.: Movement duration, Fitts's law, and an infinite-horizon optimal feedback control model for biological motor systems. Neural Comput 25 (3): p.697–724, 2013.

27) Rabe K, Livne O, Gizewski ER, Aurich V, Beck A, Timmann D, Donchin O.: Adaptation to visuomotor rotation and force field perturbation is correlated to different brain areas in patients with cerebellar degeneration. J. Neurophysiol 101 (4): p.1961–1971, 2009.

28) Sadtler PT, Quick KM, Golub MD, Chase SM, Ryu SI, Tyler-Kabara EC, Yu BM, Batista AP.: Neural constraints on learning. Nature, 512 (7515): p.423–426, 2014.

29) Shadmehr R, Mussa-Ivaldi S.: Biological learning and control: how the brain builds representations, predicts events, and makes decisions. Mit Press, 2012.

30) Shadmehr R, Krakauer JW.: A computational neuroanatomy for motor control. Exp Brain Res 185 (3): p.359–381, 2008.

31) Shadmehr R, Mussa-Ivaldi FA.: Adaptive representation of dynamics during learning of a motor task. J Neurosci 14 (5 Pt 2): p.3208–3224, 1994.

32) Smith MA, Ghazizadeh A, Shadmehr R.: Interacting adaptive processes with different timescales underlie short-term motor learning. PLoS Biol 4 (6): p.e179, 2006.

33) 田中宏和：計算論的神経科学—脳の運動制御・感覚処理機構の理論的理解へ—．森北出版, 2019.

34) Tanaka H, Sejnowski TJ, Krakauer JW.: Adaptation to visuomotor rotation through interaction between posterior parietal and motor cortical areas. J Neurophysiol 102 (5):

p.2921-2932, 2009.

35）Tanaka H, Ishikawa T, Kakei S.: Neural Evidence of the Cerebellum as a State Predictor. Cerebellum, 2019.

36）Tanaka H, Sejnowski TJ.: Computing reaching dynamics in motor cortex with Cartesian spatial coordinates. J Neurophysiol 109 (4): p.1182-1201, 2013.

37）Tanaka H, Sejnowski TJ.: Motor adaptation and generalization of reaching movements using motor primitives based on spatial coordinates. J. Neurophysiol 113 (4): p.1217-1233, 2015.

38）Taylor CS, Gross CG.: Twitches versus movements: a story of motor cortex. Neuroscientist 9 (5): p.332-342, 2003.

39）Thoroughman KA, Shadmehr R.: Learning of action through adaptive combination of motor primitives. Nature 407 (6805): p.742-747, 2000.

40）Todorov E, Jordan MI.: Optimal feedback control as a theory of motor coordination. Nat Neurosci 5 (11): p.1226-1235, 2002.

41）Todorov E.: Stochastic optimal control and estimation methods adapted to the noise characteristics of the sensorimotor system. Neural Comput 17 (5): p.1084-1108, 2005.

42）Wolpert DM. Miall RC.: Forward Models for Physiological Motor Control. Neural Netw 9 (8): p.1265-1279, 1996.

43）Wong AM.: Listing's law;clinical significance and implications for neural control. Surv Ophthalmol 49 (6): p.563-575, 2004.

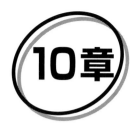

運動の制御と学習におけるオンライン修正とオフライン修正の役割

　我々は，コップに手を伸ばしたり，筆でキャンバスに絵を描いたり，日常的に様々な身体動作を実行している．しかし，身体動作をスムーズに実行することは決して簡単なことではない．例えば，コップに手を伸ばすといった単純な動作であっても，腕・手指は20以上の自由度からなる複雑なダイナミクスを持ち，30以上の筋肉が然るべきタイミングで協調的に働く必要がある．また，筆で絵を描く場合でも，道具（筆）と環境（キャンバス）との複雑な相互作用が存在する．このような例から，適切な運動を実行するために，「身体をどのように動かすべきか」という知識や，「身体が環境とどのようにインタラクションするか」という知識を，脳は記憶し活用する必要があると考えられる．

　しかし，これだけでは十分ではない．例えば，車を運転している時のことを思い出してほしい．急に歩行者が現れ，咄嗟にハンドルを切ったことはないだろうか．新車に乗り換えた時，アクセルを吹かしすぎてしまったことはないだろうか．このように，我々はしばしば予測していた運動や結果とは異なる状況に直面することがあり，対応が遅れてしまえば大事故に繋がりかねない．しかし，歩行者に反応して即座にハンドルを切ったり，急に飛び出さないようにアクセルを踏み込む量を調節したりすることができる．またその一方で，しばらく運転を続けていると，徐々に新車のアクセルやハンドル操作にも慣れてくるはずだ．この例のとおり，私たちが運動を正確かつ適切に実行するためには，運動中に素早く動作を修正すること，運動を繰り返すたびによりよい動作へ修正することの2つの修正機構が必要となる．本章では，前者をオンライン修正，後者をオフライン修正と呼ぶことにする．

　昨今，運動制御系がこのオンライン修正とオフライン修正をどのように実行しているかについての知見が次第に集積されてきている．本章では最新の知見を踏まえ，脳に備わるオンライン修正機構とオフライン修正機構が，いかに安定した動作を実現しているか解説する．

1．2つの運動修正機構

　ここではコップに手を伸ばすような目標指向性の動作を対象とする．このような目標指向性の動作は制御工学の理論的な枠組みで捉えることが可能である（図10-1a）．目標指向性の動作を制御するために，まず，脳は目標となる動作を計画する．このような目標となる動作を，フィードバック情報の助けを借りずに予測的に実行する制御機構をフィードフォワード制御機構と呼ぶ．もし身体や外部環境について完全な知識

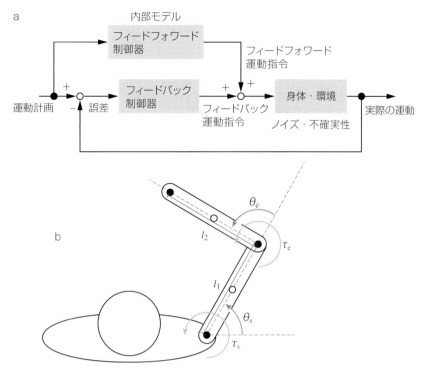

図10-1　a. 制御理論に基づいた身体運動の制御機構. b. 2次元平面上での腕運動のモデル.

　があれば，フィードフォワード制御のみで期待した運動を実行することができるし，逆に何も知識がなければ期待した運動の実行はおろか計画さえもできない.

　では，どのような知識が必要なのか，肩と肘による水平面状に行われる腕到達運動を例に考えてみよう（図10-1b）. もし理想的な手先軌道が計画できているならば，各関節角度（θ_s, θ_e），角速度（$\dot{\theta}_s$, $\dot{\theta}_e$），角加速度（$\ddot{\theta}_s$, $\ddot{\theta}_e$）が与えられているため，それらの情報から必要な筋発揮トルク（τ_s, τ_e）は，

$$\tau_s = \left\{ I_1 + I_2 + m_1 c_1^2 + m_2 (l_1^2 + c_2^2 + 2 l_1 c_2 \cos \theta_e) \right\} \ddot{\theta}_s$$
$$+ \left(I_2 + m_2 c_2^2 + m_2 l_1 c_2 \cos \theta_e \right) \ddot{\theta}_e - m_2 l_1 c_2 \sin \theta_e \dot{\theta}_e^2$$
$$- 2 m_2 l_1 c_2 \sin \theta_e \dot{\theta}_s \dot{\theta}_e$$

$$\tau_e = \left(I_2 + m_2 c_2^2 + m_2 l_1 c_2 \cos \theta_e \right) \ddot{\theta}_s + (I_2 + m_2 c_2^2) \ddot{\theta}_e + m_2 l_1 c_2 \sin \theta_e \dot{\theta}_s^2$$

と，記述できる（ただし，m_1, I_1 と m_2, I_2 はそれぞれ前腕と上腕の質量および慣性モーメント，c_1 と c_2 はそれぞれ前腕と上腕の肩関節，肘関節から重心までの長さを指す）. 非常に複雑な式であるが，我々が生きる世界がこの物理法則に従っている以上，この式を解かなければ正確な運動を実行することは叶わない. 一般に，目標位置に向かって（ある程度）正確に手先を動かすことができることから脳はこれらの変数と変換関数を持っていると考えられ，これらを総じて「内部モデル」と呼ぶ.

　しかし，残念ながら，内部モデルとそれを活用したフィードフォワード制御機構は完璧ではない. 例えば，バスケットボールのプロ選手でも，筋出力のほんのわずかな

ゆらぎや疲労度合いが影響するため，フリースローを100％の確率で決めることはできない．バドミントンでは，目に見えない空気の流れがシャトルに及ぼす影響は正確に観測することはできない．このように，脳神経系や筋骨格系に内在する疲労やノイズ，外界の予測できない状況などが原因で，我々の動作は計画通りに実行できるとは限らない．この時，2つの運動修正機構が重要な役割を果たす．1つ目は，視覚や固有感覚などの感覚フィードバック情報から目標動作と実際の動作との運動誤差を計算し，即座に動作を修正するフィードバック制御機構である．このフィードバック制御機構は，動作実行中の修正であることから「オンライン修正機構」とも呼ばれている．2つ目は，運動誤差に基づいて内部モデルをより正しいものへと更新し，次回の運動実行の際に同じミスを犯さないよう動作を修正する運動学習機構である．この運動学習に伴う運動修正は，運動と運動の試行間で生じることから「オフライン修正機構」とも呼ばれている．これらのオンライン・オフライン修正機構は我々の動作を安定化させるとともに，計画通りの運動を達成させるために非常に重要である．

オンライン・オフライン修正機構を扱う先行研究の多くは，呈示されたターゲットに向かって手を到達させる運動（腕到達運動）中に，様々なタイプの外乱を印加することで運動誤差を誘発させ，それに対する応答を調べてきた．例えば，バーチャルリアリティ環境下で，画面上のカーソルの動きとハンドルの動きに反直感的な変換を与えることでズレを生じさせたり，ロボットアームから力場を発生させ腕の動きを物理的に制限させたりすることで運動誤差を誘発する[5, 26]．こうした実験を活用した先行研究を概観しながら，2節ではオンライン修正機構について，3節ではオフライン修正機構について，その特性について述べる．4節では，各修正機構は独立して作動するのではなく，相互作用しながら正確な運動の実行に寄与していることについて述べ，5節で各修正機構に関与する脳領域について解説する．

2. 潜在的なオンライン修正機構とその性質

オンライン修正機構は動作中に得られた感覚フィードバックを用いて実行中の動作を即時的に修正するために駆動される．例えば，コップに到達するような単純な動作であっても，筋活動レベルのわずかなゆらぎなどに由来した，予期できない運動誤差が絶えず生まれていると想像される．しかし，我々はその重大な問題に気づかないまま目標動作を達成できてしまう．これはひとえに，脳に備わるオンライン修正機構が自律的でかつ無意識的に実行中の動作を安定化させているからである．

DayとLyon（2000）は，シンプルな実験で我々のオンライン修正が無意識的に生じていることを示した[6]（図10-2）．彼らの実験では，水平に配置された3つのライトのうち中央のライトが点灯し，被験者はそのライトに向かって素早く正確に運動することを求められた．内部モデルとそれに準ずるフィードフォワード制御は完璧ではないので，中央のライトへの単純な腕到達運動であっても運動の序中盤で大きくばらつくが，オンライン修正機構が作動して最終的には中央のライトに正確に到達することができている（図10-2a）．また，1/3の確率で，動作の序盤で突然中央のライトを消灯し左右のどちらかのライトが点灯するように設定された．被験者には「新たに点灯

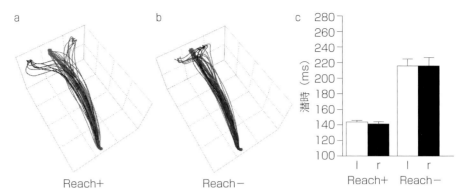

図10-2　a. ターゲット位置が突然ずれた時の手先の運動軌道. 被験者はスタート位置
から, 中央のターゲットに向かって到達運動を行なっている. しかし, 突然ターゲット
位置が右あるいは左に変化すると, オンラインで修正動作が行われる. b.「変化した
ターゲット位置とは反対方向に素早く到達せよ」と教示された時の手の運動軌道. 中央
のターゲットへの運動中に, 突然ターゲット位置が右あるいは左に移動すると, 手先位
置は新たなターゲット位置につられるように一旦右あるいは左に移動した後, 教示に基
づいて左あるいは右に移動していた. c. 動作修正の潜時 (l, rは左, 右のターゲット).
(Day and Lyon, Exp Brain Res (2000), 130: 159-168, doi:10.1007/s002219900218を改変)

したライトに素早く到達しなさい」と教示すると, 被験者は左右のライトに素早くス
ムーズに到達することができる (図10-2a). これは, 中央のライトに向かう目標動
作と左右のライトに向かう目標動作の間の運動誤差を減少させるようにオンライン修
正機構が駆動されたと解釈できる. ここで, 目標となるライトの位置がずれてから約
140 ms程度でオンライン修正が始まっていることに注目してほしい (図10-2c左).
中央のライトに手を置き, 1/3の確率で左右いずれかの位置に点灯する左右のライト
に手を動かすという単純な反応課題でさえ180 msの時間を要するという彼らの対照
実験の結果を考えると, これらの全ての手続きを一瞬でこなし, 合目的的な修正動作
を実行するオンライン修正機構の働きは驚くべきものである.

　最後に, 彼らは「中央のライトに到達運動中に, 左 (右) のライトが点灯したら,
反対方向の右 (左) のライトに素早く到達しなさい」といった新奇な課題を被験者に
課した. これは非常に単純明解で容易に実現可能だと思われるだろうが, オンライン
修正動作の前半では点灯したライトに向かって思わず運動修正してしまい, 教示した
とおりライトの反対方向に向かって運動修正ができるのは動作の後半部分であった
(図10-2b). これは, 意識的なオンライン修正 (潜時約220 ms) よりも素早くオン
ライン修正機構 (潜時約140 ms) が自動的に作動してしまうことを示唆している (図
10-2c右).

　運動誤差は, 目標対象の状態変化だけでなく, 我々自身の運動そのものが正確でな
い時にも生じる. DayとLyon (2000) [6] の研究では目標対象 (ターゲット) の情報に
外乱を与えているが, バーチャルリアリティ環境を用いて我々の操作対象そのもの (腕
やカーソル) に外乱を与えても同様な現象が観測される. 例えば, Telgenら (2014) [29]
やKasugaら (2015) [15] の研究では, 中心線に対して手の位置を折り返した位置にカー

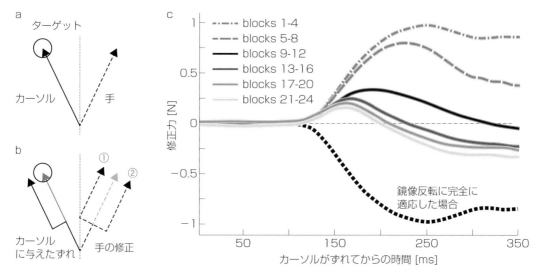

図10-3　a. 鏡像反転環境のもとで到達運動を行うためには，ターゲットの鏡像反転位置に手を動かす
必要がある．b. 左方向にカーソルにずれが生じた時，通常の状況では，右向きに手の動きが修正され
る（②）．しかし，鏡像反転環境下では手先を左方向（①）に修正しなければならない．c. カーソル
のずれに対するオンライン修正応答．プラス方向は，ずれと逆方向に生じる通常の応答（bの②の応答）
を示す．

（Telgen, Parrin and Diedrichsen, The Journal of Neuroscience (2014), 34 (41): 13768–13779, doi: 10.
1523/JNEUROSCI.5306-13.2014を改変）

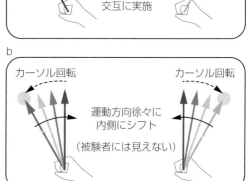

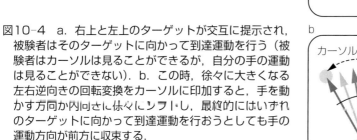

図10-4　a. 右上と左上のターゲットが交互に提示され，
被験者はそのターゲットに向かって到達運動を行う（被
験者はカーソルは見ることができるが，自分の手の運動
は見ることができない）．b. この時，徐々に大きくなる
左右逆向きの回転変換をカーソルに印加すると，手を動
かす方向か内向さに徐々にシフトし，最終的にはいずれ
のターゲットに向かって到達運動を行おうとしても手の
運動方向が前方に収束する．

　ソルを呈示する鏡写しの反転（鏡像反転）環境で到達運動を行う実験が行われた．こ
の環境下では，右側（左側）ターゲットにカーソルを到達させるには，線対称の位置
に手を動かす必要がある（図10-3a）．この鏡像反転環境下で，さらにカーソルにず

れを与えたときにどのようなオンライン修正が観察されるか検討された（図10-3b）.

　鏡像反転の存在下では，カーソルが左にずれたときには，手を右方向ではなく，カーソルのずれと同じ左方向に修正する必要がある（図10-3b①）. しかし，このことを頭の中で理解していても，被験者は思わずカーソルのずれと逆方向に修正してしまうことは避けられない（図10-3b②）. 実際，鏡像反転環境下で十分なトレーニングを行っても，修正応答の最初の部分は決して反転しなかった（図10-3c）.

　このようなオンライン修正は視覚以外の感覚モダリティに対しても生じうる. 到達運動中に肘や肩に与えた物理的外乱に対する筋電図応答のうち，時間的に後半に生じる長潜時反射（約120 ms）は，単純な筋の伸長に反応する脊髄経由の短潜時反射（約50 ms）と比較して，課題の特性に合わせた非常にリッチな性質を示すことで知られる. Kurtzerら（2008）は，腕の姿勢を一定に保持している際に，肩関節に屈曲トルク，肘関節に同じ大きさの屈曲トルクを外乱として同時に加え，肩関節伸展筋である後部三角筋の筋電図応答を調べた[19]. 両トルクの効果は上腕セグメント上で相殺するため肩関節角度は変化せず，後部三角筋も伸長を受けないので単潜時伸長反射は生じない. しかし，肩関節角度が変化しないとはいえ，力学的な観点からすれば，外乱である肩関節屈曲トルクを補償するためには，肩関節伸展トルクを作り出して対抗する必要がある. 実際，極めて興味深いことに，伸長を受けていない後部三角筋に長潜時反射応答が観察された. 筋の伸長への応答という従来の「反射」の概念とは異なり，運動課題の必要性に応じて筋応答が出現しうるのである. また，サルの大脳皮質からの神経細胞活動記録，経頭蓋磁気刺激法などを用いて，こうした長潜時の反射応答は，少なくとも大脳皮質一次運動野を経由して生成されていることが明らかにされた[23,25].

3. 潜在的なオフライン修正機構とその性質

　優れたオンライン修正機構を持つとはいっても，運動を行う度に同じ運動誤差が生じるのだとすれば，感覚運動系に保持されている内部モデルが不適切であったと捉え，内部モデルを更新し，フィードフォワード制御の方を変化させるべきだろう. このような内部モデルを更新するプロセスは一般に運動学習もしくは運動適応と呼ばれるが，試行間で遂行されることからオフライン修正機構とも呼ばれている. 本節では，オフライン修正機構も，オンライン制御機構と同様に，自律的・無意識的に生じることを，先行研究を交えて述べる.

　腕到達運動時に手先の位置を示すカーソルの動きに，実際の手の運動方向からずれを人為的に与えると，次試行では，このずれを補償するため手の運動方向がずれと反対方向に変化する. このオフライン修正は，運動方向を意識的に変えたから生じているわけではない. 視覚回転変換の大きさを徐々に増やしていくと，その変化量が十分小さい場合，被験者は回転変換の存在に気づかずに適応していくからである[14]. 右前方と左前方のターゲットに向かって交互に運動を実行する際に，右側のターゲットへ運動する時には右回りの，左側のターゲットへ運動する時には左回りの回転変換を与えるとどうなるだろうか（図10-4a）. 回転変換の大きさを徐々に増やしていくと，手の運動方向は被験者も気づかないまま内側に変化し，最終的には，いずれのターゲッ

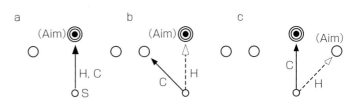

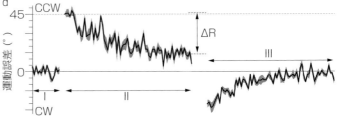

図10-5　a. 被験者は，手（H）の動き
に同期して動くカーソル（C）を正確
に画面上のターゲットに向かって到達
させることが求められた．b. カーソ
ルが手の動きと45°ずれて提示される
視覚回転変換．c. この回転変換の存
在下では，手を右上に向かって動かせ
ばカーソルはターゲットに到達する．
d. 回転変換を課したときの運動方向
の変化．e. 意識的な回転変換の補正
を行ったときの運動方向の変化.
（Mazzoni and Krakauer, The Journal
of Neuroscience (2006), 26 (14): 3642-
3645, doi: 10.1523/JNEUROSCI.5317-
05.2006を改変）

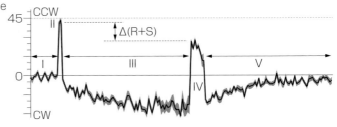

トに対して到達運動を行おうとしても，実際に実行される運動は常に前方方向となっ
てしまう[13]（図10-4b）．異なる位置のターゲットに向かって到達運動を行っていると
信じているのに，実際の手の運動方向は同一になるという信じがたい状況を生み出し
てしまうほどオフライン修正機構は強力な作用を持っているのである．

　無意識のうちに進むオフライン修正は動作の安定性を維持する上で大きな役割をは
たしているが，正確な運動遂行を妨げる場合もある．MazzoniとKrakaurの実験[20]
では被験者は手首を動かし，人差し指のMP関節の位置に同期して動くカーソルを，
スタート位置からターゲットへ到達させる視覚運動課題を行なった．カーソルと手を
動かす方向が一致しているときは，我々は難なくターゲットにカーソルを到達させる
ことができる（図10-5a, 図10-5d）．次に，彼らは，この画面上のカーソルに外乱（視
覚運動回転変換）を印加した．この回転変換では，例えば，手を上方に動かすとカー
ソルが45度左上に動くように設定されている（図10-5b）．したがって，この新奇な
環境下では手を45度右上方向に動かすとカーソルをターゲット位置に正確に到達さ
せることができる（図10-5c）．この環境下で動作を繰り返すとオフライン修正機構
が作動し内部モデルを更新し，徐々に運動誤差が減少していく（図10-5d）．異なる
グループの被験者に「ターゲットを狙うのではなく，その右隣のターゲットを狙って
ください．そうすれば画面上のカーソルは正確に正面のターゲットに向かいます」と
教示した（図10-5c）．我々はこのように戦略を意識的に変化させることで運動を適

応させることも可能であり[28]，実際，被験者はすぐにこの右隣のターゲットに向かって運動を行い，カーソルを無事ターゲットに到達させることができた（図10-5eのII）．この教示に従い続ける限り，被験者は「カーソルをターゲットに到達させる課題」を達成できるはずである．しかし，驚くべきことに，何度も運動を繰り返していると，右隣ターゲットよりもさらに右側に運動を行うように変化してしまうことが明らかとなった（図10-5eのIII）．

　これは，「脳の感覚運動系に存在する無意識的なオフライン修正機構の方が，意識的な戦略による運動の修正よりも強い効果を持つ」ことで説明することができる．回転変換が印加され，被験者が意識的に目標を右隣のターゲットに向けると，脳の感覚運動系はカーソルが右隣に移動することを期待する．このとき，カーソルがちゃんと本来のターゲットへ向かって動くと，課題が達成されているにも関わらず，脳の感覚運動系は右隣のターゲットとの運動誤差を計算してしまい，その誤差に基づいてオフライン制御機構を作動させてしまう．その結果，実際の運動が外側方向に変化し課題を達成できないような運動が実行されてしまうと解釈される．これらのことから，感覚運動系はオフライン修正機構を作動させることによって，我々の意思とは関係なく盲目的に内部モデルを更新していることがうかがえる．

4．オンライン修正とオフライン修正の関係

　そもそも，なぜ脳の感覚運動系はオフライン修正を行うことができるのだろうか．Kawatoら（1987）は，ある試行においてどのようなオンライン修正をしたかが，次の試行で観察されるオフライン修正機構の教師信号になっているという「フィードバック誤差学習仮説」を提唱した[16]．AlbertとShadmehr（2016）はこの仮説を検証するため，腕到達運動中に速度依存性の力場外乱を加え，外乱試行中のオンライン修正量と，その次試行のオフライン修正量を筋電図活動によって比較した[1]（図10-6a）．その結果，外乱試行中の動作後半で観測されるオンライン修正応答，次試行で動作前半に観測されるオフライン修正応答の間には，強いオンライン修正を行なった次試行では大きいオフライン修正応答が，弱いオンライン修正を行った次試行では小さいオフライン修正応答が確認されるというように有意な相関が見出された（図10-6b）．この結果は，オンライン修正応答が時間的に前倒しされることでオフライン修正が実現されていることを示唆している．

　それでは，逆に，オフライン修正が行われて内部モデルが変化すると，オンライン修正動態はどのような影響を受けるのであろうか．この影響はWagnerとSmith（2008）の以下の実験によって初めて検討された[30]．速度依存の回転力場の存在下で腕到達運動を十分な試行回数行うと，オフライン修正が繰り返されることで内部モデルが変化し，最終的には，運動方向と直交する向きに運動速度に依存した力を発揮しながら到達運動を行うようになる（図10-7a）．この後，到達運動速度を加速（減速）するような外乱を動作方向に加えると，もちろん，オンライン修正機構は到達運動速度を減速（加速）しようとするが，それに伴って運動方向に直交する向きに発揮される力も減少（増加）することが明らかとなった（図10-7b）．これは，オフライン修正機構

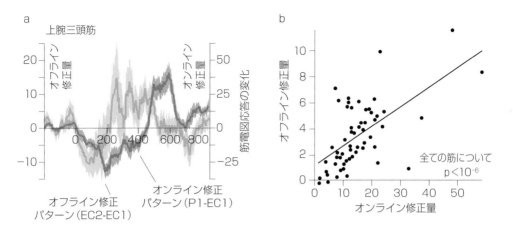

図10-6　a. 筋電図を用いたオンライン修正がオフライン修正に与える影響の検討．腕到達運動中に運動に直交する向きに力場をかけると，オンライン修正応答（フィードバック応答）が生じる．次の試行では，オンライン修正応答が時間的に前にシフトしたような，オフライン修正応答に相当する筋活動が観察された．b. オンライン修正応答量と次試行のオフライン修正応答量の間には正の相関関係が認められた．
（Albert and Shadmehr, The Journal of Neuroscience (2016), 36 (17): 4832–4845, doi: 10.1523/JNEUROSCI.0159-16.2016を改変）

によって獲得された新たな内部モデルを活用してオンライン修正が行われることを示唆している．

　最後に，内部モデルの一形態である視覚情報から運動への変換関数である視覚運動写像がオンライン修正およびオフライン修正の共通基盤であることを明らかにした我々の研究結果を紹介する[11]．ここで視覚運動写像とは，ターゲットの方向が視覚的に与えられたときに，手の運動方向に変換する写像のことを指す．通常，ターゲット方向と手の運動方向は概ね一致するはずである．ここで，前節で紹介したHirashimaとNozaki（2012）の実験[13]同様に，左前方，右前方ターゲットへの到達運動中に，カーソルに外向きの視覚回転変換を加える操作を行うと視覚運動写像が変形し（図10-8a），0度付近でターゲット位置が多少ずれても手の運動方向はほとんど変わらない状況を作り出すことができる（圧縮条件：図10-8c）．カーソルに内向きの視覚回転変換を加える操作を行えば（図10-8a），ターゲット位置の変化に対して手の運動方向が鋭敏に変化する状況（拡張条件：図10-8c）も作り出すことができる．

　こうした視覚運動写像の変形は，オンライン修正，オフライン修正応答に影響を及ぼすのだろうか？これを検討するためには，視覚運動写像の変形前後で，オンライン修正，オフライン修正応答を調べるための到達運動自体が不変であることが求められる．視覚運動写像の変形前後で運動方向の変化しない前方0度ターゲットへの到達運動中に，ターゲットの位置を突然変化させて誘発したオンライン修正量，およびカーソルに回転変換を与えることによって誘発された次試行でのオフライン修正量を調べると，両者ともに圧縮条件では減少，拡張条件では増加することが明らかとなった（図10-9a,b）．これらの結果は，ターゲット位置の変化に対してどの程度鋭敏に到達運動方向を変化させるかということを定める視覚運動写像の形状が，オンライン修正とオ

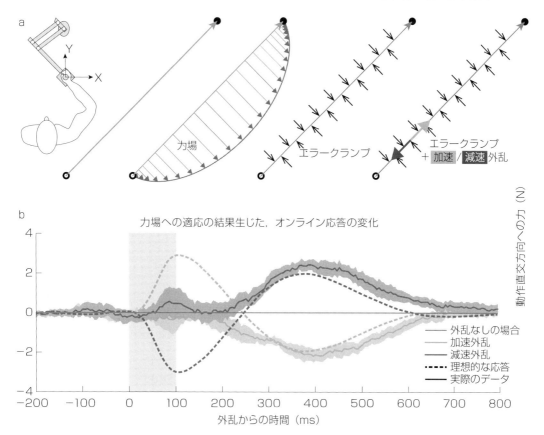

図10-7　a. 運動速度に比例した力（Force Field）が，動作に直交する向きに加えられると，感覚運動系はオフライン修正機構によって，力場を補償するよう力を発揮しながら到達を行うよう適応する．この後，運動速度を増減させるような力を突然手先に印加し，運動速度を増加（もしくは減少）させた．b. 運動速度が外乱によって減速（あるいは加速）させられた場合，オンライン修正機構は手先速度を増加（減速）させようとするが，このとき動作と直交する向きの力も増加（減少）した．
（Wagner and Smith, The Journal of Neuroscience (2008), 28(42); 10663-10673, doi: 10.1523/JNEUROSCI. 5479-07.2008を改変）

　　　　フライン修正の修正量に影響を及ぼすことを示唆している．
　　　オフライン修正によって生じる視覚運動写像の形状の変化（運動学習・適応）が同時に以降のオフライン修正量を決めるという再帰的な関係を持つことに着目したい．我々の運動学習は「どのように運動を行うか」を変化させるだけでなく，「どのように運動を学習するか」を変化させるメタ学習の要素を含んでいるのである[2,12]．

5. 脳と2つの動作修正機構

　　　　最後にこれらのオンライン・オフライン修正機構と，脳機能との関連についての研究を紹介する．これまで脳疾患患者を対象にした実験や，非侵襲的な脳刺激による修正動態の変化，侵襲的（単一神経細胞記録等）・非侵襲的（fMRI等）な手法によって脳活動と修正動態の関係について調べられてきた．

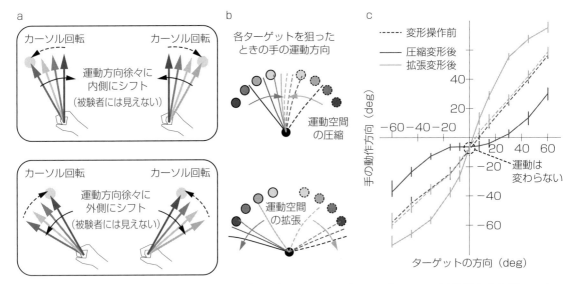

図10-8　a. 図10-5同様に，左右（±30度）に位置するターゲットに向かって到達運動を行う際に，カーソルに外向き（あるいは内向き）の回転変換を加えると，手の運動方向が内側（あるいは外側）にシフトする．b. こうした視覚回転に十分適応してもらった後，各ターゲットへの到達運動を行うと，手の運動方向は，圧縮条件では呈示したターゲットよりも内側に，拡張条件では外側にシフトする．c. ターゲット方向と手の運動方向の関係（視覚運動写像）．

（Hayashi, Yokoi, Hirashima and Nozaki, eNeuro (2016), 3 (3) e0032-16.2016 1–13, doi: 10.1523/ENEURO. 0032-16.2016を改変）

　　　潜在的なオフライン修正によって獲得される新しい運動のための記憶を形成・保持する脳領域は，物事や事実，エピソードといったいわゆる宣言的記憶のための脳領域とは異なっている．これは，てんかん発作を緩和するために受けた海馬を含む内側側頭葉の切除手術によって前向性の健忘を患ってしまったH.M.氏を対象とした実験で明らかとなった[3]．宣言的記憶を新たに形成する能力はほぼ完全に失われているものの，H.M.氏は健常者同様，到達運動を速度依存の力場環境に適応できるだけでなく，その学習効果は翌日にも維持されていた[27]．運動記憶の形成・保持には，宣言的記憶に関与する海馬以外の脳領域が関わっているのである．

　　　また，患者を対象とした研究は潜在的なオンライン修正機構を支える脳領域についても示唆を与えてくれる．一酸化炭素中毒により外側後頭皮質視覚野に損傷を受けてしまったD.F.氏は，外界の視覚情報を認識することができなくなってしまった[9]．したがって，D.F.氏は物体が「どこに何かあるのか」，「どのくらいの大きさなのか」を認識できなくなってしまった．しかし驚くべきことに，「物体に向かって手を伸ばして，掴んでください」と指示すると，認識できないはずの対象物に向かって正確に手を伸ばし物体の大きさに合わせ手指を広げることが明らかとなった．また，到達運動中にターゲット位置を突然移動させても，その方向に向かって適切に運動を変化させることもできた[24]．これらの結果は，物体の特徴や動きを主観的に認識できなくても，潜在的なオンライン修正機構が正確に作動しうることを示している．

　　　それでは，どの脳領域がオンライン・オフライン修正機構の座であるのであろうか．

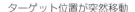

a　オンライン修正

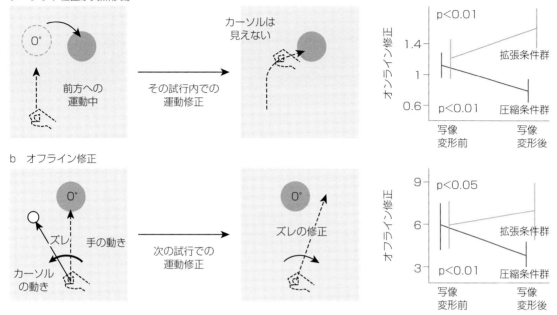

図10-9　視覚運動写像変形（図10-8）前後の，オンライン修正・オフライン修正動態の変化．a. オンライン修正の変化．前方方向への運動中に急にターゲット位置を移動し，その時のオンライン修正量を定量化した．圧縮条件群（拡張条件群）は有意に減少（増加）した．b. オフライン修正の変化．前方方向への動作中に不意に回転変換を与え，次の試行で生じるオフライン修正量を調べた．オンライン修正量と同様に，圧縮条件群（拡張条件群）は有意に減少（増加）した．

（Hayashi, Yokoi, Hirashima and Nozaki, eNeuro (2016), 3 (3) e0032-16.2016 1-13, doi: 10.1523/ENEURO. 0032-16.2016を改変）

脳は閉ループネットワーク構造をしているため領域と機能を単純に対応させることは困難であるが，オンライン・オフライン修正機構のプロセスの一部を担っているのは間違いないと考えられているいくつかの領域がある．第1に挙げられるのは，運動関連領野である．これらの領域は前頭葉に位置し，一次運動野・運動前野・補足運動野などの領域に細分化される．特に一次運動野は，脊髄から各筋肉への投射が密に存在するため，脳から筋肉への指令の最終領域であり，運動実行に必要不可欠である．体性感覚への外乱に対する素早いオンライン修正（長潜時反射）も，この一次運動野を経由していることが知られている[23]．運動前野や補足運動野はさらに高次な運動計画を担っていると考えられており，視覚運動回転変換や力場へのオフライン修正によって当該領域の神経細胞活動が変化することが知られている[22]．第2に挙げられるのは，感覚野である．オンライン・オフライン修正を適切に実行するためには，感覚情報からのフィードバックが必要不可欠であり，特に視覚情報を処理する視覚野や固有感覚情報を処理する体性感覚野はオンライン・オフライン修正において重要な役割を担っていると考えられる．第3に挙げられるのは，頭頂葉領域である．視覚野から頭頂葉領域に至る背側経路は，側頭葉領域に至る経路（What経路）と対照的にWhere経路

と呼ばれ[9]，動作の対象がどこにあるのかを知るために重要であると考えられている．特に後頭頂葉領域は，視覚野や体性感覚野などの多くの感覚野からの投射があることから，複数の感覚モダリティを参照・統合し，身体や環境の状態を構築していると考えられている．運動中にTMSを用いて一時的に後頭頂葉の機能を阻害するとオンライン修正が不正確になることが確認されていたり[7]，fMRIを用いた研究からオフライン修正によって後頭頂葉の活動が変化したり[10, 17]，オンライン・オフライン修正の正確性に関係していることが知られている．第4に挙げられるのは，小脳である．小脳にあるプルキンエ細胞はその構造から，運動誤差をコードしている可能性が示唆されている[18]．実際に，経頭蓋磁気刺激（Transcranial magnetic stimulation：TMS）を用いて小脳の機能を一時的に阻害するとオンライン修正が不正確になったり[21]，経頭蓋直流電気刺激（transcranial Direct Current Stimulation：tDCS）を用いて小脳の活動を一時的に活性化させるとオフライン修正のパフォーマンスが高まったり[8]することが確認されている．また，小脳に疾患がある患者を対象にした実験からも，小脳が重要な領域であることが示唆されている[4]．

　以上のことをまとめると，次のようなプロセスを有すると考えられる．まず，脳は運動前野・補足運動野・一次運動野で運動計画を設計・実行する．運動実行中は視覚や固有感覚を用いた感覚フィードバックを受け，それぞれ低次視覚野・体性感覚野で処理される．それらの感覚モダリティごとの情報は，後頭頂葉領域で統合されより正確な身体と環境の情報を作り上げる．また，小脳では期待される運動・結果と実際の運動・結果との誤差を計算する．これらの情報処理過程を経てオンライン・オフライン修正が駆動されると考えられる．

結 語

　本章では，制御理論の枠組みからオンライン・オフライン修正機構の役割を明確にし，それぞれが潜在的に我々の動作を正確に実行するために重要であることを，先行研究を踏まえて説明してきた．また，神経科学における実験手法から，それらに関連する脳領域についてまとめた．最後に，これらの研究分野はとてもホットな分野で，未だ多くの研究が実施されているということを強調しておきたい．新たな知見によって，現在の常識が覆されることはしばしばあるため，最新の研究成果も是非積極的にフォローしていただきたいと思う．

［林　拓志・野崎 大地］

［文　献］

1) Albert ST, Shadmehr R.: The neural feedback response to error as a teaching signal for the motor learning system. J Neurosci 36: 4832-4845, 2016.
2) Braun DA, Mehring C, Wolpert DM.: Structure learning in action. Behav Brain Res 206: 157-165, 2010.
3) Corkin S.: What's new with the amnesic patient H.M.? Nat Rev Neurosci 3: 153-160, 2002.
4) Criscimagna-Hemminger SE, Bastian AJ, Shadmehr R.: Size of eError affects cerebellar contributions to motor learning. J Neurophysiol 103: 2275-2284, 2010.

5) Cunningham HA.: Aiming error under transformed spatial mappings suggests a structure for visual-motor maps. J Exp Psychol Hum Percept Perform 15: 493–506, 1989.

6) Day BL, Lyon IN.: Voluntary modification of automatic arm movements evoked by motion of a visual target. Exp Brain Res 130: 159–168, 2000.

7) Desmurget M, Epstein CM, Turner RS, Prablanc C, Alexander GE, Grafton ST.: Role of the posterior parietal cortex in updating reaching movements to a visual target. Nat Neurosci 2: 563–567, 1999.

8) Galea JM, Vazquez A, Pasricha N, Orban de Xivry JJ, Celnik P.: Dissociating the roles of the cerebellum and motor cortex during adaptive learning: The motor cortex retains what the cerebellum learns. Cereb Cortex 21: 1761–1770, 2011.

9) Goodale, MA, Milner AD.: Separate visual pathways for perception and action. Trends Neurosci 15: 20–25, 1992.

10) Haar S, Donchin O, Dinstein I.: Dissociating visual and motor directional selectivity using visuomotor adaptation. J Neurosci 35: 6813–6821, 2015.

11) Hayashi T, Yokoi A, Hirashima M, Nozaki D.: Visuomotor map determines how visually guided reaching movements are corrected within and across trials. eNeuro 3: 1–13, 2016.

12) Harlow HF.: The formation of learning sets. Psychol Rev 56: 51–65, 1949.

13) Hirashima M, Nozaki D.: Distinct motor plans form and retrieve distinct motor memories for physically identical movements. Curr Biol 22: 432–436, 2012.

14) Kagerer F, Contreras-Vidal F, Stelmach G: Adaptation to gradual as compared with sudden visuo-motor distortions. Exp Brain Res 115: 557–561, 1997.

15) Kasuga S, Telgen S, Ushiba J, Nozaki D, Diedrichsen J.: Learning feedback and feedforward control in a mirror-reversed visual environment. J Neurophysiol 114: 2187–2193, 2015.

16) Kawato M, Furukawa K, Suzuki R.: A hierarchical neural-network model for control and learning of voluntary movement. Biol Cybern 57: 169–185, 1987.

17) Kim S, Ogawa K, Lv J, Schweighofer N, Imamizu H.: Neural substrates related to motor memory with multiple timescales in sensorimotor adaptation. PLoS Biol 13: e1002312, 2015.

18) Kitazawa S, Kimura T, Yin PB.: Cerebellar complex spikes encode both destinations and errors in arm movements. Nature 392: 494–497, 1998.

19) Kurtzer IL, Pruszynski JA, Scott SH.: Long-Latency Reflexes of the Human Arm Reflect an Internal Model of Limb Dynamics. Curr Biol 18: 449–453, 2008.

20) Mazzoni P, Krakauer JW.: An implicit plan overrides an explicit strategy during visuomotor adaptation. J Neurosci 26: 3642–3645, 2006.

21) Miall RC, Christensen LO, Cain O, Stanley J.: Disruption of state estimation in the human lateral cerebellum. PLoS Biol 5: e316, 2007.

22) Paz R, Vaadia E.: Specificity of sensorimotor learning and the neural code: Neuronal representations in the primary motor cortex. J Physiol Paris 98: 331–348, 2004.

23) Pruszynski JA, Kurzer IL, Nashed JY, Omrani M, Brouwer B, Scott SH.: Primary motor cortex underlies multi-joint integration for fast feedback control. Nature 478: 387 390, 2011.

24) Rossit S, Harvey M, Butler S, Szymanek L, Morand S, Monaco S, McIntosh RD.: Im-

paired peripheral reaching and online corrections in patient DF: Optic ataxia with visual form agnosia. Cortex 98: 84–101, 2018.

25) Scott SH, Cluff T, Lowrey CR, Takei T.: Feedback control during voluntary motor actions. Curr Opin Neurobiol 33: 85–94, 2015.

26) Shadmehr R, Mussa-Ivaldi FA.: Adaptive representation of dynamics during learning of a motor task. J Neurosci 14: 3208–3224, 1994.

27) Shadmehr R, Brandt J, Corkin S.: Time dependent motor memory processes in amnesic subjects. J Neurophysiol 80: 1590–1597, 1998.

28) Taylor JA, Krakauer JW, Ivry RB.: Explicit and implicit contributions to learning in a sensorimotor adaptation task. J Neurosci 34: 3023–3032, 2014.

29) Telgen S, Parvin D, Diedrichsen J.: Mirror Reversal and Visual Rotation Are Learned and Consolidated via Separate Mechanisms: Recalibrating or Learning De Novo? J Neurosci 34: 13768–13779, 2014.

30) Wagner MJ, Smith MA.: Shared internal models for feedforward and feedback control. J Neurosci 28: 10663–10673, 2008.

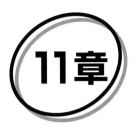

11章　運動学習研究の温故知新

1. はじめに—運動制御研究の流れ

　ヒトの動きに関する自然科学的な研究は，2人のイギリス人生理学者に負うところが大きい．1人はA. V. ヒル（Archibold Vivian Hill, 1886-1977），もう1人はC. S. シェリントン（Charls Scott Sherrington, 1857-1952）である．Hillはカエルの骨格筋の収縮と熱産生の関係の研究から，筋収縮のエネルギーが解糖によって産生され，副産物である乳酸は酸素によってグリコーゲンに再合成される（Hill-Meyerhof反応）ことや，短縮性収縮（concentric contraction）における負荷抵抗と筋短縮速度との間には直角双曲線関係（Hillの特性式）が成り立つことなどを発見し，1922年にノーベル生理学医学賞を受賞した．彼はヒトのスポーツ運動を対象として，酸素摂取量，酸素負債，パワー，効率などを初めて測定し，現在の筋・呼吸循環系運動生理学（exercise physiology）及びバイオメカニクス（biomechanics）の基礎を築いた．

　Hillのスポーツ運動研究は，Hillの元に留学した古沢一夫（1922-1929；大阪大学）や東龍太郎（大正末期；東京大学，後に東京都知事として第18回オリンピック東京大会を開催）を通じて福田邦三（東京大学），その弟子猪飼（いかい）道夫（東京大学）らへと受け継がれ，日本の運動生理学の基礎の構築に大きく貢献した．

　Sherringtonは動物実験により，屈曲反射，伸張反射，相反神経支配など，運動に関わる重要な脊髄反射機構を解明し，身体運動における神経筋協調のメカニズムを初めて体系的に明らかにし，1932年にノーベル生理学医学賞を受賞した．彼の研究は弟子のエックルス（J. C. Eccles）やグラニット（R. Granit）（いずれもノーベル生理学医学賞受賞），ペンフィールド（W. G. Penfield）などの世界的研究者を経て，伊藤正男をはじめとする日本の運動神経生理学者の育成にも貢献した．このような神経系による運動の調整に関する研究は，工学のシステム制御理論や情報理論などを取り入れながら，運動制御（motor control）という呼称の元に広く研究されるようになっていった．上述の猪飼は，これらの動物実験を主とした神経生理学研究の手法や理論をヒトの随意運動に適用し，エナジェティクス系の運動生理学と組み合わせることによって，運動の巧みさのメカニズムを解明しようとしたわが国最初の生理学者でもあった．

　近年では，1990年頃に北米神経科学学会（North American Society for Neuroscience：SfN）の中から特に運動制御に関心を持つ研究者が集まって，神経運動制御学会（Society for the Neural Control of Movement：NCM）を組織している．日本で

も 2007 年に Motor Control 研究会が設立され，NCM とも連携しつつ活動している．

　ヒトの行う巧みな動き，すなわち練習によって熟練した動きは，脳を中心とする神経系の働きの変化によって実現されるものであるが，ヒトの脳や神経の活動を直接記録することが難しいこともあり，練習に伴う脳・神経系の変容メカニズム解明の歩みは遅かった．しかしながら，近年の MRI，PET，NIRS などの新しい非侵襲的脳計測装置の発明によって，従来経験的に語られていたことが少しずつでも科学的に検証されるようになってきたのは喜ばしいことである．

　ヒトの動きを科学的に研究する分野は生理学だけではなく，心理学の中にもある．心理学は，人間の行動を規定する心の働きを研究する広範な学問領域であるが，その主たる研究対象は，性格や感情，思考や判断，記憶や学習といったいわゆる精神活動であり，これらの脳内精神活動を外部環境に働きかける行動に変換する身体の動き自体のしくみにはあまり考慮がはらわれてこなかった．しかし，第二次世界大戦中に，アメリカで戦闘機のパイロットを急遽育成する必要から，適性テストの開発と操縦技能の訓練法の開発が心理学者に要請されたことから，戦争という極度の緊張状態の中での作業の成績を向上させるための心理制御能力に関する研究や，高速で移動する敵機という標的に弾丸を命中させるという，空間的時間的認知機能に基づく困難な身体操作（運動制御）能力に関する研究が盛んになっていった．前者の流れは，心理学の本流である伝統的な理論の実生活への適用といえるものであり，後者の流れは従来あまり重視されてこなかった行動の実行器としての身体のしくみに着目し，それと感覚や思考などの心のしくみとが相互に密接に関係しあっているという事実を重視して，身体の動き自体の制御の仕組みを追究しようとする新しい動きとして発生してきたものである．

　現在の欧米では，運動心理学（Exercise Psychology），スポーツ心理学（Sports Psychology）という呼称は，特に前者の心理制御研究の流れ，すなわち心理テストや性格テスト，メンタルトレーニングなど，運動やスポーツと心理状態の相互関係を研究する分野を意味している．後者の運動制御研究の流れは，心理学からの分派として，人間の運動行動（motor behavior）を研究対象とする「Motor Control and Learning」（運動制御と学習）という独立した研究分野を形成している．無論，ここでいう Learning は一般的な学習ではなく，特に運動学習を意味している．

　心理学における「Motor Control and Learning」分野の発展の基礎を築いたのはアメリカ・カリフォルニア州立大バークレー校の体育学者ヘンリー（F. M. Henry）である．Henry は 1964 年に「学術研究領域としての体育」[16] という重要な論文を発表し，生涯に 120 篇におよぶ学術論文を発表，多くの博士院生を育てるなど，体育の科学的基礎の確立に尽力した．彼とその仲間は，1973 年に北米スポーツ・身体活動心理学会（North American Society for the Psychology of Sport and Physical Activity：NASPSPA），1977 年にカナダ心理運動学習・スポーツ心理学会（Canadian Society for Psycho-Motor Learning and Sport Psychology）を設立した．

　その他の主要な貢献者としては，アメリカのフィッツ（P. M. Fitts；1954 年，2 個の標的の交互タッピングにおいて，標的が小さくなると動作速度が遅くなる速度正確さトレードオフ［Speed-accuracy trade-off］現象を，現在 Fitts の法則 [27, 28] と呼ばれ

る法則の元となる動作時間と標的サイズ，動作距離の関係式で表現[10,11]），アダムス（J. A. Adams；1971年運動学習のclosed-loop理論を発表），シュミット（R. A. Schmidt；1975年に行動はいくつかの基本的な図式（Schema）によって決定されるといういわゆるスキーマ理論［Schema theory］を提唱[26]．1988年テキストMotor Control and Learningを出版，1969年国際学術誌Journal of Motor Behaviorを創刊），イギリスのナップ（B. Knapp；1963年 Motor Behaviorに特化した心理学書Skill in Sportを出版[18]），ホワイティング（H. T. A. Whiting；1969年の著書Acquiring Ball Skill[37]で，ボールキャッチに連続視覚情報は不要なことを証明．1972年国際学術誌Journal of Human Movement Studies，1982年Human Movement Scienceを創刊），ロシアのベルンシュタイン（N. A. Bernstein；1967年にロシア語原書の英訳版The Co-ordination and Regulation of Movements[2]が発刊され，その中に書かれた身体運動の制御と学習における「自由度問題（Degrees of freedom problem）」が，欧米の研究者に大きな影響を与えた）などがあげられる．

　Bernsteinの影響を受けたLatashらは，国際運動制御学会（International Society of Motor Control）を設立し，1997年から隔年で国際会議Progresses in Motor Controlを開催，同年から機関誌Motor Controlを刊行している．また，視覚心理学者ギブソン（J. J. Gibson）とその学派は自然な運動をありのままに研究する「生態学的心理学（Ecological Psychology）」を新たに提唱し，複雑系理論や計算論，力学系解析などの最新の数理解析理論を用いて運動制御システムを研究している．

　以上のようにMotor Controlという言葉は生理学と心理学で共通しており，問題意識も共通しているが，心理学の研究はやはり人間の行動のマクロ解析に主眼があり，生理学の研究は動物実験を基盤とした身体内部のメカニズムの解明に主眼があるのが現状である．しかし，ヒトの脳や神経系の活動を直接観察できなくとも，心理学の行動科学的知見と生理学的知見を重ね合わせることによって，ヒトの巧みな動きの脳・神経制御メカニズムをある程度身体外部から推測することは可能である．それには少なくとも次の3つの方法がある．同一人の練習前と練習後の動きを比較する，同一人の成功試行と失敗試行を比較する，熟練者と未熟練者の動きを比較するという3つの方法である．これらの比較は，脳波や表面筋電図，動作映像解析，力学計測などの非侵襲的科学的測定装置によって得られたデータに基づいて行われる場合もあれば，コーチなどの観察評価に基づいて経験的に行われる場合もあるが，いずれにしてもこれらの比較分析によって「うまく行った原因」と「うまく行かなかった原因」を明らかにすることによって，最も効果的な練習方法が考案されるのである．

　次節では，このような経緯によってこれまで提唱されてきた練習の方法を紹介し，現在の脳・神経科学の観点からその妥当性を検討する．

2. 運動学習の古典的原理

　練習（practice）による運動技能の向上というテーマは，体育やスポーツ，舞踊，労働作業あるいはリハビリテーション等の，体の動きを使って目的を遂行しなければならない作業現場において昔から常に最重要の課題であり，それぞれの領域において

先人達の体験に基づいて最適とされる方法が考案されてきている．筋力や持久力など
のエネルギー的体力のトレーニング方法については，現在かなり有効な方法が科学的
データに基づいて開発されていることは周知のとおりである．しかし，自然状態での
ヒトの脳や神経の機能を直接調べることが難しいこともあり，三次元空間における複
雑な多関節動作技能の中心的要素である運動制御能力の実体解明は未だに発展途上と
言わざるをえず，運動技能向上についての定番というような確立された方法はまだな
いのが実情である．

とはいえ，このテーマは運動学習（motor learning）という名前で，心理学の分野に
おいては古くから研究されてきた．また，上述のアメリカのHenry以降，体育教育の
学術的基礎を求める動きの高まりの中で，今ではなかなかやりにくい教育現場を利用
したフィールド実験が数多く行われるようになり，1960〜70年代頃，全米健康・体育・
レクリエーション・ダンス連合AAHPERD（American Alliance for Health, Physical
Education, Recreation and Dance：2013年SHAPE America = Society of Health and
Physical Educatorsと改称）の機関誌Research Quarterlyに多数の研究論文が発表さ
れるようになり，今では貴重なデータとなっている．

実験室で行われる研究は論証精度を確保しやすいように身体の小さな筋を使用した
局所的な動作を扱ったものが多く，またフィールド実験の場合は，簡単なものであっ
てもしばしば実験結果に多数の要因が影響するため，その成果を複雑な筋活動を主体
とする実践現場に必要な運動の学習にどこまで応用できるのかについての検証は十分
ではないが，ここでは，スポーツ動作の練習に適用することができると思われる古典
的ないくつかの一般的な原理について解説し，現代の脳・神経科学による検証の標的
として提供したい．

（1）反　復

ある作業に必要な身体操作技術の実施能力，すなわち運動技能を向上させるには，
その作業に必要な技能要素を含む動作を繰り返し反復練習することが必要である．日
常経験からも，その種目のキャリアの長い者は，長年の間に，同じことを何回となく
反復しているため，概して初心者よりも上手である．しかし，どのような作業をどの
くらいの回数あるいは時間行えばよいかは，筋力や持久力などのように体系的に理論
化されていない．現在のところでは個々の種目において，ゲームの一部分を取り出し
たり，基本とされる技術を取り出したりして，これを練習するという方法が最も一般
的である．

一般に，飽きたり疲れ過ぎたりしない限り，反復は多いほど効果があがる．鏡映描
写（mirror tracing）練習を週2日5週間行わせた実験[15]によれば，1日に8セット練
習したグループと1日に2セットまたは5セットしか練習しなかったグループとでは，
8セット練習したグループの方が5週間を通じて常によい成績を示した．特に最初の1
週の伸び量の差が著しく，それ以後は伸び量としては3グループとも等しく，パフォー
マンスは平行を保ちつつ上昇してゆく．練習期間終了後3週間の練習休止期をおいて
再テストを行った結果，練習終了時のスコアはそのまま保持されており，8セットグ
ループが最高で，以下5セット，2セットという順序は変わらなかった．この研究か

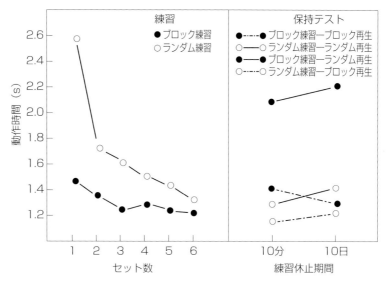

図11-1　ランダム練習とブロック練習の練習中及び練習後のパフォーマンス変化.
(Shea JB, Morgan RL.: Contextual interference effects on the acquisition, retention, and transfer of a motor skill. Journal of Experimental Psychology: Human Learning and Memory 5: 179-187, 1979.)

らは，練習はやり始めにたくさんやることが大切であると考えられる．

　また，ひとつの要素的動作のみを反復すると，1回1回の動作自体というよりも，その動作の繰り返し全体が新たなひとつの系列動作として習得されてしまい，試合の中で実際に使用されるものとは力の入れ方や動き方が異なってしまう危険がある．反復練習を行う場合は，リズミカルな単調反復を避け，試合における他の動作との連携等をイメージしながら，1回1回，新たな気持ちで集中して行うことが重要であるといえよう．

　さらにまた，次に述べるように，同じことを繰り返すと慣れてしまい，練習休止後の保持がかえって悪くなることが知られている．すなわち，SheaとMorgan[31] およびLeeとMaGill[20] の実験によると，目の前に並んだターゲットを3通りの順序でできるだけ早く倒すという課題において，同じ順序の試行を続けて1セット分行ってから別の順序の試行を1セット行うというような練習（ブロック練習）と，毎回不規則に異なる順序の試行を行わなければならない練習（ランダム練習）とを比べると，図11-1に示したように練習中にはブロック練習の方が成績がよい（ターゲットを全部倒すのに要した時間が短い）が，10分の休憩時間をおいて再テストを行うとその関係が逆転し，ランダム練習の方がよくなる．10日後の再テストではブロック練習-ブロック再生の成績はランダム練習-ランダム再生よりよくなっているが，ランダム練習-ブロック再生には及んでいない．特筆すべきは，ブロック練習の後の再テストをランダム条件で行った場合が並外れて成績が悪いことである．この実験で用いられた動作課題は，ペグ倒しという単純な動作が異なる順序で組み合わされた系列動作である．これを実際のスポーツなどに当てはめてみると，単純な動作とはすなわち十分習得さ

れて半ば自動化された個々の技術動作（たとえばテニスであれば，サーブ，レシーブ，グラウンドストローク，ボレー，スマッシュ，ロブ，フットワークなど）に相当する．実際のゲームではこれらの要素技術がさまざまな順序で組み合わされた系列動作（連携動作）として使われることになるが，それぞれの系列動作を使う場面はいつ来るかわからない，つまりチャンスはランダムにやってくる．図11-1にあてはめれば練習後のランダム再生に相当する．従って，複数の系列動作を同時に練習する場合は，実戦に合わせてランダムな順序でやっておく方がよいということを意味すると考えられるのである．

（2）動機付け

　Dickinson[7]は，机上に固定され，視界から遮蔽された長さ1mのガイドトラックに沿って滑らかに動くスライディングポインターを手で動かし，ガイドトラックに取り付けられたストッパーで指定される4種類の移動距離（20, 40, 60, 80 cm）を記憶し，種々の休息時間後に，ストッパーのない状態で自分の感覚だけで移動距離を再生させる作業を，2つのグループに異なる教示をして行わせ，リテンション（練習効果の保持）を比較した．一方のグループには，予め，後でストッパーなしで距離再生テストを行うので，その4種類の距離を生み出す身体の動きをよく学習しておくように指示しておき，もう一方のグループには，ストッパーなしの距離再生テストを行うことは知らせず，動作の大きさを視覚で判断する課題であるから，前方に張ってある目盛幅1 mm，長さ1 mのスケールを見て自分の動作距離を数値で記憶するように指示して同じ動作を行わせ，その後不意打ち的にストッパーなし再生テストを行った．その結果，再生テストを予期して動きをよく記憶するように予め指示されたグループは，動きから注意をそらされ再生テストも予期していなかったグループに比べて，1分以内の短期間のリテンションには差はなかったが，10分後のリテンションでは，はるかによい成績を示した．この結果は，「この動作を習得するのだというはっきりした目的意識」（これを動機付けmotivationという）をもって練習をすれば，漫然と動作を繰り返すだけに比べて，練習効果が長く持続することを示している．

（3）休　憩

　反復練習の量が多いほど練習効果が上がるとはいっても，それには限度がある．あまり長時間にわたって練習を続ければ疲労や倦怠が生じて，パフォーマンスはかえって低下してしまう．適度な休憩をはさむことによって練習能率をあげることが大切である．同じ量の練習を，休みなく行う練習方法を集中練習（massed practice），途中に休憩をはさんで何回かに細分して行う練習法を分散練習（distributed practice）という．

　休憩時間や反復回数などの最適値については，今のところ一般法則は確立されていないが，同じ反復回数の練習を集中と分散の2つの方法で行わせてその効果を比較したいくつかの研究[3, 8, 29, 38]によれば，練習実施中のパフォーマンスは，分散練習では回数を追って順調に向上してゆくが，集中練習ではある程度でプラトー（定常値）に達し，分散練習ほど向上しない．図11-2は，Whitley[38]が行った，足を動かしてターゲッ

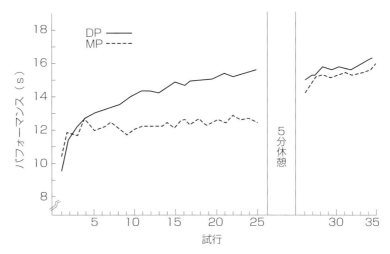

図11-2　集中練習（MP）と分散練習（DP）によるパフォーマンス変化.
(Whitley JD.: Effects of practice distribution on learning a new motor task. Research Quarterly 41: 577–583, 1970.)

トを追跡するトラッキング作業実験の結果である．具体的には，被験者は椅子に腰掛け，足を下腿長軸周りに回転する足乗せ板に固定し，足の下に設置されている回転ドラムの表面に描かれた幅2 cm程の不規則な曲線（ターゲット）から足乗せ板の先端に取り付けた棒の先端が外れないよう，足を下腿長軸周り（左右）に回転させるという，先行者のシュプールをたどるスキーヤーのような課題作業である．分散練習グループは25秒作業35秒休憩，集中練習グループは25秒作業5秒休憩のスケジュールで練習を行った．パフォーマンスの指標は1試行25秒中のうちターゲットをとらえている合計時間である．25試行目までは，明らかに分散グループの方がよい成績を上げていることがわかる．

　しかし，練習終了後5分間の練習休止期間をおいて同じ課題を再開すると，集中練習グループの成績が練習休止前に比べて向上し，集中・分散の差はほとんどなくなっている（統計的に有意差がない）．このように，練習を休止していたにもかかわらず，再開時にパフォーマンスが向上する現象を「レミニッセンス」(reminiscence) という．この結果から，練習時間があまり取れない場合には，練習の途中でパフォーマンスが向上しなくなっても，マスターしようとしている動作の成功を目標に「努力」を反復継続する集中練習を行えば，一息入れた後，または翌日・翌週の同日には，はじめから休息前よりもうまくできるようになっていることが期待できる．これに対し，練習時間にゆとりがあるときは，分散練習の方が，1回ごとに上達してゆくのがわかって達成感が大きく，しかもその効果は休止後も保存されるので，好ましいと考えられる．

　レミニッセンス効果は，バドミントンの連続壁打ちテスト[12]，足によるボール連続壁打ち，ラクロスのスローアンドキャッチ，バランスボードテストなどの全身を使った動作でも確認されている[24]．休息の効果については1章に詳述したので，参照されたい．

(4) オーバーラーニング

　ある技術を練習する場合に，課題達成基準が1回クリヤーできたところで練習を打ち切ってしまわず，さらに何回も練習を繰り返すことをオーバーラーニング（overlearning 過剰学習）という．Melnick[22] は，スタビロメーター（水平な回転軸に吊り下げた横長の板の上に回転軸をまたいで立ち，板の端が床または任意のストッパーにぶつからないように左右にうまく体重を移動してバランスを取る装置．本研究の場合可動範囲は$8 \sim 9°$ である.）を用いてバランス能力トレーニングを行い，成功基準（1試行30秒中28秒，板が床から離れる）達成後，基準達成までに要した試行数の半数，同数，2倍の試行数をオーバーラーニングとして追加し，練習休止1週間後と1ヵ月後のリテンションを見た．その結果，いずれの時期もオーバーラーニング群の方が非オーバーラーニング群よりよい成績であった．追加試行数の効果については，1ヵ月後では，2倍追加群の方が半数追加群よりリテンションがよかったが，1週間後では追加数間に差は見られなかった．このことから，1週間に1度程度練習を繰り返すようなトレーニングスケジュールであれば，基準到達後，それまでに要した試行数の半数を追加して行っておけば，すぐ休止してしまうのに比べて，練習効果がよく保持されるといえよう．

(5) メンタルプラクティス

　技能向上のために有効な練習方法の1つにメンタルプラクティス（mental practice）がある．これは，習得しようとする動作を，自分がそれを今行っているつもりになって頭の中にイメージを描くことによって，その動作の実際のパフォーマンスを向上させる方法である．メンタルリハーサル（mental rehearsal）とも呼ばれる．日本では，この方法をイメージトレーニング（image training）と呼ぶことがあるが，この用語は欧米では試合会場でのあがりや緊張を和らげるための心理訓練（メンタルトレーニング）の1つを意味する呼称であるから，混同しないように注意が必要である．ただ，どうしてもイメージという言葉を使いたければ，対応する英語名はないが，イメージを描く技術練習という意味でイメージ練習と呼ぶことはできるかもしれない．

　Twining[34] は，ロープの輪投げを用いて，その効果を調べた．実際に輪投げを練習するグループは，第1日目に210本の輪投げテストを行った後，翌日から20日間の間，毎日70本の輪を投げたが，メンタルプラクティス群は初日の同一テスト後，同じ期間毎日15分間，初日のイメージを頭の中で復習して練習に替えた．練習終了後の22日目に再び210回のテストを行った結果，輪投げ実施群は28.4回から67.4回へと成功数が増加（増加率137 %）したが，メンタルプラクティス群においても38.4回から51.5回へと，約36 %の増加が見られた．

　Jones[17] は，大学生に，初めて経験する体操のある技術を教えるとき，全く実地練習をさせず，やり方と技術の力学的解析を朗読して聞かせ，自由にイメージを描かせるだけの方法で週3日2週間練習した後，いきなりその技術を行わせたところ，73%の者が成功したことから，メンタルプラクティスは初心者指導にも有効であると述べている．

　Clark[4] は，バスケットボールの片手ショット技術の練習について，やや経験のあ

るプレイヤーに対しては，メンタルプラクティスとフィジカルプラクティス（physical practice：実際に身体を動かしてその動作を練習すること）は，いずれも 15〜25 ％の同程度成功率の向上をもたらすが，初心者に対しては，フィジカルプラクティスによる向上率が 44 ％であるのに対して，メンタルプラクティスによる向上率は 26 ％であり，初心者にはどちらかといえばフィジカルプラクティスの方が有効であることを示唆している.

　Stebbins[33] は，ボール投げによる的あて作業について，18 日間の練習によってメンタルプラクティスのみでは 25 点，フィジカルプラクティスのみでは 40 点のパフォーマンス向上がみられたのみであるのに対して，11 日目に両者を交替する組み合わせ法によって約 50 点の成績向上がみられたことを報告している. また Rawlings ら[25] は，回転板追跡作業について，メンタルプラクティスはフィジカルプラクティスと同程度の効果があり，両者を併用する（実際に 1 回動作を行った後それについて頭の中で復唱する）ことによって，フィジカルプラクティスのみよりもさらによい成績が得られたことを報告している. 回転板追跡作業（pursuit-rotor task）とは，線の幅 1〜2cm で一筆書きの図形（三角形，四角形，星形，不規則図形など）が描かれた平らな板をアナログレコードのように回転させ，手に持った細い棒などの先端をその線から外れないように保持させる作業である.

　また Shick[32] は，バレーボールについて，サーブ練習においては，メンタルプラクティスが有効であるが，壁パスにおいては効果がないことを報告している.

　以上のように，メンタルプラクティスは，主としてイメージを描きやすい，どちらかといえば，ステレオタイプ型の技術（クローズドスキル）の練習には効果があり，実地練習と合わせて行えば有効な手段となりうる.

（6）転　移

　ある 1 つの技術を学習（練習）することによって，その後に行われる新たな技術の学習効果が影響を受ける現象を，先の学習効果が後の学習効果に転移（transfer）するという. 先に行った学習が後の学習の効果に対してよい影響を与えた場合，先の学習効果は後の学習効果に対して正の転移（positive transfer）をしたといい，逆に先に別の学習を行ったために後の学習が阻害された場合は負の転移（negative transfer）が起こったという.

　一般に，新しい技術を習得しようとするときには，一定の練習期間内に，種々の技術動作を練習しなければならないことが多い. その場合には，先に行う練習課題が後に行う練習に対してできるだけ正の転移効果を及ぼす（あるいは少なくとも負の転移効果が小さくなる）ように，練習項目の順序を組み立てる方が有利である.

　Nelson[23] は，硬式テニスとバドミントンの壁打ち，陸上競技とアメリカンフットボールのスタート動作，バスケットボールとバレーボールの，落下してくるボールを打って的に当てる動作のそれぞれの組み合わせについて，その転移効果を調べ，テニスはバドミントンに対して，バスケットボールはバレーボールに対して，また陸上競技はアメリカンフットボールに対して正の転移を示すが，逆はむしろ負の転移を示すことを報告している.

　Lersten[21] は，ランプ刺激に対して，できるだけすばやく水平な台上のハンドルを
1回回した後，水平前方に手を伸ばしてスイッチを倒すという円運動と直線運動の2
要素から成る随意反応動作を学習課題として与え，前もってハンドル回しだけを練習
しておいたグループは課題動作のうちハンドル回しの部分が速くなり，全体として正
の転移効果があるが，ハンドルから手をはなしたところからスイッチを倒すまでの直
線動作だけを前もって練習したグループでは，課題動作のハンドル回しの部分がか
えって遅くなってしまい，後半の直線運動部分も速くならないため，結局負の転移が
起こることを報告した．この実験で用いられた2種の運動要素を比較すると，ハンド
ル回しは，刻々とその運動方向が変化するという意味で，運動方向が1方向しかない
直線運動よりも複雑で困難な動作と考えられる．したがって，より複雑な動作が先に
あって，その後に単純な動作がすぐ連続するような課題においては，前もって複雑な
方の作業を練習しておく方が有利であるということになる．

　Cratty[6] は，体育館の床にパイプで組み立てた迷路を，目かくしをして手さぐりで，
しかもできるだけ速く通り抜ける大筋運動による課題作業に対して，予備練習として，
机の上で同じパターンの小型迷路を，目かくしして手にもった棒でできるだけ速く通
り抜ける小筋的迷路学習をしておいた被験者は，そのような練習をしていなかった被
験者よりもよい成績を示し，左右を逆にした小型パターンを練習させた者は，何もし
なかった者よりも悪い成績を示したことを報告している．しかし，この予備練習間の
差は課題の練習が進むにつれて減少し，ついにはいずれも同じレベルに達し，どちら
も予備練習なしの者よりもよい成績を示すようになった．

　この研究結果は，課題作業の開始直後には，前もって行っていた作業とのパターン
の類似性がパフォーマンスに影響を与えるが，練習してゆくうちに，パターンの類似
性よりも，前に遮眼迷路学習というものをしたことがあるか否かということが，パ
フォーマンスを左右するようになることを意味する．

　しかし，右足と左足の形を青と黄色で2.4 m四方の床に合計32個描いておき，矢線
で結ばれた足形の色に従って右または左または両足で着地するという方法で，ジャン
プしながらできるだけ速く1周するという全身運動課題に先だって，約23 cm × 27 cm
の紙に同色で印刷した同じパターンを，両手にペンを1本ずつ持って同色の円内にで
きるだけ早く点を打ってゆくという小筋運動による予備練習を行わせたVincentによ
る実験[35] の結果では，視覚によって得られる図形の配列に関する情報は等しいにも
かかわらず，小筋運動から大筋運動への転移効果はみられなかった．

　Cratty[6] とVincent[35] の研究結果からは，視覚ではなく運動感覚に頼って行う作業
の場合は，あらかじめ小筋運動によって予備練習をしておけば，大筋運動にも正の転
移効果を望むことができるということになる．

　難しい技術から先に練習すべきか，やさしい技術から先に練習すべきかについては，
Singer[30]は，安定な刺激環境のもとで完璧な動きの発達を望むならば，まず複雑と考
えられる技術の練習から始めるべきであり，不安定な変化しつつある環境下であって，
動作自体がその動作に必要な手がかりの認知や状況の把握ほどには重要でない場合に
は，より単純なものから始める方がよい，と述べている．

（7）フィードバック

　動作を行った者に対して，その動作の結果に関する情報を知らせることをフィードバック（feedback）という．適切なフィードバックは技能の向上を促進し，不適切なフィードバックは技能の向上を阻害する．フィードバックには「動作の知識」（knowledge of performance：KP）と「結果の知識」（knowledge of results：KR）がある．バスケットボールのショット練習において，ショット動作中の身体の動きは自分の目では見えないが，誰かに見ていてもらって，動作に関する情報をフィードバックしてもらうことによって，練習効果は向上する．このフィードバックは動作そのものに関するものであり，動作の知識とよばれる．それに対して，ショット動作の結果，ボールが飛んで行きバスケットに入るか入らないかして床に落ちるまでの経過は，自分の動作の結果生じた現象である．これは結果に関するフィードバックであり，これを結果の知識という[36]．

　CooperとRothstein[5]は，ビデオによる視覚フィードバックのテニス（硬式）のサーブとグラウンドストロークの練習に対する効果を調べた．サーブ練習は壁の標的を狙って，左，右のおのおのの方向に5球ずつ打ち，その様子をビデオで見，注意を与えられた後再び3球ずつ左右に打つ．グラウンドストロークは，ピッチングマシンを用いて一定条件でボールを発射し，これをフォア10球，バック10球打ち，その結果をビデオで見，その後2分間パートナーとラリーを行う．この練習を週2回5週間行わせた結果，サーブに対しては，サーブの動作のみをクローズアップした映像を与えられたグループの方が，動作およびボールの全行程が確認できる映像を与えられたグループよりよく上達したが，グラウンドストロークについてはその逆であった．

　したがってサーブのように安定した環境のもとで自分で動作を決められ，しかも常に同一動作が再現できることが望ましい技術（クローズドスキルと呼ばれることもある）の習得には，動作自体のフィードバック情報（動作の知識）が重要であり，はずんでくるボールという，自分では決められない不確定要素の強い技術（オープンスキルと呼ばれることもある）の習得には，動作自体よりも，周囲の環境すべてに関するフィードバック情報（結果の知識）の方が重要であるといえる．

　さらに，前記の2種の映像を，1回ごとに交互に見せられたグループは，いずれか一方だけを与えられたグループに比べて，サーブ，グラウンドストロークともはるかに大きな進歩を示した．したがって，ビデオが2台あれば，動作そのものとコート全体の2種の画面を交互に見せる方法が最もよいことになる．

3．おわりに─神経生理学からみた運動技能向上過程の特性との関連

　以上にまとめた7つの原理は，それぞれ現在の神経科学からはどのように解釈できるであろうか．本書自体がその問に対する答えの集積であるのだが，過去と未来をつなぐ道標として簡単に概観してみよう．（1），（4）は反復による適正神経回路シナプス疎通性の強化とシナプス新生による神経回路のつなぎ換え，すなわち再組織化の問題として追究されるものであり，それは（3）に述べた休憩によって生じる練習による疲労からの超回復（super compensation）という適応機構によるものと考えられる．休

憩は1章で取り上げたとおり，練習効果の定着（consolidation）に関わる重要な要因であり，(1)，(4)と合わせて運動学習の過程と脳部位との対応づけの明確化が待たれるところである．(6)の転移については，前の学習と後の学習との時間間隔との関連では(3)にも関連するし，前の学習効果の定着度が強ければそれを1つの既習技術として新規複合技術の脳内プログラムにおけるサブルーチンのように使えることを意味するとも考えられる．(5)のメンタルプラクティスについては，1章でも言及したように身体外部に動作として現れていなくても，その動作をつかさどる脳の神経細胞は働いているということが明らかになりつつある．また，(2)の動機付けや(7)のフィードバックは，前頭前野および報酬系神経回路を含む高次の運動プログラム作成機構に関する重要なテーマとして今後の研究が期待される．

　また，運動技術の練習過程においては，しばしば，集中練習におけるパフォーマンスの停滞と同様，伸び悩みという現象が経験される．この状態は高原状態（プラトー）と呼ばれている．これは，長期間にわたる同じ練習の繰り返しによって，動作が固定化してしまったり，倦怠感が生じるためだろうと考えられてきたが，近年Kudoら[13, 19]は，左右手の逆位相タッピングにおけるタップ間隔のバラツキの非線型力学系シミュレーション解析によって，未熟練者に見られる大きなバラツキは，熟練を目指して努力している過程で誰にでも必然的に生じる現象である，つまり発現動作としては乱れているように見えても脳内の運動プログラムは日々着実に完成への道をたどっているのだという可能性を示唆している．

　体力トレーニングや技術練習の一般的な方法としては，オーバーロード（過負荷）の原理に基づく5原則（意識性，個別性，全面性，反復性，漸進性）や，技能上達の3段階（試行錯誤段階＝認知的段階，意図的調整段階＝連合的段階，自動化段階）[27, 28]などが，スポーツコーチングや体育教育現場などでほぼ常識として受け入れられている．オーバーロード（過負荷）の原理とは，トレーニングや練習の効果を上げるためには，それまでより高い負荷を与えることで，一時的に疲労を起こさせ，疲労からの回復時に以前より高いレベルにまで回復する超回復（super compensation）という現象を利用して新しい負荷への適応（adaptation）を起こさせるというものである．

　意識性とは，練習やトレーニングの目的を意識すること，個別性は，個人の能力や個性に合った方法をとること，全面性は，身心の調和を保ちつつ身体全体をまんべんなく強化すること，反復性は規則的に繰り返すこと，漸進性は効果を焦って体に無理がかからないよう徐々に強度を上げることを意味する．

　技能上達の3段階とは，練習初期にはやろうとしてもうまくできずいろいろと試行錯誤している段階から動きのコツがわかって意識的に動きを調節できるようになる段階を経て，最終的には動作自体は意識しなくても自動的にできるようになり，外界の状況などの情報収集に注意を振り向けられるようになるという一般的な学習経過を表現したものである．これらの伝統的な練習の原則についても，脳科学の見地から改めて検討を加えることは有意義であると思われる．

　運動学習の実際においては，上記の原則に則り，明確な目的意識をもってできるだけ多く反復練習を行い，飽きてきたら思いきって練習のメニューを入れ替える，気分転換に全く違う性質の動作を行ってみる，あるいはいったん練習を離れて休養を取る

などの対処を臨機応変に入れながら，より良い脳の回路形成を目指して粘り強く練習
を続けることが必要であろう．

［大築　立志］

［文　献］

1) Adams JA.: A closed-loop theory of motor learning. Journal of Motor Behavior 3: 111–150, 1971.

2) Bernstein NA.: The Co-ordination and Regulation of Movements. Pergamon Press, 1967.

3) Carron AV.: Performance and learning in a discrete motor task under massed versus distributed practice. Research Quarterly 40: 481–489, 1969.

4) Clark LV.: Effect of mental practice on the development of a certain motor skill. Research Quarterly 31: 560–569, 1960.

5) Cooper LK, Rothstein AI.: Videotape replay and the learning of skills in open and closed environments. Research Quarterly 52: 191–199, 1981.

6) Cratty BJ.: Transfer of small-pattern practice to large-pattern learning. Research Quarterly 33: 523–535, 1962.

7) Dickinson J.: Retention of intentional and incidental motor learning. Research Quarterly 49: 437–441, 1978.

8) Drowatzky JN.: Effects of massed and distributed practice schedules upon the acquisition of pursuit rotor tracking by normal and mentally retarded subjects. Research Quarterly 41: 32–37, 1970.

9) Eccles JC.: Functional organization of the cerebellum in relation to its role in motor control. In: Granit R (Ed) Muscular Afferents and Motor Control. John Wiley & Sons, pp19–36, 1966.

10) Fitts PM.: The information capacity of the human motor system in controlling the amplitude of movement. Journal of Experimental Psychology 47: 381–391, 1954.

11) Fitts PM.: Perceptual-motor skill learning. In: Melton AW (Ed) Categories of Human Learning, pp243–285, 1964.

12) Fox M, Young VP.: Effect of reminiscence on learning selected badminton skills. Research Quarterly 33: 386–394, 1962.

13) Fujii S, Kudo K, Ohtsuki T, Oda S.: Intrinsic constraint of asymmetry acting as a control parameter on rapid, rhythmic bimanual coordination: a study of professional drummers and nondrummers. Journal of Neurophysiology 104: 2178–2186, 2010.

14) Granit R.: The Basis of Motor Control. Academic Press, 1970.

15) Harmon JM, Oxendine JB.: Effect of different lengths of practice periods on the learning of a motor skill. Research Quarterly 132: 34–41, 1961.

16) Henry FM.: Physical education: an academic discipline. Journal of Health, Physical Education, Recreation 35: 32–69, 1964.

17) Jones JG.: Motor learning without demonstration of physical practice, under two conditions of mental practice. Research Quarterly 36: 270–276, 1965.

18) Knapp B.: Skill in Sport. Routledge & Kegan Paul PLC, 1963.

19) Kudo K, Miyazaki M, Sekiguchi H, Kadota H, Fujii S, Miura A, Yoshie M, Nakata H.:

Neurophysiological and dynamical control principles underlying variable and stereo-typed movement patterns during motor skill acquisition. Journal of Advanced Computational Intelligence and Intelligent Informatics 15: 942–952, 2011.

20) Lee TD, Magill RA.: Locus of contextual interference in motor-skill acquisition. Journal of Experimental Psychology: Learning, Memory and Cognition 9: 730–746, 1983.

21) Lersten KC.: Transfer of movement components in a motor learning task. Research Quarterly 39: 575–581, 1968.

22) Melnick MJ.: Effects of overlearning on the retention of a gross motor skill. Research Quarterly 42: 60–69, 1971.

23) Nelson DO.: Studies of transfer of learning in gross motor skills. Research Quarterly 28: 364–373, 1957.

24) Purdy BJ, Lockhart A.: Retention and relearning of gross motor skills after long periods of no practice. Research Quarterly 33: 265–272, 1962.

25) Rawlings EI, Rawlings IL, Chen SS, Yilk MD.: The facilitating effects of mental rehearsal in the acquisition of rotary pursuit tracking. Psychonomic Science 26: 71–73, 1972.

26) Schmidt RA.: A schema theory of discrete motor skill learning. Psychological Review 82: 225–260, 1975.

27) Schmidt RA.: Motor Control and Learning. Human Kinetics, 1982.

28) Schmidt RA, Lee, TD.: Motor Control and Learning, 4th ed, pp207–242. Human Kinetics, 2005.

29) Stelmach GE.: Efficiency of motor learning as a function of intertrial rest. Research Quarterly 40: 198–202, 1969.

30) Singer RN.: Motor Learning and Human Performance, 2nd ed. Macmillan, 1975.

31) Shea JB, Morgan RL.: Contextual interference effects on the acquisition, retention, and transfer of a motor skill. Journal of Experimental Psychology: Human Learning and Memory 5: 179–187, 1979.

32) Shick J.: Effects of mental practice on selected volleyball skills for college women. Research Quarterly 41: 88–94, 1970.

33) Stebbins RJ.: A comparison of the effects of physical and mental practice in learning a motor skill. Research Quarterly 39: 714–720, 1968.

34) Twining WE.: Mental practice and physical practice in learning a motor skill. Research Quarterly 20: 432–435, 1949.

35) Vincent WJ.: Transfer effects between motor skills judged similar in perceptual components. Research Quarterly 39: 380–388, 1968.

36) Wallace SA, Hagler RW.: Knowledge of performance and the learning of a closed motor skill. Research Quarterly 50: 265–271, 1979.

37) Whiting HTA.: Acquiring Ball Skill—A Psychological Interpretation. G. Bell & Sons, 1969.

38) Whitley JD.: Effects of practice distribution on learning a new motor task. Research Quarterly 41: 577–583, 1970.

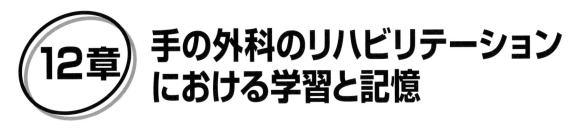

12章　手の外科のリハビリテーションにおける学習と記憶

　日常生活動作の中で手を使う際，ほとんどが無意識な活動であり，その手の必要性を感じないでいる．しかし，何らかの機能低下があった際，その存在と重要性を知るのである．手は我々の生活機能を向上させ，文化水準を高めてきた．そして脳を発達させてきた．手の活動を考える上で大事なのは，手の機能自体は全身の活動の一貫であるということである．手より中枢部の前腕，上腕が協調的に土台として働くことによって，手の動きが保証されている．さらには，姿勢の変化によっても手の機能が大きく変化するということも考慮すべきである．

　よって，手の活動を考える上で手だけに注目することは非常に危険であり，他の部分に歪が来る場合がある．手の学習において手が本来の動きを取り戻すためには，他の部分との関係性を常に考慮することが重要である．

　我々，療法士は手の機能回復や手を使った日常生活に携わることが多いが，手の活動を手だけではなく，手を取り巻く全体の活動として考えることが手の運動の再学習には非常に重要である．

1．手指の動きと機能

　カナダの脳神経外科医のペンフィールドが描いた「ホムンクルスの図」（図12-1）では，手指と手が運動野の全体の1/3，感覚野の1/4を占めている．体表面積でいえば，全身の1/10程度である手が，運動野と感覚野の1/3も使っていることがわかる．故に正確な，かつ微細な運動が可能となっている．しかし，それも手より近位部の運動の保証があることが前提となる．

　手は精確な運動器官であり繊細な感覚器官である．少しでも機能を失うと日常生活や仕事をする上で非常に不便を感じ，そして努力的に代償を使ってしまう．

　手の基本的な運動機能としては，①圧排（ものを押さえたり，持ったりする場合に，掌を広げる），②ひっかけ握り（買い物袋を持つなどの指先を曲げる動作），③掴み（球状の物や筒状の物をつかむ動作），④摘み（母指と他指を対立させ，指先で摘まむ動作），⑤握り（バットやゴルフクラブ等を強く把持する動作）等が考えられるが，上記動作が1つでも機能を失うと，我々は不自由さや使いにくさを感じる．

2．手の運動機能

　手が完璧な運動機能を発揮するためには，以下の2つの基本的な条件が必要と思わ

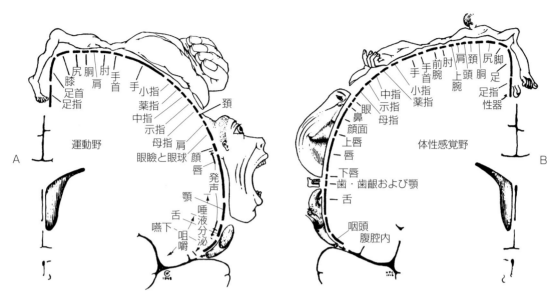

図12-1　大脳における手の領域.
（Penfield W, Rasmussen T.: The Cerebral Cortex of Man. New York: Macmillan Publishing Co., 1950より）

れる．随意運動（手の運動そのもの）と，それを保証する安定性である．

(1) 随意運動

　手の実際の活動のことであり前述した圧排，ひっかけ握り，掴み，摘み，握り等である．いわゆる意識された運動であり，リーチや物品操作，そして表現する手等が含まれる．そのためには，一群の筋のみが収縮するのではなく拮抗筋が弛緩するなどの協調的な筋群の働きが必要になる．

(2) 安定性

　いくら手が巧みに使えたとしても，その手を正確な位置に，そしてタイミングよく運ばなければ，手の機能は全く発揮できない．手指の運動は，体幹，上腕，前腕，手，そして指との運動連鎖の中で行われ，また，逆の動きもある．随意運動の主役は，やはり手であるが，それは種々の関連運動の結果と考えるべきである．いい換えれば，手の機能が正常であっても，土台となる前腕，上腕，体幹に何らかの問題が生じていれば，手の機能を十分に発揮できないことになる．

　以上のように，「随意運動」と「安定性」は手の機能を考えていく上での基本的条件である．つまり，手自体の機能とそれより中枢部の活動を考慮し，それを司っている末梢神経系と中枢神経系の良好な関係性を築き上げていくことが運動学習の鍵となるであろう．

3. 手の感覚機能

　手の機能で，運動機能と共に考えなければならないのが，感覚機能である．手の感覚機能には皮膚で感じられる表在感覚と骨や血管，筋肉等で感じ取る深部感覚がある．表在感覚には触覚，痛覚，温度覚があり，深部感覚の中には立体覚，位置覚等がある．我々の手は，その両側面からの感覚を統合して物体の立体感や重さ，大きさ，硬さ，そして温度等を知ることができる．この機能は全く無意識のうちになされることであるが，手指の運動にも非常に重要な機能であり，知覚フィードバックと呼ばれている．この機能が低下または消失すると手の機能は大きく障害され，無意識に手を使う事が困難となってくるのである．

　暗闇を歩くとき，手を伸ばした感覚をたよりに全身を緊張させて歩くことがあり，また袋の中に手を入れて物の認識をする場合も同様である．しかし，壁や物に触れてその感覚が入ったときに全身の力が抜け，そしてホッとした経験のある方も多いであろう．つまり，手の活動は感覚の面からも全身の動作に大きく寄与しているといえる．すなわち，手は人間の第二の目であり，その感覚機能低下が生じると視覚的情報がないまま外界と接するのと同じである．

4. 手の外傷後のリハビリテーションで考慮すべきこと

（1）関節可動域訓練と筋力増強訓練

　手は小さな領域に複雑な構造をしているため，病態を把握しにくいが，複合性局所疼痛症候群（CRPS）や手の不使用に陥らないためにも，急性期からリハビリテーションを行うことが重要である．タイミングを見極めながら，関節可動域訓練を自動運動，介助自動運動，他動運動と状態に合わせて使い分け，筋力強化においては，等尺性収縮，等張性収縮，そして抵抗運動へと進めていく．その際，重要なのは，該当関節を動かすにあたり，動きを保証してくれる，もしくは追従してくれる中枢部の動きを十分に留意することである．

　手の外傷後の患者では浮腫や痛みを経験し，健常とは異なった感覚が入っている．そのため，上肢全体をこわばらせ，そして痛みをかばうように中枢部を固定する傾向にある．前述したように，本来，体幹は上肢活動と相互関係にあり，手を空間で動かすためにわずかに先行（先行随伴性姿勢調整）して定位する必要がある．リハビリテーションの中ではまず，中枢部の安定性を確保し，その上で，手指の運動を引き出すことが第1条件である．また，その姿勢や代償の調整をしても効果があがらなければ，装具の有効な活用も可動域改善や筋力の改善に良好な成果を上げるために欠かすことはできない．

（2）物品操作における手（外部環境との接点）

　我々の手の役割の最も大きい機能としては，ほかの動物と違い，道具をつくり巧みに使用することである．手を上手に動かすことが，文明の発展に寄与してきた．

　よって，物品を操作することも運動学習の観点からいっても非常に重要である．まず，視覚によって受け入れた対象から感覚入力し，そのうえで知覚・認知し操作する．治療に選択すべき物品は，過去に触れた経験のある慣れ親しんだものが有効と考える．過去に学習された運動要素は運動プログラムに記憶されており，賦活しやすいと考えられる．

　手は精確な運動器官である一方，身体の中でも非常に敏感でかつ繊細な感覚器官であることは前述している．感覚と運動の関係は，鶏と卵の関係と類似しており，どちらを欠いても十分に機能できない．何らかの障害を生じると感覚入力も不十分な状態となる．感覚が入りにくくなると運動を強く起こし，さらに感覚を求めようとする．結果，巧な調整ができないという悪循環が生じてくる．脳卒中患者で，麻痺は軽度でも感覚に問題があると，手の機能がぎこちなくなるのはそのためとも考えられる．

　そこで重要になってくるのが，運動と感覚を同調するために，物品が手に近づく（触れさせてあげる）のではなく手自体がリーチすることで物品に近づいていくように誘導することである．それが物品に応じた手の構えや姿勢を導き出すことが出来るのである．つまり能動的にタッチする「アクティブタッチ」が，手のリハビリテーションでは重要な鍵になると思われる．また手は身体の中でも外部環境との接点が非常に多い器官である．そのため，触れて動かす，物品を操作する，道具を使って対象物を変化させる等の運動要素に加え，視覚によるフィードバックを検知して活動の正誤判定し，場合によっては修正される活動を行う事が運動学習にとって重要になってくると思われる．

（3）装具療法

　装具は関節固定による安静保持，拘縮の改善，変形の予防，そして機能改善等，様々な目的で使用される．装具の種類は非常に多く，形もバラバラであるが，大きく分けて一定の肢位を保たせる安静装具（static splint）（図12-2a，b）とスプリングやゴムなどを用いる動的装具（dynamic splint）（図12-3a，b）があり，用途に応じて使い分ける．多くは整形外科医より，指示があり作製することが多いが，療法士からも必要に応じ，主治医と相談し作製する場合もある．

　装具は正しく作製し適切に使用しないと症状を悪化させてしまう恐れがあること，そして，製作に日数を要すると，必要な期間に必要な時間装着できなくなり，十分に効果を出せないということも考えられる．

　装具は，装着する患者の身になり考え，製作する必要があり，外観がよく，あまり大きくなく，そして軽いもので，脱着が容易に行えるものを作製する必要がある．この過程を十分に考慮しないと，無駄な制限や，痛み，そして服の中に隠すなど，普段と違った動きなり，上肢全体の動作の制限や他の関節のひずみになり，痛みや代償動作につながる場合がある．装着する場合は十分に患者と主治医と相談し，適切な方法と適切な時間を考慮することが装具療法の効果を発揮することになる．

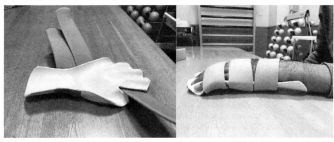

図12-2a　　　　　　　　図12-2b

図12-2　安静時装具　手指屈曲拘縮改善目的　a：装具本体b：
　　　　装着時.

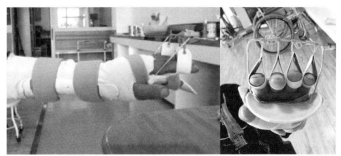

図12-3a　能動装具　　　　図12-3b　能動装具
アウトリガースプリント　　アウトリガースプリント
側面から；手指伸筋腱断裂用　　　前面から

図12-3　能動装具　アウトリガー　手指伸筋腱断裂用　ゴムバン
　　　　ドを利用し能動屈曲，他動伸展を行う.

5. 手の外科のリハビリテーションの実践報告

　手の外科は適切な初期治療が予後を左右するといっても過言ではない．その中でも早期からのリハビリテーションは非常に重要な役割になってくる．関節可動域の確保，筋力強化，そして手の機能の再教育である．受傷後の上肢は，動かすことの怖さなどから，過剰に固定することが多く，運動経験が激減する．リハビリテーション場面では，固定部以外の関節は積極的に動かすことが重要であり，誤った関節運動の再学習につながらないよう，常に徒手的運動を心がけることが必要である．また，固定部以外を積極的に動かすことが，腫脹の軽減，血流促進，また傷部の回復につながるため，以下の流れでリハビリテーションを展開した.

・実践紹介（症例報告）

【症例】70歳男性

【障害名】示指〜小指切断術後

【経過】除雪機に挟まれ受傷（図12-4a, b）．母指中節骨骨折，示指，中指，環指，小指まで基節骨切断（図12-5）同日，示指，中指，環指，小指の断端形成術および，

図12-4a　図12-4b

図12-5

図12-6

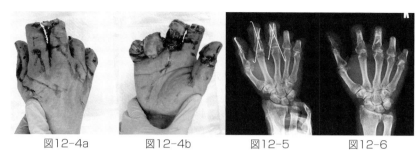

図12-4　受傷時写真．a：背側　b：掌側．
図12-5　受傷時レントゲン　右示指〜小指は中節骨レベルで切断　母指末節骨 示指〜小指基節骨骨折．
図12-6　術後レントゲン．母指，示指，中指ピンニング．

図12-7a　図12-7b

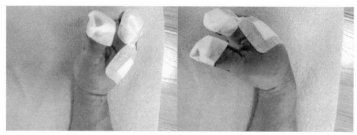

図12-7　リハビリテーション開始時手関節掌背屈．掌屈可動域は良好だが，背屈に制限あり．腫脹も著明．

母指末節骨，示指基節骨，中指基節骨に関してはピンニング（図12-6）が実施された．リハビリテーションは術後2日目より開始した．

【臨床像】

意識清明．術後リハとして開始した．受傷後ということもあり，手背には著明な腫脹と痛みがあった．手関節は掌屈の可動域は良好であったが，背屈制限があり（図12-7a．b），手指屈筋群の過緊張及び短縮が窺えた．中手指節間関節（以下MP関節）の屈曲伸展も乏しく手指の屈曲伸展を求めると努力的に行っていた（図12-8a．b）．また，手指屈曲時は体幹の屈曲，伸展時は肩の挙上を伴っており，手指の活動を安定する上肢とはいえない状況であった．また，反対側の上肢も過度に緊張させ，身体全体が過緊張の状態での手指の運動であった．そのため，本人からも手指の痛みのみではなく，右上肢全体の動きにくさと重苦しさの訴えがあった．

6．リハビリテーション介入

（1）関節可動域確保（上肢全体の運動要素として）

開始当初は母指，示指，中指はC-wireが挿入されているため，手指の過度の可動域確保は行わず，ポジショニングや固定箇所以外の運動要素を再確認していった．3

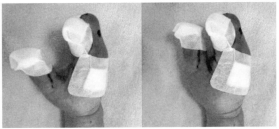

図12-8a　　　　　　　　図12-8b

図12-8　リハビリテーション開始時MP関節屈曲伸展.

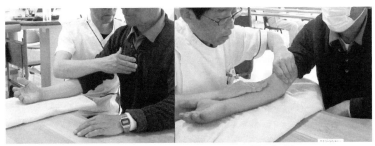

図12-9a　　　　　　　　図12-9b

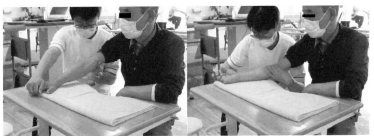

図12-9c　　　　　　　　図12-9d

図12-9　手の運動を上肢全体として捉え，姿勢の安定及び上腕，前腕の
　　　　つながりを治療．常に中枢部の活動に着目．分画動作を誘導．a. 姿勢
　　　　の安定誘導　b. 上腕と前腕の分離　c. 前腕の回内と肘伸展　d. 前腕
　　　　回外と肘屈曲.

　週でC-wire抜釘となり，手指の可動域改善も含めた上肢全体の運動要素を引き出し
ていった．可動域確保の際，最も重要なのは患者自身が能動的に動かすことであり，
運動学習につながる．誤った能動運動（代償活動等）に陥らないように，まずは姿勢
の安定（抗重力伸展活動）を誘導していった．次に手の外来筋は上腕，前腕に起始を
持つ筋が多いため，上腕と前腕の分離動作を促していった．上腕筋と前腕筋を分離さ
せ，主動作筋に加えて補助筋の収縮に着目し，その各々が協調的に働けるように誘導
した．特に前腕の回内外と肘の伸展の関係はリーチ動作には必須であり，肘伸展と前
腕回内，肘屈曲と前腕回外を強調して行った（図12-9a. b. c. d）.
　手部の関節可動域確保に関しては，MP関節と手関節の動きに加え肘の活動も同期

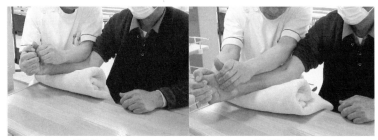

図12-10a　　　　　　　　　　　図12-10b

図12-10　リーチ動作の中で，MP関節，手関節の可動域訓練．常に症
　　　　例の能動的反応を引き出す．a. MP関節屈曲と肘関節屈曲　b. MP関
　　　　節伸展と肘関節伸展．

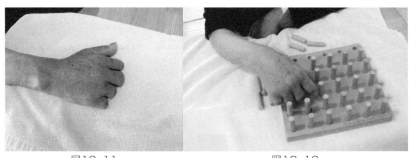

図12-11　　　　　　　　　　　　図12-12

図12-11　タオルを能動的に擦ることで，運動に対する感覚入力を目指す．
図12-12　ペグ動作　母指，示指，中指の同時屈曲活動（摘み）を促通．

させながら改善を試みた．手の機能改善にはMP関節の屈曲伸展が重要であり，症例
にとって今後の手の機能に大きく影響する．肘関節とMP関節の動きはリーチ動作で
は必須の協調動作であり，過去に何度も経験がある活動を行うことによって可動域改
善を目指した．具体的には肘関節屈曲とMP屈曲，肘関節伸展とMP関節伸展を同調
させながら誘導した．その際，テノデーシスアクション（腱固定化作用）を用いて，
手関節の掌背屈も促通した（図12-8，9）．
　また，療法士の前腕を用い，常に姿勢の安定を確保していった（図12-10a, b）．

（2）知覚運動アプローチ（物品を用いて）

　手は第二の目であり，敏感でかつ繊細な感覚器官であることから，手からの感覚入
力は日常生活動作にとって非常に重要となる．症例は断端部からの感覚入力を感じ取
ることが必要である．感覚入力と運動は切っても切り離せない関係であり，症例が自
ら物品に触れていき（アクティブタッチ），感覚入力できるように誘導していった（図
12-11）．また，ペグ操作で三指摘み（図12-12）や，ねじ回し操作で複合的な摘み（図
12-13a, b）を行うことで，感覚入力を促していった．

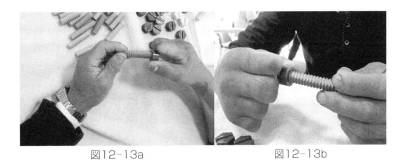

図12-13a　　　　　　　　　図12-13b

図12-13　ねじ回し動作：母指，示指，中指の分離活動（各指が別々の
動きをする）を促通.

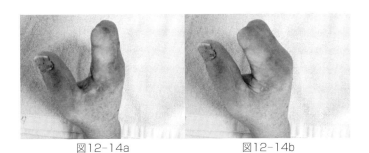

図12-14a　　　　　　　　　図12-14b

図12-14　リハビリテーション開始時よりもMP関節の屈伸角度，
手関節の安定が改善.

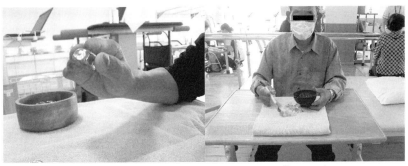

図12-15　　　　　　　　　図12-16

図12-15　三指摘み.
図12-16　スプーン操作 実用的であり，実際の食事場面でも行っている.

（3）リハビリテーション終了時（2ヵ月後）

　手の活動を上肢全体の運動として解釈し，中枢部との関係，知覚運動の側面，そして能動活動を重視しながら進めていった.

　結果，手関節が手指の動きを保証できるようになり，MP関節は屈曲伸展の可動域も拡大した（図12-14a. b）.切断肢にて三指摘み（図12-15），スプーン操作（図12-16），書字も可能（図12-17）となり，約2ヵ月間のリハビリテーションを終了した.

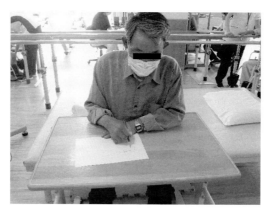

図12-17　実用的な書字動作獲得.

おわりに

　手の機能を考える場合，手の運動を単一化した部分的な動きではなく，上肢全体（全身活動というべきかもしれない）の運動機能と切り離せないことはすでに述べたが，上肢は，パターン動作と各々の部位での運動を分けて考えることができる．我々が日常生活を行っていく上で，パターン動作はそのほとんどが無意識に行われている．また，その上で，指の細かい動きを行っているわけだが，そのパターンと指の活動の組み合わせは，数知れないものがあり，その運動分析をすると，おそらく天文学的な数字になるかもしれない．その種類を考えた上で，各個人に合わせた，介入が必要であると考える．そのためには，手の活動を上肢全体，そして，姿勢も含めた，全身の活動と捉え，また，繊細な感覚器官という事を念頭に置き，リハビリテーションを提供していくことが手の運動学習につながると考える．

［井上　健］

［文　献］

1) Flowers KR, LaStayo P.: Effect of total end range time on improving passive range of motion. J Hand Ther. 7: 150-157, 1994.
2) 堀内行雄：手の外科領域における後療法．Jpn J Rehabil Med:33：120-128. 1996.
3) Kandel ER編著，金澤一郎，宮下保司監修：カンデル神経科学．メディカル・サイエンス・インターナショナル，2014.
4) Levin S, Pearsall G, Ruderman RJ.: Von Frey's method of measuring pressure sensibility in the hand: An engineering analysis of the Weinstein-Semmes pressure aesthisiometer. J Hand Surg 3: 211-216, 1978.
5) 大築立志，鈴木三央，柳原　大編著：筋力発揮の脳・神経科学―その基礎から臨床まで―．市村出版，2017.
6) Rohifs BP著，服部由希子訳：ボバースコンセプト実践編―基礎，治療，症例―2013.
7) 酒井昭典：手の外傷後のリハビリテーション．Jpn J Rehabil Med: 54: 601-608, 2017
8) 上羽康夫：手 その機能と解剖．金芳堂，2012.
9) 山本伸一：作業療法における上肢機能アプローチ．三輪書店，2013.

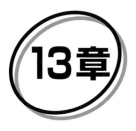脳性まひ児の療育支援における運動学習と記憶

赤ちゃんが示すパフォーマンスには無駄なものはひとつもなく，全てが次の段階に進む跳躍台であり，二足直立に向けての運動能力の獲得である．運動能力の獲得は，その基盤といえる姿勢コントロールの構成要素を発達させながら，運動を「繰り返す」ことにより運動の方法や結果および文脈が脳に記憶され成立する．結果的に高次機能を包括した運動能力が発達して生活で活用できる．脳性まひ児では姿勢コントロールの構成要素を全て発達させることができず，適切な運動を適切に「繰り返す」ことが困難である．本項ではこのような脳性まひ児に対する療育支援での運動学習と運動発達，姿勢コントロールを概説し事例紹介する．

1．発達と学習

運動能力を獲得するためには，運動を「繰り返す」ことが必須である[3]．運動を「繰り返す」ことにより，運動の方法や結果および文脈が脳に記憶され，運動能力が実現して生活で活用できる．

赤ちゃん（こども）の運動能力の獲得過程には，主に「発達の課題」と「学習の課題」の2つの課題が焦点化される．「発達の課題」とは，定型発達において自然に生じている発達論理を用いる課題であり，「学習の課題」とは，目的をもった繰り返しにより運動能力を獲得する学習論理を用いる課題である．この両者は「繰り返す」という点で共通論理だが，「発達の課題」は生得的であり，「運動の課題」は課題設定に依存する．さらに，くり返しの目的，指導の影響，結果の個人差については差異がある．クライエントの個々の運動能力の問題を解決するには，年齢（月齢），疾患を考慮し個々に能力を分析し両者の選択すべき「繰り返し方法」を判断する[7]．

（1）運動学習

運動学習とは1つの意味を表す言葉でなく，知覚，知覚を動作に移行する過程，熟練行動が含まれる．適応，感覚処理，運動制御，運動スキルの獲得，獲得したスキルの保持も運動学習に含まれる．運動学習とは経験による動作の修正であり，記憶とはこれらの修正を保持することである[2]．

（2）発達の課題

運動学習のひとつである適応は，変化する感覚入力に対して運動の出力を修正する個体の能力で，発達はこの適応の螺旋的連続といえる．こどもにおいての運動は情動

の内的発動，意思，生命調節機構により惹起される．情動を土台にした意思や欲求に沿って制御の課題が実行されると運動が生成され運動能力に収束する．この運動を指令・調整する「神経系」は，姿勢コントロールの自動調節，目的運動の随意的調節，筋緊張の調節の機能をもつ．

　「神経系」にエラーが生じる脳性まひでは，姿勢コントロールの自動調節，目的運動の随意的調節，筋緊張の調節が難局となり，適切な運動を適切に「繰り返す」ことができないために，運動実行は質的，量的に制限される．「神経系」の機能的制御は脳性まひの「発達の課題」における中心的な課題といえる．

　さらに発達は生得的な行動変容であり，生後3〜4カ月に頭頚部制御，9〜10カ月に座位，12〜18カ月に立位歩行がみられる．この現象の特徴は，ある特殊な育児環境でない限り，特別に誰かが意図的にトレーニングせずとも人種や性別を超えても運動能力獲得に個体差が少ないことにある．いい換えると世襲財産の遺伝子プログラムにより「神経系」が定型的に発動すると運動能力が自然に順次身につくことが発達といえる[7]．発達とは，教わらず何かを繰り返すことで，新たな運動能力を順次生み出す現象であり姿勢コントロールの発達を基盤としている．

（3）運動の課題

　「学習の課題」の目的は運動動作の修正とその保存つまり記憶なので，課題設定は単純で随意的にどう繰り返すかの「繰り返し方法」が重要である．目的的運動課題の達成はいくつかの単純動作の組み合わせによる複雑化と統合であるため，最初から目的とする運動能力を課題に練習しても多くの場合は成功に至らない．運動能力課題では，複雑に組み合った運動をいくつかの単純動作に分割して難易度を下げると学習が進みやすい．しかし，複雑化・統合のない分割された練習のみでは目的的課題の達成度が限局される．目的とする運動動作と分割運動を上手に調和させた「課題の設定」が，運動実行を可能にさせ，適応という螺旋的発達の運動学習を容易に導く．

（4）こどもの療育支援

　こどもの療育支援において設定された運動課題が成功体験として認識されれば，その運動能力制御方法は強化される．一方で，誤差情報や失敗として認識されれば，その運動能力制御方法は修正される．

　脳性まひとは，胎児期から新生児期の未熟脳に損傷が生じた結果，現れてくる姿勢と運動の障害を主徴とする脳の発達障害の症候群である[10]．損傷後，それぞれの生活環境への適応により，損傷脳の生物学的修復が生じ，シナプスの再構築がおきてくる．この過程で不本意な環境適応を強いられると最適なシナプスの再構築が規律化されず二足直立に向けた姿勢コントロールの発達が偏倚する．いい換えると脳性まひでは特別な育児環境（療育環境）がなければ運動能力を順次に生み出すことができず，貧しい環境で失敗経験の連続を蓄積しながら成長すると定型発達では出現しない過緊張（痙直）が顕著となり，偏倚した運動能力を獲得してしまう[11]．

　脳性まひはいかに軽症といえども運動能力獲得の基盤となる姿勢コントロールの構成要素[4]を生涯において全て獲得することができないために，最適な姿勢コントロー

ルと運動能力を学習するには適切な療育支援が必須といえる.

　脳性まひでは,「発達の課題」で情動欲求を充足させた成功体験の多くの蓄積と「学習の課題」の課題設定を療育支援で上手に調和させ, 定型発達では生じ得ない過緊張（痙直）を可能な限り顕著にさせず, 最適な姿勢コントロールと運動能力を獲得させる運動学習を進めていく.

2. 姿勢コントロールの発達

　定型発達では加齢とともに変化する感覚入力に対しての運動出力の修正過程, 新たな知覚を順に次の運動に移行させる過程, 高次な感覚処理を記憶して繰り返す過程で, 姿勢コントロールの構成要素を起動させていく. 姿勢コントロールの概念と構成要素を概説したい[5].

　姿勢コントロールとは, 環境との相互作用により予測的に姿勢を創り出し, 姿勢を維持し重心の変位に適応させ, 無意識的に身体の位置を制御できる能力を指す. 運動実行に深く関係しその基盤となり, 運動制御の重要な側面であり, 通常は姿勢と運動の両者が含まれる.

　姿勢コントロールは, 安定性とオリエンテーションの2つの主要な機能をもち, それぞれが多重感覚入力と統合され身体図式を常に更新し, 支持基底面からの知覚情報により多関節に渡って運動を連鎖（多関節運動連鎖活動）させ, 安定性と運動性を継続しながら身体の分節的運動やアライメントを整調して, 新しい運動と姿勢を創造するシステムで, 治療と評価のための概念である. 姿勢コントロールの発達により二足の下肢を同じに地面と接し足の直上に骨盤, 骨盤の直上に体幹, 体幹の直上に頭部を位置させた二足直立が実現される.

(1) 安定性

　安定性とは, 抗重力コントロールを実行する要素である. 平衡を制御するため身体は微細に揺れながら, 身体質量中心を支持基底面内から外れることなく, 支持基底面内のいかなる位置にでも留めることができる, 多重感覚入力と統合された複合的システムである.

　Cook[9]やMinja[6]らは安定性とは発達に伴い先行性随伴性姿勢調節で生成され, 感覚フィードバックにより強化されるとしている. 筋緊張と筋活動はこれらをみたす主要な手段となる.

　安定性にはコアスタビリティが強く相関し,「コアスタビリティを基礎にして, 体幹上部・骨盤・股関節が協調的に連続的に活性化され, 頭頸部と四肢の選択運動が実現し, 安定性を崩す力に対して予測的運動や効率的運動を行うための多関節力学連鎖の構成」をコアコントロールと提案している[4]. 多くの脳性まひ児でコアコントロールの発達が難局となる.

(2) オリエンテーション

　オリエンテーションとは, 外界と身体の間の相関を制御し, 知覚と動作を結びつけ

る役割のことである[9]．とくに重力に抗した空間への垂直オリエンテーションを重視する．これは定型発達において，生後8〜10カ月頃より全身が天井方向へ垂直に押し上げられるように伸び上がる知覚を伴う伸展方向への運動能力である．垂直オリエンテーションは二足直立への発達に欠かせない局面であり，多くの脳性まひ児が学習しにくい課題である．

(3) 多重感覚入力

　多重感覚入力とは，適応発達において環境情報から日々変化する固有感覚・重量覚・前庭覚・触覚・視覚の感覚入力に適して運動の出力を修正するシステム構築である．固有感覚と皮膚感覚情報は支持基底面の創造に関与し，前庭覚は頭頸部の傾きの修正だけでなく足底からの情報により活性化され，視覚情報はミラーニューロンにより興味の追求が始まり運動を牽引する．

　重量覚はヒトでは明らかでないが，腎臓等にある重力受容体で，直立位からの傾斜や直線加速度を伝える感知器とされ[1]，垂直重力をモニターするといわれている．養育時に抱きかかえや座らせる・立ち上がるなどの運動を通じてコアコントロールが刺激され内臓の重力受容体が活性化され重力を感知しやすくなり，垂直方向へのアライメントの整調に関わると考察できる．

(4) 多関節運動連鎖活動[8]

　関節の十分な柔軟性は，身体を自由に使用することで成熟していく．この過程は出生後に様々な行動，例えば四つ這い位にて前後左右に動いて周囲を探索することで促進される．四つ這い移動で乳児は膝および股関節の外側部から背部の上方へ伸びている筋膜の連結を動かそうとする．このように筋膜の連結を通して，協調的な各関節角度のパターンを強化していく．すなわち関節には動的に鎖のように均等的に協調した運動が生じてくる．これらを多関節運動連鎖活動と呼ぶ．全ての関節運動は筋膜の連絡により全身がつながるように発達していく．姿勢の維持や，活動には多関節に渡った多関節運動連鎖活動が生じる．二足直立においては足底から床反力を知覚し頭部までの多関節運動連鎖活動により重力に対抗して身体の重さを柔軟に支えることができる．

(5) 身体図式

　身体図式は身体と環境との関わりについて統合し，「個人がもつ自分自身についての姿勢モデルであり，身体の位置や身体部位の関連性について知覚し，全ての動きの基本となっており，自分の各身体部位を何処にどのように動かすかを知るもの」である．大脳皮質にはマッピングを，小脳には「運動のモデル」を描いていく．多くの脳性まひ児では身体図式の歪みを伴う．

　以上がシステムとして統合できない脳性まひ児は，発達という適応が螺旋的に連続できず，制限され歪められた姿勢コントロールに至ってしまう．

3.　脳性まひ児の療育支援

（1）事例紹介

　彼は16歳の脳性まひのDystonicで特別支援高校に通う男性である．脳性まひとして多くの時間を医療機関に費やした．在胎28週，980グラム，帝王切開で生まれた．NICUに3カ月間入院し，脳室周囲白質軟化症による脳性まひと診断された．6歳時に選択的脊髄後根術，9歳時に股膝関節筋離断術を受けた．

　彼と出会った3歳時には，主動筋と拮抗筋を時空的に同期した過剰出力と過緊張によりしばしば後弓反張して，寝返る，座る，立つといった運動能力に必要なコアコントロールが未獲得であった．上肢手で遊びたい等の知的情動欲求・精神的緊張により後弓反張が増悪し，全身のリラックスが得られ難かった．上肢手での遊びと身体運動での遊びの情動欲求を充足できずストレスフルとなり過緊張を増強させる悪循環で，一日の多くを母の丸く抱える抱っこや緊張緩和姿勢などリラックスさせる時間に費やした．

　彼は3歳からの13年間，数ヵ月間を除き継続的に療育支援を受けることができた．

　彼は14歳時にテーブルに手をつき独りで椅坐位が数分でき，15歳時に重度な介助により椅坐位からようやく立ち上がることができた．

　16歳現在，不安定性な体幹を腰部脊柱起立筋・広背筋の過剰な運動出力で代償し腰椎を前彎させ，右体側筋群の腹斜筋・腹横筋の過剰活動と右中殿筋の過剰出力による右体側部短縮・骨盤右傾斜・右大腿骨頭頭側変位をしていた．そのため，骨盤の後傾運動を制限し，独りで椅坐位から立ち上がるための必須条件であるコアコントロールを運動能力として獲得できていなかった．これが「発達の課題」における主要な問題であった．

　コアコントロール不足の故，立ち上がり時に腰背部の過緊張による腰椎伸展・骨盤前傾，右下肢の主動筋と拮抗筋の同期過剰活動・過緊張が代償的に強調され，支え易い左下肢に負荷した不安定な立ち上がりとなった．右下肢伸展の過剰出力と過緊張が顕著となり，右下肢は左下肢と交差するように床面から浮動した．そのため右足部は前方変位し，右足底からの固有感覚・触覚情報の入力による感覚処理，床反力の知覚学習・足底での支持面の創造が制限された．足部からの全身への多関節運動連鎖活動と垂直オリエンテーションの発達も限定的だった．

　立ち上がり運動の中間で，両膝の段階的な伸展運動制御の能力が獲得できず，立ち上がり運動の文脈の記憶が弱いことが「学習の課題」の問題点であった．

　両上肢は立ち上がる際にテーブルに努力性過緊張で棒状に支えた．座位では右体側過緊張により非対称座位姿勢に固定されやすいが，場合によって自ら正中位に修正できた．

　幼少期からの療育支援の蓄積で脊柱側彎が殆ど認められなかった．

（2）療育支援の実践

　16歳現在，骨盤後傾運動を伴う対称的な体幹のコアコントロールの「発達の課題」と，

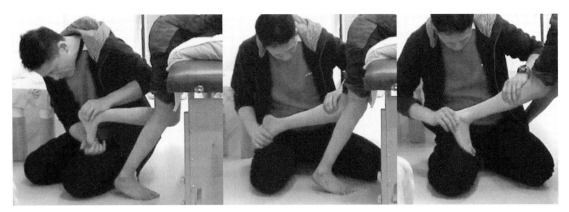

写真13-1　　　　　　　　写真13-2　　　　　　　　写真13-3

両下肢の段階的伸展運動制御の「学習の課題」を達成できる立ち上がり運動能力の獲得を目的に療育支援を実践した.

1）背臥位での骨盤後傾

コアコントロールには自由な骨盤後傾運動が必要条件である．はじめに骨盤後傾運動の学習のために，背臥位で対称的な股膝関節の屈曲と骨盤後傾を誘導しつつ，脊柱椎体間が開くように体幹を丸め腰背部の脊柱起立筋群の過剰出力の緩和と短縮していた腰背筋膜の能動的伸張と柔軟性を促した．

次に丸めた体幹を順次胸背部・腰背部と床面に着地させ背中全体で床面を知覚させながら体幹のアライメントを整調し，その姿勢のまま体幹に対して骨盤の後傾・前傾運動を繰り返し，コアコントロールに必要な骨盤後傾運動を分割運動として促した．

2）足底への多重感覚情報入力

立ち上がり運動に必須な足底からの床反力情報を加増させ足底の支持面を創造するため，足部内在筋の柔軟性を促した．セラピストの手掌で踵を把持し，前足部を牽引しながら底屈正中位のアライメントを整えて足部を縦方向と横方向に長くした（写真13-1, 2）．中足骨の間隔を開き足部内在筋を柔軟にすることで内在筋が受容器として活性化し床反力，固有感覚，触覚情報を得やすくなった．この過程で立ち上がり時に須要な足部の底背屈，内外反運動を分割化して学習した．とくに踵のローリング運動の促通は，体重の約半分を支える踵骨および踵骨周辺軟部組織を発達させることができ（写真13-3），固有感覚，触覚情報入力が容易となった．一連の過程はとくに右足部で強調した．

身体図式として，足部の床面方向の動きの弱さや位置情報が薄いと推察され足を浮かせる一因であったので足部内在筋活動の活性化は身体図式へのアプローチともなった．

3）骨盤と骨頭の解離

立ち上がりの際に，腰椎前彎増強と共に右中殿筋と右腹斜筋群・腹横筋群の過剰出力により右大腿骨頭が頭側に引き上げられ右股関節腔を狭くさせ骨盤が右に挙上した．そのため，テーブルでの腹臥位立位で右股関節臼蓋から大腿骨頭を尾側方向に牽

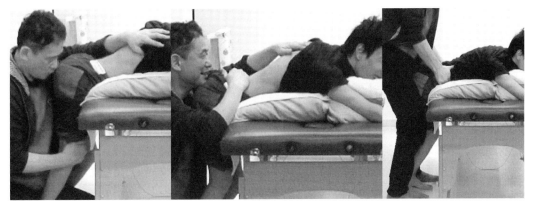

写真13-4　　　　　　　　写真13-5　　　　　　　　写真13-6

引して関節腔を拡げるように解離すると（写真13-4）骨盤の右挙上が修正され徐々に骨盤は正中位となった．同時に右腹斜筋群・腹横筋群の柔軟性と伸張性を引き出し，腰椎前彎を軽減しながら（写真13-5）骨盤底が床方向に向くような骨盤後傾運動を繰り返すと（写真13-6），浮動する右下肢の床面接地が容易となり床反力情報への知覚が学習できた．

4）座り込み運動の学習

「運動の課題」である膝の段階的伸展運動を学習するために座り込み運動での骨盤後傾を伴う両下肢の屈

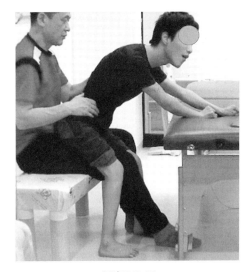

写真13-7

曲伸展運動の繰り返しを課題設定した．座り込み運動で両膝の過剰出力による伸展を緩めるように能動的な膝屈曲で，骨盤後傾と腰椎が伸張するように誘導した．座り込む直前に両膝屈曲位で保持し，その肢位から両膝を「伸ばす・曲げる」を繰り返す分割運動を取り入れ，可動域中間範囲での段階的屈曲伸展運動を反復させた（写真13-7）．この膝の分割運動と骨盤後傾運動を統合しスクワット運動となるように運動を複雑化させた．座り込む際に，右足部が床から前に滑り込み，足部を安定できない場合は足部をセラピストの足で支え床方向に加圧し固有・知覚情報を取り込みやすくした．セラピストの両手で骨盤を誘導し対称的な後傾運動を介助した．この治療過程前に実施した足部内在活動が奏功しており床を支持面として知覚できる足部となり滑り込みは減少していた．

5）立ち上がり運動の繰り返し

上肢をテーブルに支えながらセラピストが，両膝を大腿直筋の遠位端から大腿四頭

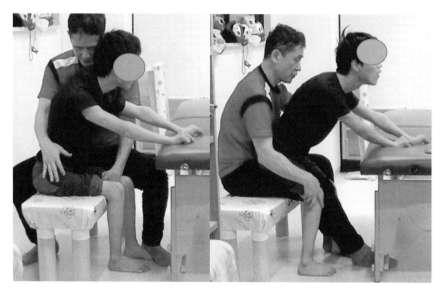

写真13-8　　　　　　　　　　　　　　写真13-9

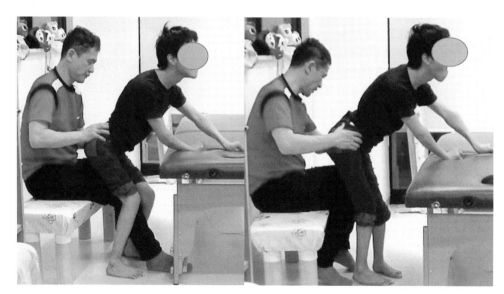

写真13-10　　　　　　　　　　　　　写真13-11

　筋が活性化するように介助し，右膝が伸びると同時に右足部を床方向に加圧し対称的な膝の伸展を誘導しながら体幹の垂直方向へのオリエンテーションを介助した（写真13-8，9，10，11）．立ち上がる情動欲求は強く，下肢は能動的に伸展し体幹も伸びてくるが，腰椎前彎させる過緊張と下肢の過剰緊張を出力させやすく，セラピストの骨盤の後傾方向の介助が必要だった．徐々に両下肢の対称的な安定性が得られると脊柱起立筋群と右腹斜筋の過緊張が緩和されてきた．

　頭頚部は過伸展しやすく口承で注意を促すと意識的に顎を引き（チンタック），後

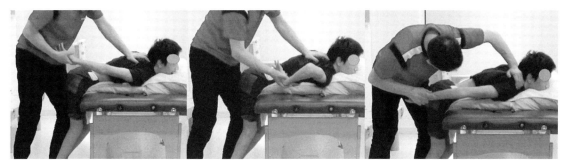

写真13-12　　　　　　　写真13-13　　　　　　　写真13-14

頚部の伸張運動を制御できるとコアコントロールが活性化しやすく，立ち上がりが容易となった．チンタックの分割動作は膝の制御運動と体幹運動と統合され複雑化でき，この動作が円滑となる場合が多かった．

立ち上がり運動の際に大胸筋を中心とした肩関節内旋筋群の努力性過緊張で棒状となった上肢を支持として使用するため，上肢機能にも学習が須要であった．特に広背筋，大円筋などの内旋筋を優位に過剰固定していた．肩甲骨周囲筋群を肩関節から肘手関節に円を描くように抵抗のない範囲で運動を繰り返すと，抵抗ある範囲が縮小緩和され自由度と可動性が増したため繰り返して上肢と肩甲骨の自由な運動性を学習させた（写真13-12，13，14）．これに伴い握られていた

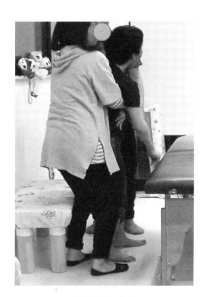

写真13-15

手指が緩み，手掌でテーブルを支える課題設定も追加し，これを繰り返した．手掌による末梢からの多重感覚入力で，コアコントロールの促通を学習できた．上肢の棒状が徐々に緩和されて，上肢の中間可動域での制御が学習されてきた．

このような立ち上がり運動の繰り返しで運動を作り出す身体図式が足部で発達し，重力受容体の賦活化も推察できた．

立ち上がりが成功すると喜び，再び立ちたい情動欲求が増加する良循環となった．

全ての過程は丁寧なハンドリングの繰り返しで僅か数秒でも自らの運動を制御できる「神経系」の成熟をセラピストは意識した．

6）結果

以上の過程は，姿勢コントロールのコアコントロールの「発達の課題」と，膝の屈曲伸展の単純動作・骨盤後傾運動・チンタック等の統合と複雑化の「学習の課題」との2つの側面からの学習が成立し，円滑な立ち上がり動作を奏功できた．

車いすの移乗の際に立ち上がりが円滑となり家族の介助が軽くなった（写真13-

15)．さらに家庭での家族の入浴の介助量が激減したことで学習の記憶も達成できたと推察できる．

　構音障害と吸気性努力性発語だったが，立ち上がりが成功すると「気持ちいい」「もっと立ちたい」と前向きな発語が努力性でなく緩やかな呼気性発語となった．口承で，能動的にゆっくりと長い呼気を繰り返すことで，自己によるリラックス方法も学習できた．

おわりに

　運動能力は，立ち上がる情動欲求の中で達成でき，その運動能力を能動的に繰り返した．これらの繰り返しが，体幹の「発達の課題」と下肢段階的伸展運動の「学習の課題」を学習でき，これを家庭生活でも活用できる記憶となったと考察した．
ご指導賜りました群馬パース大学 中　徹先生に深謝致します．

[金子　断行]

[文　献]

1) 青木光広：ヒトでの重力受容器系―交感神経反射の検討. 宇宙航空環境医学43 (4) 2006. http://www.sasappa.co.jp/online/abstract/jsasem/1/043/html/1110430451.html
2) Charles TL著，松村道一他監訳：ヒトの動きの神経科学．市村出版，2002.
3) 道免和久：運動学習とリハビリテーション．バイオメカニズム学会誌　25：177-182, 2001.
4) 真鍋清則：姿勢制御と運動制御．梶浦一郎他編．脳卒中の治療・実践神経リハビリテーション．pp68-76，市村出版，2010.
5) Massion J.: Postural control system. Curr Opin Neurobiol 4: 877-887, 1994.
6) Minja HA, Cariberg EB.: Postural Control. Mac Keith Press. 2008.
7) 中　　徹：理学療法における発達と学習の意義と制御の役割．鈴鹿医療大学紀要 21：11-21, 2015.
8) Schultz RL, Feitis R著，鈴木三央訳：エンドレス・ウェブ～身体の動きをつくり出す筋膜の構造とつながり．市村出版，2010.
9) Shumway-Cook A, Woollacott MH.: Motor Control. 5nd ed, Wolters Kluwer, 2017.
10) 鈴木恒彦：近年の脳科学の進歩から導かれる脳性麻痺療育の考え方．日本リハビリテーション医学会誌 36：100-102, 1999.
11) 鈴木恒彦：脳損傷による姿勢運動制御機構の破綻．ボバースジャーナル 32：113-140, 2009.

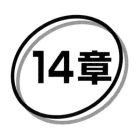

14章　脊髄不全損傷ケースの歩行改善における運動学習と記憶

　中枢神経系の最も重要な機能の1つに，自ら開始した運動や外乱によって引き起こされた運動に対して身体を安定させる姿勢と運動の調整がある．中枢神経系は，全ての運動に対して自動的に身体のCOM（center of mass；質量中心）を二足直立位の足部内に維持してバランスを取るような役割がある[13, 17]．姿勢制御は，課題遂行中の個人要因，課題内容，環境面の影響を受けながら調整されており，日常生活活動や手段的日常生活の自立の重要な構成要素になっている[8]．ヒトの立位姿勢は狭い支持基底面，高い重心，そして多くの関節が関わり，非常に不安定である．そのため，日常生活に必要な上肢のリーチ活動や歩行の獲得には，最適な立位姿勢が重要であり，効率的な上肢や下肢の運動には事前に姿勢を安定させることが必要となる．これはAPAs：Anticipatory Postural Adjustments 予測的姿勢調整と呼ばれる．約70年ほど前にBernstein（1947）が，この垂直位での立位姿勢におけるAPAsのフィードフォワード制御について報告し，その後MassionやLatashらの報告が続いている[17]．中枢神経障害では，このAPAsが乏しいことが報告されている[1]．

　最適な立位には，体性感覚，視覚，前庭感覚，重力受容器からの感覚入力が重要となる[3]．中枢神経障害の症例では，体性感覚入力の乏しさにより視覚情報に依存している傾向が多い．そのため臨床場面でのセラピストのハンドリングによる介入は，求心性の体性感覚入力を操作して，少しでも随意運動を起こす前の効率的な立位や座位姿勢の改善を図り，上肢や下肢の適切な運動を誘導している．

　手術を受けた後，約4ヵ月回復期病棟に入院した脊髄不全麻痺のケースを担当する機会を得た．回復期病棟に入院した当時は，手すりにつかまっていれば立位保持は可能であったが，重力方向の姿勢調整が難しく，歩行は困難な状態であった．退院時には，監視下で室内歩行が可能になった．このケースの介入をIBITA（International Bobath Instructor Training Association）が提唱しているMBCP（Model of Bobath Clinical Practice）の評価方法を用いて紹介する[16]（図14-1）．この評価方法は，ICFに基づいて，実際のハンドリングへの実践的な介入につながるように，考案されたものである．長期間介入した経過をもとに，脊髄不全損傷ケースの運動学習と記憶について述べる．

1. 症例紹介

【個人因子（Personal Factors）】
　年齢：83歳，利き手：右利き，趣味は山登りで受傷前はプールで運動もしており，

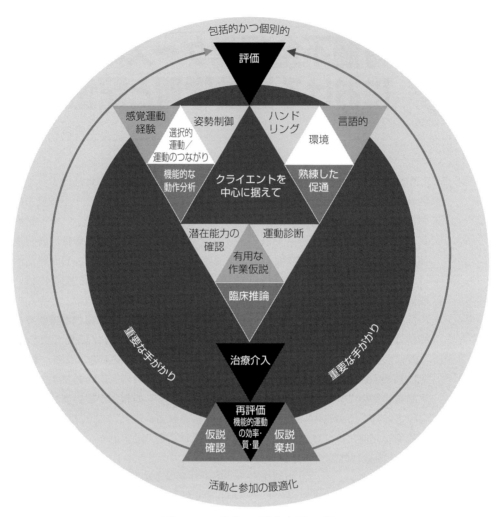

図14-1　ボバース臨床実践モデル

活動的な方である．専業主婦．

【健康状態（Health Conditions）】

　診断名：胸髄損傷（Th10-11）．

　経過：自宅で転倒され，両下肢の運動，感覚麻痺が出現した．当院入院後，精査の結果，胸髄損傷（脊髄内輝度変化を伴う黄色靭帯の骨化による脊柱管の圧迫）と診断された．受傷から約1ヵ月後に椎弓切除術施行された（写真14-1）．

　既往症：特筆する既往はない．

　MMSE30/30で著明な高次機能障害はない．

【環境因子（Environmental Factors）】

　家庭：夫と二人暮らし

　家屋には，階段や段差があり，手すりでの昇降が必要となる．

[MBCP*による評価（手術後約2ヵ月経過時）]

課題分析（重要な手掛かり：Critical cues）
①座位から立位への姿勢変換（STS；Sit to stand）　②介助歩行　③靴の着脱

（1）機能的運動分析（Functional Movement Analysis）

1）感覚運動経験（Sensorimotor Performance）
①STS
Positive：手すりにつかまらず立位保持が可能で，介助なしで，STSが可能である．
Negative：立ち上がりの際，両上肢は手すりや車いすのアームレストを用い，右下肢優位の体重負荷の立ち上がりである．座る際も，視覚で確認し，右手を先にベッドに着けながら，右下肢優位の体重負荷である．左下肢への体重負荷を口頭で促すと，左股関節の外転筋群の働きが弱く，骨盤が左へ崩れ，転倒するような動作になってしまう（写真14-2-1，2）．

②介助歩行
Positive：介助があれば約3mの歩行は可能である．
Negative：転倒に対する恐怖心もあるため，絶えず下を向いて視覚で確認している．歩行中の姿勢は，両股関節屈曲，左足関節は底屈位，左膝は反張膝での支持になっており，COMは低い位置になっている．左下肢の遊脚期では，膝のリリースがほとんど見られず，股関節軽度外転で，振り出す（ぶん回し歩行）．両上肢や肩甲帯は，立位バランスの代償として過剰努力して挙上し，体幹の回旋はみられない．自動的なCPG（central pattern generator；歩行リズム生成機構）というよりは，意識的努力的な歩行であり，介助が必要な状態である（写真14-3-1，2）．

筋緊張は，腹部・股関節周囲から左右の下肢の筋群は，弱化しており，特に左殿筋の内側部，大内転筋，内側ハムスト，下腿三頭筋の内側部（内側頭），足部内在筋は著明である．左大腿直筋・外側広筋や左足部内在筋には，短縮もみられる．足部内在筋の委縮・短縮により足部内の細かい運動（アクセサリームーブメント；accessory movement）が乏しい．歩行では両下肢の立脚期に骨盤の左右の崩れが見られ，両股関節の外転筋群の弱化もみられる．

他に，感覚障害（痺れ：右＜左）も認め足部（床反力）からの体性感覚や重力受容器への感覚入力が乏しく，姿勢調整は視覚の依存度が高い．また，左足関節背屈に－10°の関節可動域制限を認める．

2）姿勢制御（Postural Control）
①STS　②介助歩行での姿勢の評価
Positive：介助なしで座位・立位保持が可能（狭いBase）
Negative：立位姿勢は，正中線は右へ変位し，主に右足部への体重負荷である．両股関節の伸展が乏しくCOMの位置が低くなっている．両下肢の支持性の乏しさを，上肢・肩甲帯・胸郭を代償的に過剰固定して姿勢を保持している．歩行中の左右の立脚後期では，腹部・股関節周囲筋の弱化と短縮のため，体幹の前傾と股関節の屈曲を

＊MBCP：Model of Bobath Clinical Practices（ボバース臨床実践モデル）

写真14-1　画像所見（腰椎・胸椎MRI所見）

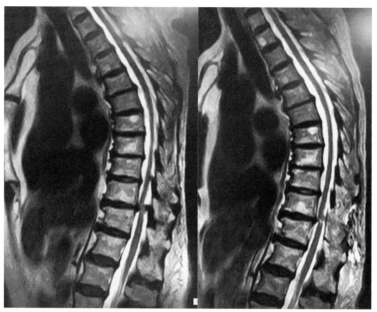

椎弓切除術前
胸椎MRI所見（T2強調・矢状断）
Th10・Th11高位の脊髄が，前方から椎間板によって，後方から黄色靭帯によって圧迫されている．

椎弓切除術後
胸椎MRI所見（T2強調・矢状断）
Th10・Th11高位の椎弓切除術施術後後方からの脊柱管の圧迫が改善されたものの，髄内輝度変化を認める．

さらに強めている．立位や座位での姿勢調整に必要な足底や坐骨からの体性感覚や重力受容器への情報が乏しくなっており，重力方向への伸展活動を難しくし，身体図式にも影響を及ぼしている．

3）選択的運動と運動のつながり（Selective Movement/Sequence of Movement）
①STS
Negative；立ち上がりでは，両手は手すりを使用している．左下腿三頭筋の短縮のため，左足関節背屈の関節可動域制限があり，左踵が床から浮いてしまう．また腹部・股関節から足部（特に左側）にかけての弱化のため，左足部への体重負荷は難しく，左下肢は内旋位になり，中間位での協調した下肢の運動（選択運動）が難しい（写真14-2-1, 2）．

②介助歩行
　歩行では，立脚期に両股関節の伸展が乏しく，両下肢の踵接地は困難で，足底全体で接地しており，特に左立脚後期では左足関節の背屈運動が乏しい．また，骨盤が左右へ崩れ（右＜左）中間位での保持が難しい．左下肢の遊脚期では，膝のリリースがほとんど見られず，骨盤を軽度挙上し，膝伸展位で下肢を軽度外転させて行っており，協調した股・膝・足関節の運動が難しい．介助歩行で距離が長くなると，更に屈曲傾向が強まり歩行の継続が困難になってしまう．両上肢はバランスの代償的過活動にな

写真14-2-1　　　　　　　　　　　　　写真14-2-2

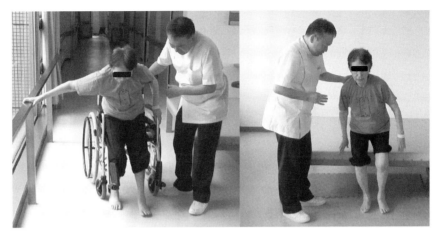

写真14-3-1　　　　　　　　　　　　　写真14-3-2

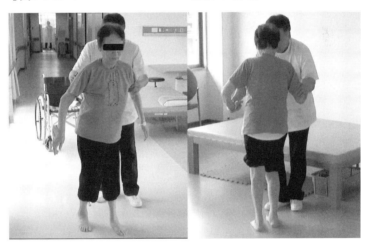

り，スイングは見られない（写真14-3-1，2）．

③靴の着脱

Positive：靴，靴下の着脱が可能

Negative：靴の着脱での左下肢は挙上可能であるが，左上肢や体幹（骨盤）を過剰に後退させており，股関節は中間位での挙上が難しく，股関節外旋位での動作になっている（写真14-4）．

（2）熟練した促通（Skilled Facilitation）

1）ハンドリング

　足部のアクセサリームーブメントの促通は，足部内在筋だけでなく，腹部や股関節周囲筋の活性化にもつながる．肩甲骨セッティング（scapula setting）[4, 23]は，脊柱の

伸展を促し，最適な立位や歩行に寄与する．

2）言語的

言語理解が良いため，筋を活性化し最適な運動を誘導するのに口頭指示を積極的に活用することができる．

3）環境

背臥位や立位でのタオルの使用は，下肢のアライメントを整え，立位に必要な足底からの感覚入力に役立つ．立位でのテーブルや椅子，ベルト，ノルディック杖，歩行器の利用はCOMを高い位置に維持し，重力方向の伸展活動を促すのに役立つ．

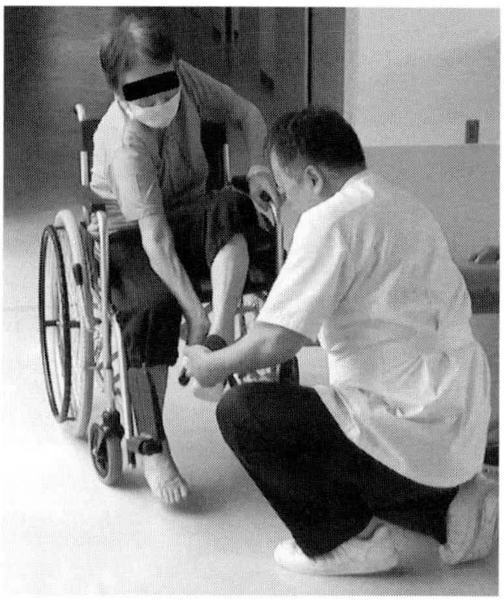

写真14-4

（3）臨床推論（Clinical Reasoning）

1）運動診断（Movement Diagnosis）

主要な問題：腹部や股関節周囲筋，下肢の筋群の弱化（右＜左）により，皮質網様体・前庭システムが活性化しにくく，重力方向の姿勢調整が低下している．このため歩行に必要なフィードフォワードの姿勢調整が困難でCPGが駆動しにくく，転倒の危険性が大きい．

代償的戦略：大腿の筋群や下腿三頭筋，足部内在筋の短縮・萎縮，痺れの残存により，足底から入力される床反力の情報を受け取れず，立位では，両股関節屈曲，左反張膝・足関節底屈位の支持になっている．また上肢・肩甲帯・胸郭は代償的に過剰固定した立位保持になっている．STSでは，姿勢調整の乏しさを，代償的に上肢に過剰に頼りながら実施しており，介助歩行では視覚に依存し，意識的・努力的な下肢の振り出しになっている．

2）治療のための有用な作業仮説の選択（Working Hypothesis）

腹部や両股関節周囲筋の活性化が，両下肢（特に左）足底からの求心性の感覚入力を促し，フィードフォワードの姿勢調整と最適な立位やSTSの改善につなげる．

左下肢筋群（特に内側領域）の弱化した筋群の強化は，CPGの活性化に必要な，両足底から均等な感覚入力に寄与し，両下肢の協調運動（選択運動）を促し歩行での代償的な戦略を改善する．

胸郭や肩甲骨セッティング（scapula setting）の改善は，重力方向の体幹の伸展につながり，歩行中のさらに良い姿勢調整につながる．

3）潜在能力の確認（Identification of Potential）

腹部と股関節周囲筋群の弱化の改善は，立位・歩行での皮質網様体・前庭システムの活性化につながる．足関節と足部のアクセサリームーブメントによる粘弾性の改善は，後索-内側毛帯路や脊髄小脳路の感覚システムを改善し，皮質脊髄システムの活性化につながり，足部や足関節の運動を改善する．皮質脊髄システムの活性化は，皮質網様体システムが前庭システムと組み合わさり，立位での姿勢調整をさらに改善する．立位での重力方向の姿勢調整の改善が，歩行での自動的なCPGにつながる．

写真14-5-1

写真14-5-2

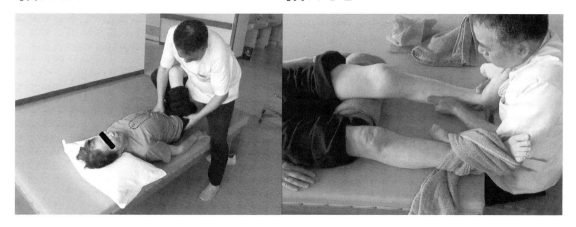

写真14-5-3

写真14-5-4

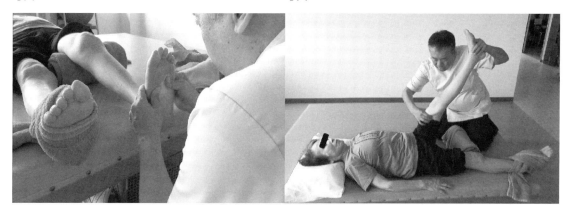

2. 介入プログラム

　最適な立位に必要な左右股関節周囲筋（特に左側）の活性化を図る準備として，代償的な過活動で著明な右腰背部の短縮を軽減する必要があり，背臥位にて右下肢を挙上位で保持しながら骨盤の前後傾と側方傾斜を促している（写真14-5-1）.

　右下肢は，タオルを用いて下肢の中間位と足関節の背屈位を維持し，足底からの床反力の感覚が入る立位に近い状態を作っている．左足底をセラピストの胸に接触し短縮している大腿の筋群そして下腿三頭筋（特に内側頭）の長さを作り，活性化している（写真14-5-2）.

　左足底から，足底筋膜，小指外転筋，母指外転筋を刺激しながら，足部内の細かい運動と底背屈運動を促している（写真14-5-3）.

　左足関節を背屈・外反位で維持しながら，弱化している内側広筋を把握し，膝関節の屈曲伸展の運動を繰り返し誘導し，左腹部や股関節周囲筋群，大腿の筋群の活性化

写真14-6-1　　　　　　　　　　　　写真14-6-2

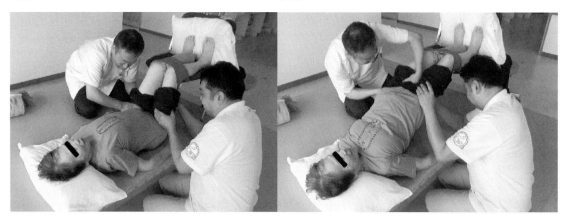

写真14-6-3　　　　　　　　　　　　写真14-6-4

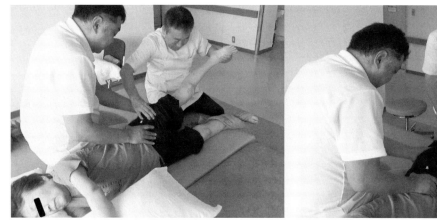
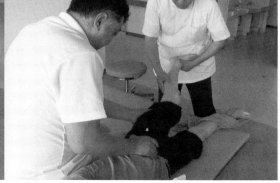

を図る（写真14-5-4）.

　椅子の上に両下肢を乗せ，下肢中間位で足底を椅子の背もたれに接地し保持する．足底からの感覚（床反力）が骨盤，脊柱につながるように，骨盤を重力方向に誘導し，立位姿勢に近い状態での筋活動をうながしている．またベッドに降りる際は，足部方向に骨盤を引き伸ばし，腹部や股関節周囲筋の短縮した筋群の長さを作りながら，さらなる活性化を促す（写真14-6-1, 2）.

　側臥位では，今まで活性化した腹部・股関節周囲筋群を活用し，立脚中期に必要な外転筋群（中殿筋など）や立脚後期（backward step）に必要な下肢伸筋群の活性化を図っている（写真14-6-3, 4）.

　座位では，坐骨からの固有受容感覚が重力方向への伸展につながるように，脊柱や胸郭，肩甲帯の運動が重要である．胸郭を保持し，重力方向に持ち上げ，免荷（de-weight）しながら，脊柱の屈曲伸展の運動を促し，脊柱の重力方向の伸展運動に重要な多裂筋の活性化を促している（写真14-7-1, 2）.

写真14-7-1　　　　　　　　　　　　　　　写真14-7-2

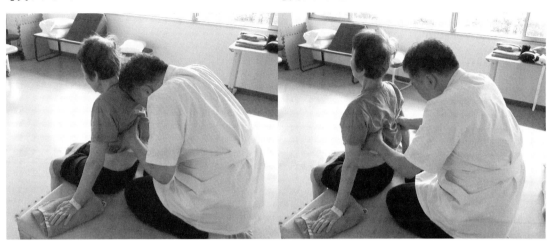

写真14-7-3

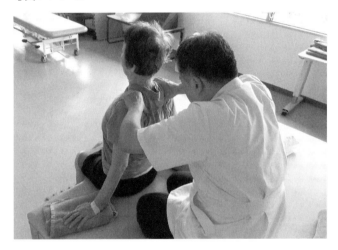

　　また，体幹を垂直方向に維持するためには広背筋，僧帽筋（特に中部・下部線維）の活性化も必要であるが，肩甲骨の運動（scapula-setting）の中で促し，さらなる体幹の伸展につなげている（写真14-7-3）．

　　立脚後期（backward step）の介入では，立位でCOMを高い位置に保持しての姿勢調整が要求される．このため，台とベルトを用いて，この姿勢が維持できるような設定を準備する．この姿勢調整が維持できた状態で，弱化した下腿三頭筋の内側頭を把握し，足底から足底筋膜，小指外転筋を刺激し，踵が床（タオル）に着く底背屈運動の中で，ヒラメ筋の活性化を促している．続いて，立位姿勢のサポートを側方の治療台とノルディック杖に変え実際の立位に近い状態で実施している．前足部には，タオルを入れ，足関節背屈位を強調している．弱化した筋群の外転筋群や内側ハムストリングスや内転筋群を把握しながら，立脚中期での支持を促している（写真14-8-1，2）．

写真14-8-1　　　　　　　　　　　　写真14-8-2

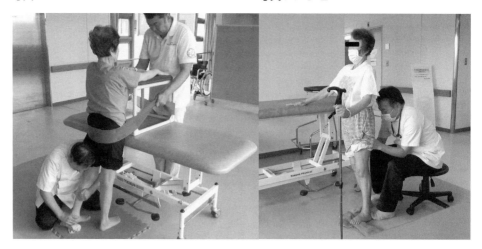

写真14-9-1　　　　　　　　　　　　写真14-9-2

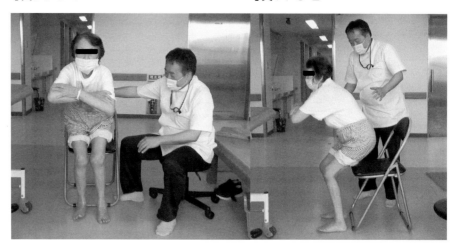

3. 再評価（Re-Evaluation；手術後約4ヵ月経過）

（1）退院時のSTS

　退院時のSTSでは，左足底への体重負荷が増え，両上肢の使用が減少し，対称的なSTSに改善した．立ち上がりの際に左足関節の背屈が改善し（−10°⇒5°），左下肢の内旋が減少した運動に改善した（写真14-9-1，2）．歩行では，左右の立脚期での骨盤の崩れが減少し，話を楽しみながら，監視下で室内での歩行が可能になった（写真14-9-3，4）．ただ，感覚障害（痺れ）の変化は少なかった．写真14-9-5，6は，手術施行後，約1ヵ月後と4ヵ月後（退院時）の歩行の写真（矢状面）である．立脚後期の姿勢は，頭部や両股関節の伸展および足関節背屈が変化し，重力方向への姿勢調整が改善している．入院時と退院時のデータを表に示す（表14-1）．

写真14-9-3　　　　　写真14-9-4

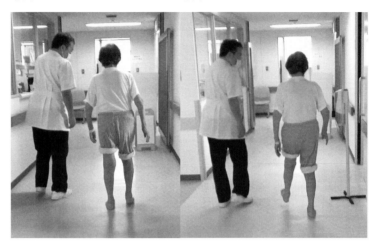

写真14-9-5　　　　写真14-9-6

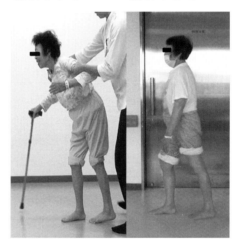

表14-1

	入院時	写真撮影時 （手術後2ヶ月）	退院時
ASIA (American Spinal Injury Association) Impairment scale	右下肢；18 左下肢；14	右下肢；18 左下肢；14	右下肢；23 左下肢；18
Berg Balance Scale	8	11	37
Walking index for spinal cord injury Ⅱ	3	14	19
10 m walk test	実施不可	66s/53steps	21s/30steps
FIM	97/126	97/126	105/126

（2）臨床推論（仮説）の確認

STSは歩行の構成要素であり，STSの改善は，歩行の改善につながる．最適な立位と効率的なSTSは，自立した歩行や日常生活の評価と治療の指針にもなる[23]．

最適な立位姿勢において，足底からの床反力の感覚を頭部までつなげるためには，胸郭や肩甲帯の運動も大切な構成要素である．座位での肩甲骨セッティングは，脊柱の深層の筋である多裂筋の活性化につながり，体幹の伸展を促すのに有用である．

4. 考　察

1）最適な立位を目指した弱化筋群への対応

上位運動ニューロン損傷では，陰性徴候である筋の弱化や粘弾性が低下し，機能回復の学習を妨げる要因になる[23]．最適な立位姿勢を目指し，弱化した筋群の活性化と短縮した筋群の粘弾性をハンドリングによる介入で改善を促した．筋出力を促すためには，長さ―張力曲線で示されるように，筋の長さが必要なため，筋の粘弾性の回復は非常に大切である[9, 10]．弱化した筋群が変化（筋系可塑性）したことで，感覚入力が促され，歩行に必要な中枢神経系の姿勢・運動制御のシステムに影響を与えた可能性がある．

2）姿勢制御

近年Latashらは，健常者の垂直軸に伸展した立位での上肢の運動の研究を通じて，動作を開始する前に起こる従来のAPAs予測的姿勢調整を幾つかに分類し説明している[14, 15, 17, 19]．EPAs（早期の姿勢調整）；Early Postural Adjustmentは，動作の開始前の500―1000 msに見られる．ASAs（予測的シナジー調整）；Anticipatory Synergy Adjustmentsは，動作開始前の200―300 msに見られる．APAs（予測的姿勢調整）；Anticipatory Postural Adjustmentは，動作開始前の100―200 ms[15]に見られる．そして動作の後に起こるCPAs（補償的姿勢調整）；Compensatory Postural Adjustmentsは，動作開始後の70 – 300 msに見られる．EPAsは，大きくCOP（Center of Pressure;圧中心）を移動させないように，予想される外乱の影響を最小限にする姿勢調整に関わる．その後に続くAPAsは，課題が望むCOPの位置に移動するように筋活動のパターンを変化させ姿勢調整するのに関わる．例えば，足を一歩前へ出すような予測的な動作を考えると，EPAsは，COPが対側下肢へ移動する前に，姿勢の動揺（外乱）を最小限にする際に見られるものである．APAsはその後に続くCOPの移動に伴う予測される動揺に対して，実際に姿勢の維持に必要な働く力と運動方向（net forces and moments）を調整する[6, 14]．ASAsは予測できない課題に対して，素早くCOPの位置を変化させるような時に見られる．ASAsの主要な目的は，当初の計画を急に変更して，運動方向に対応（多くの自由度に対応）するのに関わる．例は，サッカーのペナルティエリアでの様々な方向のキックに対応するためにゴールキーパーが見せる重心を低くする姿勢である．臨床では，パーキンソン病で見られる自由な下肢の運動を阻害するすくみ足は，ASAsが出現しない例である[6, 15, 17]．私たちの日常生活を考えてみると，意識的にスピードを上げた階段昇降では，体幹を前傾し股関節をさらに屈曲させ，重心を低くして下肢の素早いステッピングに対応している．ま

た上着の着脱動作では，両上肢の広い範囲でのリーチングや肩・肘・手指の協調運動に対応するために体幹をむしろ屈曲し重心を低くしているように見える（中枢神経障害のケースでは，これらの動作を行う際に，腹部の筋群の低緊張と股関節屈筋群の過緊張により，必然的に重心を低くしてしまい，さらに下肢や上肢の協調運動を阻害する傾向がある．著者の考えであるが，ケースに指導する際には，実際場面の指導の前に，これらの筋群に重力方向への遠心性の収縮の感覚をハンドリングで援助する必要があると考える）．

　CPAsは外部からの刺激による外乱の後，感覚フィードバック信号によって開始され，活動が発生した後のCOMの位置を復元する機能である[19]．中枢神経障害の症例では，バランスを回復する際に，APAsの働きが弱くなり，むしろCPAsに依存している[2]．

　症例の立位姿勢は，両股関節は屈曲し左足関節底屈，反張膝で，COMを低い位置で保持していた．歩行では，姿勢調整に必要な重力方向へ働くEPAsが難しく，その後の下肢をステップするような次の姿勢調整（ASAs, APAs）に効率良くつながらず，努力的な歩行になっていた．歩行中の姿勢を維持するために，頸部や両上肢を過剰に使用していた．これは代償的にCPAsを過剰に使用していたといえるかもしれない．

3）歩行機能の再学習

　歩行を制御する重要なシステムには，皮質・皮質下，脊髄（CPG回路），感覚フィードバックがある．求心性の体性感覚は上肢や下肢のリズミカルな運動を活性化する．症例は，胸髄損傷後，両下肢に不全麻痺（左＞右）を呈し，歩行障害が見られ，特に感覚フィードバックおよび脊髄システムの障害が著明であった[11]．歩行改善には，感覚入力（感覚のフィードバック）は，非常に重要である[21]．高草木は，歩行のCPGの活性化には感覚入力が必要であると述べている．症例は痺れで感覚情報が入りにくい状況ではあったが，少しでも弱化した筋群が介入で変化し，後索─内側毛帯系の表在感覚や脊髄小脳路系の固有受容感覚入力に影響を与えたと考えられる．弱化した筋群の改善により，左右均等の感覚情報が入力されやすくなり，リズム生成器（CPG）・パターン生成・運動出力の歩行リズム生成機構が活性化し，意識的・努力的な歩行から自動的な歩行へ改善したと考えられる．また腹部や股関節周囲筋群および足部の内在筋の活性化により，入力された感覚情報（体性感覚，前庭感覚および視覚情報）は，脊髄を経由して皮質の側頭頂部および後頭頂部で統合されるようになり，身体図式が更新された．このリアルタイムの身体情報は，運動前野や補足運動野（6野）に伝えられ，詳細な運動や姿勢制御の運動プログラムが生成された．補足運動野（6野）は網様体脊髄路を活性化し，EPAsに必要な最適な立位姿勢の改善につながった．一方，一次運動野（4野）に伝えられた運動指令は外側皮質脊髄路を下行して，歩行動作中の下肢・上肢の運動制御の改善につながったと考えられる[24〜27]．

4）感覚入力による脊髄の可塑性

　末梢からの感覚入力が，皮質の身体図式の改善につながるためには，損傷を受けた脊髄での可塑性が重要となる．急性期では，神経伝達物質の調整により潜在的なシナプスの顕在化が起こり，慢性期では，長期増強や軸索の再生と発芽により，シナプス効率が変化している[5]．この可塑的な変化はトレーニングによって強化される[18]．また，

固有脊髄ニューロンは脊髄損傷後の機能回復に大きな役割がある．損傷を受けた脊髄に，固有脊髄ニューロンが，新たに形成され機能的なシナプス結合や軸索を伸ばす可能性がある．協調した移動機能の感覚運動に関わり，CPGの活性化にもつながったといえるかもしれない[7]．

5）ハンドリングによる介入を通した運動学習と記憶

　運動の学習と記憶の基礎になるのは神経系可塑性と筋系可塑性である．ハンドリングによる介入は，筋系可塑性を促し，少しでも効率的な運動を誘導し課題となっている機能的動作の再学習に焦点を当てている．1回の介入で変化したことが，数日そして数週間継続（carry-over）し，最終的に介入なしでも，監視レベルでの屋内歩行が維持されていた．数秒から数分継続する可塑的な変化は，短期記憶と呼ばれる．何週間も継続するのは，シナプス後細胞で生じ，遺伝子発現の変化（長期増強）にも関わり，長期記憶と呼ばれる．皮質における長期増強は，感覚入力，記憶の形成，学習の強化に重要となる[3,12]．ハンドリングでの介入が様々な求心性の感覚入力を操作し，効率の良い姿勢・運動制御につながる神経可塑性に関わっている可能性がある．

　症例にとってのセラピストのハンドリングには，快適な刺激が求められる．筋を把握しながら，内在的フィードバック（体性感覚の情報）を提供し，また，励ますような報酬系の言葉かけ（外在的フィードバック）を適宜用いて，さらに内在的フィードバックを強化し，目標とする機能的運動に導いていく[22]．治療という観点から考えると，運動学習には，人間関係が最重要となる．長期間の介入になるため，ケースが自発的な参加がしやすいように，コミュニケーションを密にし，毎日（週）意味のある目標（構成要素）をお互いに確認し，成功感が伴う，達成出来るような短期ゴールを設定し，障害受容に配慮しながらケースの動機づけを維持するのも重要となる．

　今回の原稿作成に際し，写真撮影を快諾して頂きました症例およびご家族そしてご協力頂きました六地蔵総合病院リハビリテーション科スタッフの皆様に深く感謝申し上げます．

[鈴木三央・橋谷裕太郎]

［文　献］

1）Aruin AS, Kanekar N, Lee YJ.: Anticipatory postural adjustments in individuals with multiple sclerosis in response to external perturbations. Neuroscience Letters 591: 182-186, 2015.

2）Aruin AS.: Enhancing Anticipatory Postural Adjustments: A Novel Approach to Balance Rehabilitation. J Nov Physiother. April 6 (2): 2016.

3）ベンテ・バッソ・ジェルスビック，リン・サイアー：応用神経生理学．新近代ボバース概念（新保松雄監訳）．ガイアブックス，pp.3-87. 2017.

4）Braman JP, Engel SC, LaPrade RF, Ludewig PM.: In Vivo Assessment of Scapulohumeral Rhythm During Unconstrained Overhead Reaching in Asymptomatic Subjects. J Shoulder Elbow Surg 18 (6): 960-967, 2009.

5）Ding Y, Kastin AJ, Pan W.: Neural plasticity after spinal cord injury 11 (11): 1441-1450, 2005.

6) Falaki A, Huang X, Lewis MM, Latash ML.: Impaired synergic control of posture in Parkinson's patients without postural instability. Gait Posture 44: 209–215. 2016.

7) Flynn JR, Graham BA, Galea MP, Gallister RJ.: The role of propriospinal interneurons in recovery from spinal cord injury, Neuropharmacology 60: 809–822. 2011.

8) Gjelsvik BE, Syre L.: Human movement.The Bobath concept in adult neurology. 2nd Thime, Stuttgant, pp.89–115. 2016.

9) Gorden AM, Huxey AF, Julian FJ.: The variation in isometric tension with sarcomere length in vertebrate muscle fibers. J Physiol 184: 170–192. 1966.

10) Gray V, Rice CL, Garland J.: Factors that influence muscle weakness following stroke and their implications;a critical review. Physiotherapy Canada 64 (4): 415–426. 2012.

11) 稲村一浩, 山本朋子：脊髄損傷者の歩行. 歩行と走行の脳・神経科学. 市村出版, pp194–201. 2013.

12) Kandel ER. 他編, 金澤一郎他監修：カンデル神経科学. 12伝達物質放出. メディカル・サイエンス・インターナショナル. pp258–304. 2014.

13) Klous M, Mikulic P, Latash ML.: Two aspects of feedforward postural control; anticipatory postural adjustments and anticipatory synergy adjustment. J Neurophysiol 105: 2275–2288, 2011.

14) Krishnan V, Latash ML, Aruin AS.: Early and late components of feed-forward postural adjustments to predictable perturbations. Clinical Neurophysiol 123 (5): 1016–1026. 2012.

15) Latash ML.: Bernstein's "Desired Future" and Physics of Human Movement. Anticipation: Learning from the Past: The Russian/Soviet Contributions to the Science of Anticipation (Cognitive Systems Monographs Book 25) (English Edition) 1st ed, pp 287–300. 2015.

16) Michielsen M, Vaughan-Graham J, Holland A, Magri A, Suzuki M.: The Bobath concept - a model to illustrate clinical practice. Disabil Rehabil 17: 1–13, 2017.

17) Piscitelli D, Falaki A, Solnik S, Latash ML.: Anticipatory postural adjustments and anticipatory synergy adjustments: Preparing to a postural perturbation with predictable and unpredictable direction. Exp Brain Res 235 (3): 713–730, 2017.

18) Rank MM, Flynn JR, Battistuzzo CR, Galea MP, Callister RJ.: Functional changes in deep dorsal horn interneurons following spinal cord injury are enhanced with different durations of exercise training. J Physiol 593.1: 331–345. 2015.

19) Santos MJ, Kanekar N, Aurin AS.: The role of anticipatory postural adjustments in Compensatory control of posture; 2 Biomechanical analysis. J Electromyogr Kinesiol 20 (3): 398–404. 2010.

20) Sheean G.: Neurophysiology of spasticity. In upper motor neurone syndrome and spasticity; clinical management and neurophysiology. Cambridge University Press, Cambridge, pp12–78, 2001.

21) Rossignol S, Frigton A.: A recovery of locomotion after spinal cord injury; some facts and mechanisms. Annu Rev Neurosci 34. 413–440. 2011.

22) Subramanian SK, Massie CL, Malcolm MP, Levin MF.: Does Provision of Extrinsic Feedback Result in Improved Motor Learning in the Upper Limb Poststroke? A Systematic Review of the Evidence. Neurorehabil Neural Repair 24 (2): 113–124. 2010.

23) スーレイン：ボバース概念変遷と最近の理論的基礎. 英国ボバース講師会議によるボバー

ス概念（紀伊克昌監訳）．ガイアブックス．pp.1-22. 2013.

24）Takakusaki K: Neurophysiology of gait: from the spinal cord to the frontal lobe. Mov Disord 28: 1483-1491. 2013.

25）Takakusaki K: J Mov Disord Functional Neuroanatomy for Posture and Gait Control 10 (1): 1-17, 2017.

26）高草木薫：歩行の神経機構．Review. Brain Medical 19: 307-315, 2007.

27）高草木薫, 松山清治：脳幹・脊髄の神経機構と歩行．Brain and Nerve．医学書院　62(11): 1117-1128, 2010.

索　引

ヒトの動きの神経科学シリーズⅣ

運動学習の脳・神経科学
―その基礎から臨床まで―

定価（本体3,200円＋税）

2020年　4月　24日　初版1刷発行

編　者
大築　立志・鈴木　三央・柳原　大
発行者
市村　近

発行所
有限会社　市村出版
〒114-0003　東京都北区豊島2-13-10
TEL 03-5902-4151・FAX 03-3919-4197
http://www.ichimura-pub.com・info@ichimura-pub.com

印刷・製本
株式会社　杏林舎

ISBN978-4-902109-53-5　C3047
Printed in Japan